序文

　2016年8月，月刊誌の「臨床スポーツ医学」にて，アスリートに対するピラティスメソッドの可能性を特集しました．この特集号はピラティスが医学雑誌で取り上げられるという珍しさのためか，大好評でした．これは，ピラティスメソッドがアスリートをサポートするメディカルスタッフやトレーナーなどに大きく注目されていることの裏付けでありました．またこの特集がピラティスの指導者，愛好家などの知識の整理にも使われたともお聞き及びしました．そこで今回，さらにもっと深く，詳しくピラティスメソッドを理解し実践できるようにするために書籍化が決まりました．

　肩関節外科医のバックグラウンドを持つ私は，理学療法や運動学を勉強していくうちに，柔軟性を維持することの難しさと重要さ，地道な体幹トレーニングの大切さを学びました．そして様々な可能性を探っていた頃に出会ったのがピラティスメソッドでした．そこで，今回の執筆者でもある武田淳也先生のクリニックを訪ね，ボディイメージを俯瞰することの難しさを体験し，さらに本書の編集者である桑原匠司先生と出会い，ピラティスメソッドによるアスリートのコンディショニングの可能性を確信しました．その後，日本でトップクラスの理学療法士の運動療法を見たとき，また世界で活躍するトレーナーのムービングプレパレーションなどの勉強会の時，"あっ，これ，見たことがあるぞ"という動きや考え方がたくさんあり，それこそピラティスメソッドのエッセンスを使っていることに気が付きました．また，アナトミートレイン，Joint-by-Jointセオリーの考え方，最近のトピックになっている呼吸の考え方もピラティスメソッドと共通するものが多いことには驚かされました．Pilates Method Allianceでは，ピラティスメソッドを"身体のストレッチ，筋力強化，そしてバランス強化を目的としてデザインされたエクササイズと身体の動作法である"と定義しています．つまり，この定義からもわかるように，ピラティスメソッドはアスリートに必要なすべての要素を網羅しているものといえます．

　本書が，アスリートをサポートしている医師，理学療法士，トレーナーなど各職種の方々に有用な情報となれば幸いと思います．最後に，ご多忙中にもかかわらず，ご執筆の労をお取りいただいた先生方，ご関係者，出版社の皆様に深謝いたします．

2017年10月

近　良明

企画にあたって

　本書は運動療法とコンディショニングの視点からピラティスを述べている世界でも数少ないピラティス書籍の一つです．PART Ⅰではピラティスの歴史，医療やコンディショニングの現場からピラティスに関わる研究などの各論を，PART Ⅱでは部位別の機能改善を目的としたピラティスアプローチを代表的なピラティスの器具を使用して解説しています．PART Ⅲでは様々なスポーツのコンディショニングでピラティスを活用している現場の先生方にご執筆いただきました．

　本書のように機能解剖学や運動学などの医学的根拠に基づいてピラティスのアプローチやプログラムづくりを解説している本は世界で初めてではないでしょうか．日本ではピラティス専門スタジオにしか置いていないピラティス器具を使用しての部位別アプローチがPART Ⅱの内容となっていますが，これは米国に見られるピラティス器具が病院内やクリニックに設置され，一つの運動療法として成り立っている理由をお伝えしたかったためです．反対に，そのような大きなピラティス器具を設置できないスポーツ現場では，ピラティス器具を使用せず，しかしながら器具を使用しているかのように同じ効果の出せるピラティスアプローチをどのようにしているかをお伝えするため，あえてピラティス器具は持ち運びできるもの，もしくは現場で用意できるものを使用しています．

　ピラティスを運動療法として，コンディショニング方法として使用するという考えはとても新しいです．ピラティスをしていれば身体の不調が改善され，パフォーマンスの向上ができるという考えが以前からありました．そのようになった人々も多いですが，反対に不調になった人々もいました．そうなったからには必ず原因があると考えた医療関係者がピラティスに関連した研究や文献から今の運動療法としてのピラティスが生み出された経緯がありました．世界でも様々なピラティスの流派があり，エビデンスベースの流派もあれば反対に感覚やアートの域でピラティスを指導する流派もあります．そこで，2001年に米国でそれらの規格を統一する団体が発足されました．それがPilates Method Alliance®です．ピラティスを受けるクライアントのために，より安全な運動指導ができるよ

運動療法としての
ピラティスメソッド

アスリートに対する実践的プログラミング

監修 こん整形外科クリニック院長
近 良明

編集 PHI Pilates Japan 代表
桑原匠司

文光堂

監修

近　良明　　こん整形外科クリニック

編集

桑原　匠司　　PHI Pilates Japan・株式会社 CODE7

執筆 (執筆順)

Christine Romani-Ruby	PHI Pilates
桑原　匠司	PHI Pilates Japan・株式会社 CODE7
武田　淳也	スポーツ・栄養クリニック・Pilates Lab・日本ピラティス研究会
ラジカスキー万由子	Physical Arts
田沢　優	ピラティススタジオ B & B
中澤　公孝	東京大学大学院総合文化研究科
一色　史章	Seal Beach Physical Therapy
坂元　大海	アークメディカルジャパン株式会社
久世　佳典	和氣整形外科・外科リハビリテーション科
本橋　恵美	一般社団法人 Educate Movement Institute
福島　啓介	Medifit performance center・株式会社メディカル TEC
山崎　亨	セレッソ大阪フィジカルコーチ
川本　紘美	ピラティスサロン＆スクール Reed Green
竹岡　広二	アレックス脊椎クリニック
小野瀬　晶	Habits
空　敬太	PHI Pilates Japan・株式会社 CODE7
菅原　順二	Body Element Pilates・Training Studio arancia
小田島政樹	ピラティス＆トレーニングスタジオ DTS・株式会社ソーマ
吉川　智子	BASI Pilates
建部　弥恵	BASI Pilates

うに，ということもあり，運動療法の分野のピラティスとアートの分野のピラティスの良いところを模索しながら世界でピラティスを普及させています．

　日本でも，ピラティスというメソッドは医療従事者からの注目もありながら，フィットネスインストラクターからの注目もあります．医療とフィットネスが連携し合い，一人ひとりのクライアントのためにピラティスという一つのメソッドを通して日本の医療費の削減や健康寿命増進につながっていくことを心より願ってやみません．

　本書の制作にあたり，ご多忙のところご執筆をご快諾いただきました著者の皆様に感謝申し上げます．

　2017年10月

桑原匠司

目次　運動療法としてのピラティスメソッド

PART I　ピラティスとその周辺領域

1. ピラティスとは─歴史と日米の現状─　Christine Romani-Ruby　訳：桑原匠司 …… 2
2. 医師に学ぶ運動療法としてのピラティスの可能性　武田淳也 …… 7
3. アスレティックトレーナーにとってのピラティス　桑原匠司 …… 21
4. ピラティスにおける呼吸が体幹機能に与える影響　ラジカスキー万由子 …… 25
5. モーターコントロールの観点から捉える運動療法としてのピラティス　田沢　優・中澤公孝 …… 33

PART II　部位別・疾患別ピラティスの進め方

1. 肩・肘関節　桑原匠司 …… 46
2. 体　幹　田沢　優 …… 55
3. 股関節　一色史章 …… 64
4. 膝関節　坂元大海 …… 74
5. 足関節・足部　久世佳典 …… 89

PART III 実践プロトコル編−ピラティスの応用

1 ウォームアップとウォームダウンとしてのピラティス　本橋恵美 …………… 104

2 陸　上−長距離　福島啓介 ……………………………………………………………… 115

3 野　球　一色史章 ………………………………………………………………………… 129

4 サッカー　桑原匠司・山崎　亨 ………………………………………………………… 137

5 バスケットボール　川本紘美 …………………………………………………………… 143

6 バレーボール　久世佳典 ………………………………………………………………… 154

7 テニス　竹岡広二・小野瀬　晶 ………………………………………………………… 167

8 バドミントン　空　敬太 ………………………………………………………………… 179

9 ラグビー　菅原順二 ……………………………………………………………………… 190

10 柔　道　小田島政樹 ……………………………………………………………………… 200

11 ゴルフ　田沢　優 ………………………………………………………………………… 210

12 ダンス　吉川智子・建部弥恵 …………………………………………………………… 220

索　引 ……………………………………………………………………………………………… 233

本書で紹介するピラティスエクササイズ

- アップダウン ……………………………………………………………………………… 121
- アーティキュレーティングショルダーブリッジ ……………………………………… 183
- アーティキュレーティングブリッジ（チェアー）……………………………………… 71
- アーティキュレーティングブリッジ，シングルレッグ（ピラティスリング）……… 122
- イージープッシュアップ ………………………………………………………………… 205
- イブズランジ（リフォーマー）…………………………………………………………… 70
- イブズランジバリエーション（ランニングパターン）（フォームローラー）……… 125
- ウォッシャーウーマン（チェアー）……………………………………………………… 51
- エアプレーン ……………………………………………………………………………… 150
- エアプレーン修正（T-hip mobility）…………………………………………………… 142
- オールフォースサイド（コアアライン®）……………………………………………… 60
- クラム ……………………………………………………………………………… 119, 149
- クラムの応用 ……………………………………………………………………………… 188
- コルクスクリュー ………………………………………………………………………… 112
- サイストレッチ …………………………………………………………………………… 164
- サイドオーバーオンボックス（リフォーマー）………………………………………… 230
- サイドキック ……………………………………………………………………… 83, 111
- サイドパッセ ……………………………………………………………………………… 120
- サイドプランク（アブダクション）……………………………………………………… 207
- サイドプランクの応用（インサイドブリッジ）………………………………………… 186
- サークルズ（リフォーマーもしくはキャデラック）…………………………………… 69
- シェイブザヘッド ………………………………………………………………………… 187
- シザース …………………………………………………………………………………… 139
- シーテッドツイスト ……………………………………………………………………… 176
- ジャンプボード（リフォーマー）………………………………………………… 59, 152
- ショルダーブリッジ ……………………………………………………………………… 81
- ショルダーブリッジ　片脚（リフォーマー）…………………………………………… 127
- シングルレッグ（リフォーマー）………………………………………………………… 85
- シングルレッグストレッチ ……………………………………………………………… 146
- シングルレッグ・テーブルトップ・ローテーション（コアアライン®）…………… 62
- シングルレッグヒールズ／トーズ（リフォーマー）…………………………………… 227
- スイミング ………………………………………………………………………………… 109
- スクーター，フロントランジ（リフォーマー）………………………………………… 99
- スタンディングショルダーエクスターナルローテーション（セラバンド）………… 135
- スタンディングフットワーク …………………………………………………………… 123
- スタンディング・フロッグ ……………………………………………………………… 159
- ステップアップ（チェアー）……………………………………………………………… 87
- スパイダー ………………………………………………………………………………… 206
- スパイダー（ピラティスリング）………………………………………………………… 216
- スパインツイスト ………………………………………………………………………… 163

スレッドザニードル	198, 204
スワン（リフォーマー）	50
スワンダイブ修正	148, 174
ダウンストレッチ（リフォーマー）	229
ニーリングキャットストレッチ（チェアー）	228
ニーリングサイドキックス	185
ニーリングサイドキックス，フロント＆バックのバリエーション	140
ニーリング・サイドスプリット（リフォーマー）	61
ハーフスワン	197
ハーフニーリング（ヒップツイスト）	208
ヒップストレッチ	81
ヒールレイズ	158
フィールグッドアームズ（ボーアンドアロー）	194
フットワーク（リフォーマー）	84, 97
フットワークパラレルトーズ（リフォーマー）	226
フットワークパラレルヒールズ（リフォーマー）	225
フライングイーグル（キャデラック）	231
フロッグ（リフォーマー）	67
マーメイド	161
マーメイド（フォームローラー）	134
マーメイド（リフォーマー）	53
マーメイド，マーメイドツイスト（フォームローラー）	214
モディファイド スイミング オン ツー ローラーズ	133
ラテラルランジ＆プッシュ	141
リバースプランク	203
リバースプランク修正	173
リブケージアーム オン ツー ローラーズ	132
リラクゼーションブリージング（スターナム，リブケイジ）	193
レッグサークルズ（ミニッツバンド）	218
レッグパンプ（チェアー）	72
レッグパンプス（アンクルバージョン）（チェアー）	93
レッグ・プル	113
レッグプルフロント	165
ロールアップシザーズ	110
ロールインロールアウト（プッシュスルーバー）	52
ロールダウン	202
ロッキング	177
ロングスライダー（リフォーマー）	86
後方振り子運動（ヒップヒンジ）	145
Vポジションにおけるチェアーの応用（チェアー）	95

PART I

ピラティスとその周辺領域

PART I　ピラティスとその周辺領域

1 ピラティスとは
─歴史と日米の現状─

▶ Christine Romani-Ruby　　　訳：桑原匠司　Shoji Kuwabara

POINT
- ピラティスの歴史を知ることができる．
- ピラティスの6原則を理解する．

ピラティスメソッドの成り立ち

　ピラティスメソッドは運動指導の専門家たちの手によって世界中にその道を切り開きつつあり，男女問わず多くの人に親しまれている．これらの運動指導の専門家のクライアントのうち，多くの人は知らないことであるが，このメソッドは何十年も前にJoseph Pilates（以下Joe）という名前のドイツ人によって，元々は「コントロロジー」という名で考案されたものである．イングランドで第一歩を踏み出したこのメソッドはドイツ，そしてアメリカへと広がっていき，現在では，世界各地に普及している．

　Joeは子供のころ喘息をはじめいくつかの病気を患っていて，健康になるためにエクササイズの効果に期待を寄せていた．そして身体についての興味が高じ，身体，心，精神のバランスをとるための方法としてピラティスメソッドを発展させることになった．1912年，Joeはイングランドへ移住した．第1次世界大戦が始まり「敵国人」とみなされて抑留されるまで，彼はそこで護身術の指導者として働いていた．抑留されている間，彼は自分の考えを精練し，他の抑留者にエクササイズを試していった．この収容所にいる間，彼は病院の器具やベッドから，今では有名となったピラティス器具の多くを作り出していった．そしてさらに進化したプログラムを他の抑留者に広めていった．1918年，イングランドでは過去最悪の死者数を出したインフルエンザが大流行したが，Joeのピラティスを受けていた人々は誰一人としてこの病気で死ぬことはなかった．この事実は，彼のメソッドが有効であるという，最初の証拠となった．第1次世界大戦後，Joeはドイツへ帰り，そこで彼のエクササイズはダンサーの間で評判となって受け入れられ，そしてドイツ軍にも訓練を熱望されていた．しかしJoeはドイツ軍の要請を断り，1926年にアメリカへ移り，クライアントの1人であったボクサーのトレーニングをすることになった．

　アメリカへの旅の途中，彼は後に妻となり彼のメソッドを一緒に広めていくこととなるClara Zeunerと出会った．彼とClaraはニューヨーク

にジムを開いたが，そのジムはニューヨーク・シティ・バレー団と同じビルにあり，そこでJoeは自分のメソッドを広めることに尽力していった．1920年，Joeは自分の活動をまとめた2冊の本，「Your Health」と「Contrology」を出版した．「Your Health」では，自分の信念やメソッドの裏にある原則などを記述し，「Contrology」ではマットで行うエクササイズを紹介している．彼は自分が考案した器具のうちいくつかのデザインの特許を取得し，人類の健康を変えうるメソッドとして，自分の考えやエクササイズを実際に目に見えるように残したのであった．さらに，子供たちは幼い時期にもっと心と身体と精神の結びつきを習得しておくべきだ，と感じていた彼は，学校教育の主流にこのメソッドが採用されることを強く望んでいた．当時のアメリカの体育教育システムはひどいものだと感じていて，学校教育に自分のメソッドを取り入れてもらえるよう，真剣に働きかけていたのであった．

　不運なことに，当時のアメリカは産業革命の真只中であったため，1日中ハードワークをした後にエクササイズをするという考えは，一般社会に受け入れられる類のものではなかった．そのため，Joeのジムに惹きつけられた人たちの多くは，そのメソッドの効果の高さを認識したダンサーたちがほとんであった．その中には，多くのとても有名なダンサーも含まれていた．しかし，Joeのことをよく知らない人たちの多くは，彼のことをボクサーパンツで外を走っているおかしな男だと思っていたようであった．彼は自分自身の身体を解剖学の図に使われるほど素晴らしい状態に保ち続けていた．Joeは器具やエクササイズの動画や写真を残していて，その中には，器具を使ったエクササイズの一つである「ピラティス・チェアー」を行っているものがある．リビングルームで使われるようなイスであったが，クッションを取り外すと，エクササイズを行うことができるような仕組みになっていた．1920年頃の人々にとって，こういったものは一般的ではなかったが，情報革命の中にいる現代の人たちにとっては，もっと受け入れやすいものとなっている．

　Joeはその時代のヴィジュアルリーダーであった．自分のメソッドを記録し，自分の教え子たちにどんな効果があったかを写真と描写を残して研究し，考案した器具や発明品の特許を取得し，他の人が指導できるように教育していった．このメソッドは「次の千年紀（西暦2000年）には，すべての人が望み，必要とするものになるだろう」と，彼は感じていたのである．

ピラティス第一世代

　Joeは1967年に死を迎えるまで，ニューヨークのジムで自分のメソッドを広めることに尽力し続けた．その後，妻であるClaraがジムの運営を引き継ぐことになった．Lolita San Miguel, Kathy Grant, Carola Trier, Eve Gentry, Bruce King, Ron Fletcher, Mary Bowen, Bob Seed, Romana Kryzanowskaといった，Joeが指導者となるように教育してきたダンサーたちの多くが，自分自身でジムを開業したり，Joeのジムで働いていたりしていた．Claraが亡くなった後，ニューヨークのジムは売却されたが，そのメソッドは「ピラティス」という名前で繁栄し続けていった．1970年代，ピラティスメソッドはハリウッドのセレブたちの間で人気となり，メディアの注目を集めた．そして80年代後半にピラティスはブームとなって一般社会に受け入れられていった．

　1982年，Sean Gallagherがニューヨークのピラティスジムの運営権を獲得し，ピラティスという言葉を商標登録してしまった．そのため，ある流派の指導者以外は「ピラティス」という言葉の使用を禁止されてしまった．メソッドを説明する方法がなくなったため，ダンス業界に広まっていたこのメソッドはバラバラに崩れていってしまった．2000年，ピラティスの器具を製造している

Ken Endelmanが商標登録を取り消すために奔走し，ついにインストラクターたちは創始者の名前とともに，そのメソッドの元に集結することができた．この出来事でインストラクターたちは一致団結し，さらにアメリカではフィジカルフィットネスの必要性が強調されるようになっていたため，ピラティスメソッドが大流行することになった．ピラティスメソッドはフィットネストレンドチャートのトップに数年間，君臨し続けた．あらゆるフィットネスクラブではマットクラスが行われ，スケジュールのメインプログラムとなっていた．ただし，この大流行は良い面も悪い面も両方持ち合わせていて，Joeがずっと願っていた認知度の向上を果たすことができたが，業界でトレンドから次の段階へ発展していくにはあまりにも流行が急速すぎた．2016年，アメリカではフィットネスとしてのピラティスの人気は下降気味であるが，リハビリテーションやスポーツコンディショニングの現場では，機能的動作の構築手段としてますます取り入れられつつある．現在，アメリカのピラティス人口は1,000万人を超えており，さまざまなスポーツのエリートアスリートやプロアスリートにとっては重要なトレーニング方法の一つとなっている．また，腰痛やパーキンソン病などといった多くの病気のリハビリテーションのツールとしても，重宝されている．

ピラティスメソッドの現在

　ピラティスメソッドのインストラクターたちはさらに「ピラティス・メソッド・アライアンス（PMA®）」というピラティス指導者のための組織を協力して立ち上げ，2014年にインストラクター認定試験が開始された．このことで，ピラティスは生業として存立できるものであると，認識し始められた．理学療法士や治療家をはじめ，健康にかかわる専門家たちは，クライアントのトレーニングをするときにピラティスメソッドの中から抜粋したエクササイズを適用していた．そして彼らの存在は，ピラティスメソッドが向かっていく方向に影響を与えている．ピラティスの効果については伝聞のみであったが，現在では子供，腰痛患者，パーキンソン病の患者，手や足を切断した復員軍人，プロアスリートなどといった，ある特定の人たちに対してのエクササイズの適用や査読論文も発表されている．ピラティス器具の製造会社も多数あり，Joeが考案したオリジナルの器具はさらに改良されている．

　ピラティスはエクササイズを通じて心と身体と精神を繋げていくことができるという点で，とてもユニークなメソッドである．また，そのエクササイズは多様性があり，さまざまなフィットネスレベルの人たちに容易に適用していくことができる．視覚的なキューイング，遠位の可動性と近位の安定性の獲得，横隔膜を使った呼吸法，そして理想的な姿勢の習得など，ピラティスメソッドにはさまざまな感心すべき特徴がある．ピラティス器具を使用することで，さまざまな方法で体性感覚を磨くことができ，その効果は運動指導のプロたちを惹きつけてやまない．Joeは少なくとも9つの器具を創作した．それらはリング，リフォーマー，トラピーズテーブル，ラダーバレル，ペディポール，チェアー，フットコレクター，スパインコレクター，ギロチンと呼ばれ，アメリカではよく使われている器具である．これらの器具はそれぞれ違うタイプの刺激を身体に与え，Joeが述べていたことのうち，一部のことを達成することができるようになっている．マットを含め，異なる器具で同じように行えるエクササイズもいくつかあるが，どの器具を使うかでその効果は全く違う．ピラティスメソッドでは，素足で触覚を刺激し，呼吸に合わせて，ばねを使ったエキセントリックやアイソメトリックな抵抗をかけていくことで，筋バランスを整え，機能的な動きを習得することができる．これらの効果はしっかり研究されており，Vladimir JandaやShirley Sahrmannといっ

た有名な運動セラピストによっても評価されている．Joe はダンサーだけでなく，当時のポリオ患者のためにも尽力したことで知られている．彼が指導したダンサーやポリオ患者，そして喘息を含め彼自身の患っていた病気がどう変わっていったかということを見ていくと，ピラティスメソッドに込められた原則が効果的であることがわかる．

アメリカと日本

アメリカでは現在，ピラティスインストラクターの育成はメンター（指導者）だけでなく，Joe のメソッドを受け継ぎつつ独自に発展していった個々の流派でも行われている．これらの流派のほとんどは PMA® に所属していて，基礎レベルのピラティスインストラクターにとって，その PMA® のピラティス認定プログラムは最終試験とみなされている．これらの流派すべてに共通しているのは，基礎となる考えとして Joe の本で最初にはっきりと示されていた原則のいくつかと，Joe によって考案され記録された基本的なエクササイズとそれらを説明する言葉である．彼が考えた原則は，心と身体と精神の調和を強調したものであった．以下の 6 つの原則は，アメリカのピラティス流派で一般的によく学ばれている原則である．

コンセントレーション：「エクササイズをするときはいつも集中して正しく動きなさい」と Joe は言っていた．また，エクササイズは正しく行われ，無意識に身体が反応するくらいまで熟達される必要がある，とも語っていた．

コントロール：「理想的には，筋肉は意思に従って動くべきである」と Joe は書き記していた．意思は筋肉の反射的な動きによって支配されるべきでないということは道理に合っている．コントロロジーとは，心（理性）が筋肉をコントロールしていくことから始まる．

センタリング：動きはすべて安定化された体の中心が起点となる．Joe はこの中心のことを「パワーハウス」と呼び，肩から股関節にかけての長方形のエリアを指している．

フロー：Joe は「コントロロジーは筋肉や靱帯を柔軟で張りのある状態にし，猫のようにしなやかな身体を作ることができると考えられる」と述べていた．動作は優雅に，スムーズに，そして一定のスピードで行われるべきである．

プリシジョン：注意深く学習し，「スピードにまかせて認識した動きが疎かにならないように」と Joe は忠告している．細部にまで気を付けてエクササイズが正しく行われるように指導しなくてはならない．

ブレス：呼吸は生まれて初めて行う行為であり，人生の最後に行う行為でもある，と Joe は語っている．「空気がなくなって真空になるくらいまで，肺からすべての息を吐き出すように」と指導していた．また，力強く息を吐ききる呼気と，完全に深く吸い込む吸気が大事であると主張していた．動作はすべて呼吸と結び付けられている．

当初，ピラティスはダンサーたちに喜んで取り入れられ，ダンス界に間違いなく影響を与えていった．ダンサーたちはフロー（流れ）とプレシジョン（正確性）に関してはうまく習得して細部まで正確に指導できる指導者となったが，解剖学の知識が欠けており，Joe が行っていたような科学的な研究への意欲もなかった．Joe はいつもクライアントの写真を撮って，彼らがどう改善し，進化していくかを記録していた．彼の身体や姿勢に関する知識は，これらの写真からだけでなく，彼が発表してきたエクササイズからも明らかにわかる．2000 年，アメリカのフィットネス業界でピラティスメソッドは爆発的に大流行したが，他の分野の影響も存分に受けた．大流行は長くは続かず，一時的なものとなったが，現在では Joe と同じような知識や関心を持った運動指導のプロたちに取り入れられるようになった．2017 年の現在，ピラティスは次のレベルへ発展し，ピラティスの専門家たちはクライアントがどう改善・進歩したかを

論文で発表したり，身体が機能的にどう動くかを研究して視覚的キューイングの有効性を証明したりしている．PHI®ピラティスなど，いくつかの有名な流派は，ピラティスインストラクターが一般の人を相手にしたとき，エクササイズを適切に適合させることができるよう，解剖学や生理学，そして特定の特徴を持った人たちに対するエクササイズの教育に積極的に取り組んでいる．

ピラティスを日本で初めて医療に用いた医師は，整形外科医である武田淳也氏である．2005年，彼は九州・福岡に自身のクリニックにピラティスの施設を併設して開業した．特筆すべきは，2008年・横浜にて日本で初めてのピラティスの国際カンファレンスを主催されたことである．米国からもPMA®設立者でもあるデボラ・レッセン(Deborah Lessen)女史を招き，日本で活躍している指導者がピラティスの団体の枠を越えて集まり，今後の日本のピラティス界の展望について話し合いがなされたことである．そのカンファレンスには延べ約700人の参加者があり，日本でのピラティスの注目度が高まったことを表している．

日本で最初にPMA®認定ピラティスインストラクターとなったのはダンサーではなく，米国アスレティックトレーナーNATABOC認定のアスレティックトレーナー(ATC)である，桑原匠司氏であった．彼はアメリカで，PHI®ピラティスの創始者であり，理学療法士でもあるChristine Romani-Ruby氏の下でトレーニングを受けた．このことが，日本でのピラティスの発展にひとつの影響を与えたことは間違いないであろう．2007年頃，ピラティスはアスレチックトレーナーや柔道整復師，理学療法士などに取り入れられていった．専門性の高い彼らがピラティスメソッドを取り入れたことで，プロアスリートやリハビリテーション施設，スポーツコンディショニングセンターなどでもピラティスが普及していくことになった．

アメリカと比べ，日本のピラティスインストラクターには男性が多く，ピラティスメソッドは男性の間でも急速に広まっていった．日本では大きな器具を置くスペースが限られているため，ピラティスの指導はマットかピラティスリングなどの小さな道具を使うものがほとんどである．大きな器具を使用する場合でも，アメリカでは少人数の小さなグループセッションをそれらの器具を使用しながら行うが，日本ではほとんどの場合，一対一のパーソナルセッションで行われる．しかしながら，マットピラティスは感覚入力も少ないため難易度が最も高いピラティスエクササイズと位置づけられている．器具の中ではリフォーマーは最も使用頻度が高く，感覚入力も容易で多数エクササイズが存在し，その数は数百を超える．日本でもピラティス先進国のようにリフォーマーが専門家たちによってアスリートのコンディショニングおよび病院や治療院での運動療法として常備される日がくることは間違いないであろう．

おわりに

ピラティスメソッドで必要とされている正確性と精密性は日本で高く評価されており，アジア人の身体にとって安定性向上のためのトレーニングは必要不可欠である．アジア人は遺伝的に過剰運動性を持っていることが多いが，ピラティスメソッドを取り入れることで体幹の安定性を向上させ，正確なキューイングで過剰運動性を改善・コントロールすることが可能になる．

ピラティスメソッドは子供から高齢者への運動や身体機能改善，スポーツ愛好家からトップアスリートへのパフォーマンス向上に寄与でき，日本社会が追求している健康で幸福な社会に素晴らしく調和するエクササイズであるといえるであろう．

PART I　ピラティスとその周辺領域

2 医師に学ぶ運動療法としてのピラティスの可能性

▶ 武田淳也　Junya Takeda

POINT

- 動作に伴うメカニカルストレスが主因であるスポーツ外傷・障害においては，Motor Control 不全を修正・最適化することこそが本質である．
- 筋力向上や柔軟性向上による安定性と可動性の獲得は，本質ではなく，補足的な要素である．
- ピラティスは有用な Motor Control Approach であり，ピラティスの最も本質的・特徴的な要素の一つが，「姿勢・動きの視覚イメージと身体感覚の統合トレーニングをベースとして，実際にアスリートが自分のイメージ通りに自分自身の体を動かせるようになること」である．

ピラティスと医師―米国から日本へ，その経緯

1999 年当時 Dr. James Garrick（M.D.）の下で筆者はピラティスと初めて出会った．彼は AJSM（The American Journal of Sports Medicine）の編集委員の一人でサンフランシスコの St. Francis Memorial 病院スポーツ医学センターディレクターであった．また彼は米国の医療機関で初めて医療に基づくピラティスを始めた医師として知られ，彼が最初に雇い入れたピラティス教師は Joseph Pilates の直弟子 Ron Fletcher 氏であった[1]．Dr. Garrick は米国のメジャーな大学で最初にスポーツ医学科ができたワシントン大学の初代スポーツ医学科教授で，米国のダンス医学のパイオニアの一人である．ピラティスは当初，ダンスによる外傷や障害から復帰するための方法，またダンスのパフォーマンス向上のための方法として拡がったことから，Dr. Garrick がピラティスをダンス医学の診療に取り入れたことは必然といえる．筆者は医療としてのピラティスを米国から持ち帰り，国内で初めて医療現場で活用し始めた 2005 年「スポーツ・栄養クリニック」開院記念会に彼を招待し，医療領域におけるピラティスについての本邦初の講演「Sports Medicine, Rehabilitation, and Pilates」をして戴いた．当時日本のスポーツ医学界から故高岸直人福岡大学名誉教授，船橋整形外科病院の菅谷啓之先生，道永幸治理事長にもご出席を賜り，後の日本のスポーツ医学と医療分野全体におけるピラティスの拡がりに少なくない影響を与えた．筆者と監修の近　良明先生は船橋整形外科病院にて菅谷先生の下で学んだ同志であり，筆者がピラティスを携えて開業後，近先生がピラティスを知るために「Pilates Lab」にチームド

ターを務める新潟アルビレックスBBの選手と訪れた．菅谷先生から「肩を治すには，局所だけでなく全身の機能や運動連鎖を診ることが大切」と学んだ整形外科医達が，全身の機能と運動連鎖に統合的にアプローチするピラティスに興味を持った．2008年に筆者が会長を務める日本ピラティス研究会が主催した第3回日本ピラティス研究会は，初の国際カンファレンスとしてPMA®(Pilates Method Alliance)の設立者で当時の代表であるDeborah Lessen女史を招き，団体の垣根を越えてPMA®ミーティングとともに開催され，また，ピラティスのカンファレンス・ワークショップとして初めて医学会(日本整形外科学会)の専門医の教育研修会として単位が認められた[2]．それらが呼び水となり，整形外科に限らずさまざまな科の医師達がピラティスを学びに筆者の下を訪れるようになった．諸外国では医師がピラティス指導者(指導資格を所持する理学療法士含む)と連携することはあるが，本邦のように多くの医師自らがピラティス指導者コースを受講している国は珍しく特徴的である．上記のごとく日本の医療領域へのピラティス浸透の経緯と，リハビリ処方は医師が作成する医療システムが良い意味で影響したと思われる．リハビリ内容を理解することなく医師は良いリハビリ処方を作成できない．

米国および本邦において，当初医師の立場でピラティスに注目した専門科は整形外科という点で共通しており，ピラティスの医療における活用は整形外科とリハビリ・スポーツ医学分野から始まったといえる．これはピラティスがアスリート(舞台芸術家も含む)のスポーツ外傷・障害の予防・治療・復帰・パフォーマンス向上の目的に適うものであることを示している．

メ モ

PMA®とは，ピラティスの国際的な非営利組織であり，Joseph PilatesとClaraの精神が世界の未来の世代に受け継がれること，また，世界中のピラティスの指導者のプロフェッショナルな水準の維持と継続教育に貢献している．

医療におけるピラティスの幅広い可能性

◉米国の整形外科病院より

全米整形外科病院ランキング1位のHospital for Special Surgeryでは公式HP上に「ピラティスは体幹強化，柔軟性の向上，姿勢の改善が得られる大変適応性に富んだ方法で，人工関節術後の患者の回復からハイレベルのアスリートのパフォーマンス向上にまで活用できるコントロールに重点をおいた運動であり，外傷・障害からの回復や整形外科術後，慢性疼痛(特に腰痛)，側弯症，骨粗鬆症，その他の身体状態の改善など，理想的な一つの選択」[3〜6]と掲載しており，ピラティスの効果として「①体幹の筋力増強，②柔軟性の向上，③姿勢の改善，④慢性疼痛の改善，⑤ストレスの低減」を掲げている．

◉文献より

(a) PubMedでの文献検索によるとエビデンスレベルが高い論文の割合がヨガや太極拳と比較し高いのがピラティスの特徴であり[3]，より医科学的な活用が窺える．RCTの論文の研究テーマは「腰痛」が突出して多い[3,7,8]．それ以外に比較的多いテーマとして「コンディショニング」，「身体組成」や「姿勢」，「腹横筋」や「バランス」，「骨盤底筋」などが掲げられ[3,7]，アスリートに関連するテーマで有効性が示唆されており，ピラティスが近年，さまざまな種類のスポーツのコンディショニングやリハビリとして活用される理由が文献的にも裏付けられている．アスリートのパフォーマンス向上・スポーツ障害予防の分野はもちろん，さまざまな分野の臨床現場からも発表されているように，今後ピラティスの幅広い分野での活用と同時に統

合的,包括的な効用が注目されていること,(b) 米国ニューヨーク大学整形外科教授とラッシュ大学整形外科准教授がピラティス指導者でもある正看護師と共著「Pilates for Hip and Knee Syndromes and Arthroplasties」,邦題「膝と股関節疾患のためのピラティス」という運動療法の医学書を 2011 年(原著.邦訳は 2015 年)[9]出版したこと,(c) 編集の桑原匠司氏が日本糖尿病協会の冊子[10]に編集委員としてピラティスを糖尿病の運動療法として取り入れたこと,(d)「Sports Injury Prevention:Olympic Handbook of Sports Medicine and Science」,邦題「スポーツ外傷・障害ハンドブック―発生要因と予防戦略」(邦訳 2015 年)[11]に掲載されている足関節損傷,膝外傷,ハムストリング損傷,鼠径部痛症候群,腰痛,肩関節外傷,肘外傷,オーバーユースによる腱損傷,以上の各予防法の具体例や国際サッカー連盟(FIFA)が作成し世界的な普及を目指している「FIFA 11 ＋」[12],また日本バスケットボール協会(JBA)「ジュニア向け外傷予防プログラム[13]」や柔道による頭部外傷予防プログラム「柔道きほん運動」[14]などに含まれているエクササイズ法には,ピラティスで指導する内容や要素と共通・重複する点や同系統のエクササイズなどが多々見受けられること,以上 (a)〜(d) は特筆に値する.

⊙ 筆者の学会発表及び文献より

2005 年に米国で筆者がピラティス指導者資格を取得後,学会や文献でピラティスについて発表してきた中で,全国的な学会だけを取り上げその名称から分類した.筆者が発表した分野は「整形外科・スポーツ」「腰痛」「プライマリケア」「抗加齢医学」「産業衛生学」「呼吸器リハビリ」「統合医学」「男性医療」「女性医療」と多岐にわたる.シンポジストなどを務めた際のテーマは「リハビリ・コンディショニング」,「腰痛」,「体幹トレーニング」「運動療法」「骨盤底筋トレーニング」「呼吸」

表1	ピラティスに含まれる多彩な要素
① 呼吸 　　　　② 有酸素運動
③ レジスタンストレーニング(アウター＆インナーユニット,グローバル＆ローカルマッスルのバランス,スロートレーニング)
④ 各種ストレッチ　　⑤ PNF
⑥ 神経筋協調トレーニング(バランストレーニング)
⑦ 体幹トレーニング(コアスタビリティトレーニング)
⑧ 姿勢・運動制御トレーニング(フィードフォワード＆フィードバック,視覚イメージと身体感覚の統合トレーニング)
⑨ コーディネーション＆スキルトレーニング
⑩ 各種器具を用いたトレーニング要素 ストレッチポール,ボールエクササイズ,ローテーターデスク,マジックサークル,サスペンション,コアアライン etc

(文献 3〜6 より引用改変)

・以上には,言語や触知キューによる内在的＆外在的フィードバック,同時＆最終フィードバックも活用[15].
Pilates は種々のトレーニング要素を包含しており,室内においても多様な条件・環境を設定でき,モーターコントロールをシステマティックに獲得可能.

であった.

以上からも,「ピラティスは総合的なアプローチ法であり,活用の仕方や種々のピラティス専用器具により,表1[3〜6, 15]のような多彩な要素を含む」,「ピラティスはより質の高い Motor Control(以下,MC)獲得のために,リハビリ・コンディショニング・トレーニング・コーチングなどの根拠がある種々の方法を組み合わせ凝縮させたシステマチティックなアプローチの総称である」ことが理解できる.

⊙ PMA®(Pilates Method Alliance)公式テキストより

ⅰ)PMA® ピラティス認定試験スタディガイド[1]より

PMA® のテキスト「PMA® 認定試験スタディガ

イド」には，ピラティスの目的と利点として①コーディネーション，②筋力強化，③可動性，④効率的な動き，⑤動きのフロー（流れ），⑥適切な姿勢，⑦心と精神の若々しさ，⑧自らの気づき，⑨自信，⑩動物として本来の自然な動きを取り戻す，⑪心・身体・精神の統合，⑫ well-being（ウェルビーング），⑬ QOL 向上，が掲げられている．

ⅱ）青少年のためのピラティス〜ガイドラインとカリキュラム[16] より

PMA® のもう一つのテキストに「ピラティスができること」として，上記「筆者の学会発表及び文献より」よりも統合的・包括的な8項目が記載されている（表2）[3, 16]．

表2 ピラティスができること

① ストレスに打ち克つ身体生理学的耐性を高める
② 呼吸に意識して集中することでリラクセーション反応を引き起こし，神経系を賦活する
③ すべての身体機能を統合し，人を快活で意識明瞭な状態に導く
④ 最適な学習に必要とされる脳機能のすべてを整える
⑤ 行動と食欲抑制のバランスを調整するすべての化学伝達物質のレベルを上げる
⑥ cross lateral movement を通じて脳の感覚野と運動野を統合することで，脳にとって重要な認知と協調を強化する
⑦ 集団行動（group dynamics）と社会技能（social skill）を楽しく，バランスよく確実に学習して成長させる方法となる
⑧ ストレスレベルを下げ，心と身体のフィットネスレベルを上げ，(a) 自己形成，(b) セルフケア，(c) 自己管理，などの人生の健康における重要な要素を発達させる

（文献3, 16より引用）

なぜ，ピラティスをアスリートに活用するのか？

答えは，筆者が以前発表したスライドの中にあった．「Why have I chosen Pilates?（なぜピラティスを活用するのか？）」，「I am usually asking for my clients.（私はクライアントにいつも尋ねている）」「Do you know your correct posture & the ways to use for your body?（あなたは正しい姿勢と身体の使い方を知っているか？）」，「How about "Dynamic Posture" & "Functional Posture"?（ダイナミックに動く中での姿勢，また，機能的な姿勢についてはどうか？）」．以上は，それらを知らない，できないクライアントがいかに多いかということを意味し，プロのアスリートも例外ではない．「The Reason（その訳は）：Pilates is Contrology[17]（ピラティスは"コントロロジー"＝"コントロール学の意"）」．

スポーツ外傷・障害を扱う整形外科では，運動時の動作と絡んで生じた症状で外来を訪れるクライアントがほとんどである．

ピラティスの本質は身心（体・心・精神）のコントロール学であり，日常生活からスポーツまであらゆる動作におけるMCを含む．対象は全ての人であり，筆者らは幅広い年齢の一般人を対象に，ピラティスを「カラダ取説®」[18]（自分自身の"カラダ*"の取扱い説明書を知り，実際に"カラダ"を使いこなせるように修得する方法）として紹介・指導してきた．対象がアスリートの場合は，競技レベルが上がるほど，また身体組織が脆弱な高齢になるほど，さらには骨端線・成長軟骨を含め成長を考慮すべき学童期の年代ほど，医療者や指導者は，バイオメカニクスの知見に照らして，正しい姿勢と身体の使い方としてのMCを症例に応じてより繊細で綿密に指導することで，メカニカルストレスが非生理的な方向に働いたり，生物学的・生体力学的許容範囲を超えたりしないようにする必要がある．

*カタカナで表記している時は，心身，すなわち身体のみならず心・精神を含む．

2. 医師に学ぶ運動療法としてのピラティスの可能性

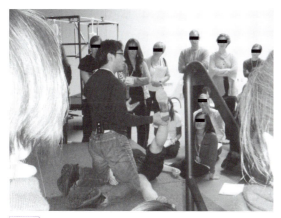

図1 自らが発案した診察・評価技法：Functional SLR* を発表・解説する筆者
PMA®年次集会ワークショップ，2008年11月．(文献19より引用)
* Functional SLR：腰椎・骨盤を脊柱中間位に保持する能力をハムストリングのタイトネスとの相対的な関係性において機能的に評価する方法．

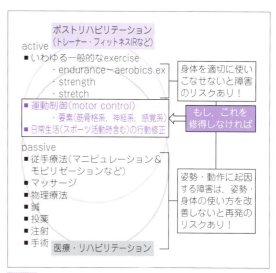

図2 モーターコントロールと行動修正の位置づけ
(文献3より引用)

図1[19]は筆者が以前，米国のPMA®年次集会で発表した時のものであるが，アスレチック・トレーニングや臨床の現場でも，姿勢や動作を"Dynamic & Functional（動的・機能的）"に評価・分析し，コンディショニング・リハビリテーション（以下，リハビリ）することがますます求められている．

整形外科の患者の約90％以上が保存療法で加療されており，アスリートのMC不全，すなわち動作によるメカニカルストレスが病態の主因であるスポーツ障害においては，保存療法のアプローチの中でもMCの修正・最適化のインパクトはより一層大きいことは想像に難くない．

野球肩において岩堀らは，手術症例は全体の7.9％[20]，高橋らは3〜6％[21]と，いずれも90％以上は保存療法で対処できたと報告している．また，野球肩・肘の治療戦略において，運動連鎖にかかわる下肢，体幹，肩甲帯機能などの回復と協調の向上が鍵となり，地面に働きかけた反力として生じたエネルギーが運動連鎖の中で無駄に消費されないで可能な限り高められ上肢を通じてボールまで効率良く伝達されることが重要である．そうであれば，肩や肘の損傷・障害は，エネルギーがその部位の組織の破壊・消耗に消費されたとも解釈できる．その結果ボールに伝わるエネルギーが低下する，すなわちパフォーマンスが落ちるのは当然で，同様のことが他のスポーツ損傷・障害にもいえる．

以上より，質の高いMCの習得により局所のメカニカルストレスを減らすことは，症状の改善はもちろん，根本的な病態を改善するだけでなく，効率的な動作の修得を意味し，パフォーマンス向上と再発予防に寄与する（図2）[3]．治療のための動作トレーニングの時間を確保する分，通常の練習量が減りパフォーマンスが低下しないか？と危惧するコーチ達に，我々は自信を持って「パフォーマンス向上と成績向上につながる」ことを説明することが大切である．

運動療法としてのピラティスの可能性

関節を含め身体各部がメカニカルストレスに晒

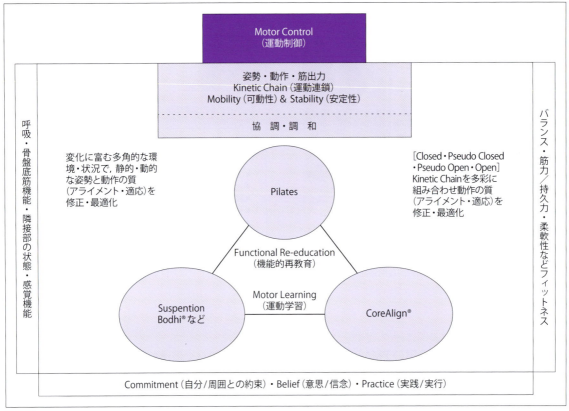

図3 Motor Control：ビヨンド・ピラティス（ピラティスを超えMCを実践的に修正・最適化する概念）
（文献22より引用改変）

される環境においてその病態における動的因子を修正・最適化することが効を奏する可能性があるスポーツ障害は多岐にわたる．具体例としては，各種インピンジメント症候群「肩関節（肩峰下，烏口下，後上方＝ internal impingement，前上方），肘関節（肘頭窩），股関節（FAI），足関節（前方，前外側，後方），手関節など」，また，インピンジメントの結果として生じるもの（例：肘頭部疲労骨折や骨端線離開など）も含めた身体各部の疲労骨折，その他メカニカルストレスで生じる骨・軟骨損傷や軟骨の変性摩耗，靱帯や筋・腱の損傷および炎症，関節包の肥大，滑膜の増生・炎症や滑液包炎，血管・神経障害などがある．

メカニカルストレスが主因で生じるスポーツ外傷・障害の予防と治療にとって最も大切なことは，当然ながら，「局所のメカニカルストレスを減らすこと」である．スポーツ外傷の中で突出して多く，また受傷後の別の外傷・障害発生の原因にもなりえる足関節捻挫や，ジュニア期の女子，特に高校生の年代で急増する膝前十字靱帯損傷も例外ではない[12, 13]．メカニカルストレスで生じるわかりやすいスポーツ障害として，上記のごとく各種インピンジメント症候群があり，その病態から，予防と治療の主眼は，クライアント自身に「局所にインピンジメント（衝突）を起こさないような体の正しい使い方，すなわちMCを習得させること」である．筋力や柔軟性/可動性（隣接部の状態）などはHodgesらの図3[22]のMCという本質を補う要素でしかない．「筋力を強化したらインピンジメントしないのか？」「柔軟性/可動性が向上

2．医師に学ぶ運動療法としてのピラティスの可能性

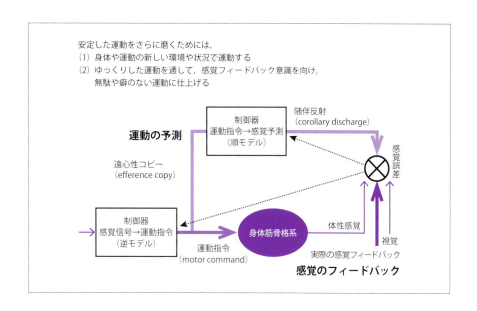

図4 運動の学習モデル
（文献23より引用改変）

したらインピンジメントしないのか？」答えはもちろん「No！」．筋力や柔軟性/可動性だけではなく必要な要素をすべて統合させて，最終的に体の正しい使い方としてのMCを身につけてインピンジメントしない動作を修得することが最も大切である．

MCを身につけてもらうための介入方法論（図3）[22]，すなわち，Motor Control Approach（以下，MCA）としてその独自性を注目されているのが，コントロール学としてのピラティスである．ピラティスは，Motor Learning（運動学習）（図4）[23]を変化に富む多角的な環境・状況で，具体的には背・腹・側臥位，四つ這い，座位，立位，逆位などの体位に伴い重力との関係性が変化する中で，［Closed・Pseudo Closed・Pseudo Open・Open］Kinetic Chainをさまざまな支持面で多彩に組み合わせて，局所から全身へ，矢状面・冠状面・水平面を1つの面から2つ，3つの面へと進展させ，さらに安定性と可動性をインナーユニット（横隔膜，多裂筋，腹横筋，骨盤底筋）とアウターユニット（前斜・後斜・深層・側方の筋・筋膜スリング）の両方の神経・筋系システムを活性化・協調させて全身的な運動連鎖を獲得する．その上で静的・動的な姿勢と動作の質（アライメント・筋出力・適応）を修正・最適化し，呼吸や感情などの補足的要素も併せて調和されるようFunctional Re-education（機能的再教育）するという正にHodgesらがいうMCA[22]と言えよう．加えて種々のピラティス専用器具を用いて動作に補助もしくは抵抗を多段階で与えることができるなど，ピラティスは活用の仕方により表1[3~6, 15]の要素を多彩に含む総合的なアプローチである．

注目すべきは，より効果的・効率的にMCAを実践できることからCoreAlign®やサスペンション・トレーニング（Bodhi®など）などのピラティスと基本コンセプトにおいて共通点も多いピラティスに関連するアプローチをピラティスに組み合わせて活用する方法が，最近，世界的に理学療法士・トレーナーの間で普及してきている．この新しいMCAの試みは（図5），これまで以上にスポーツ障害の治療および予防，また，保存療法後・手術療法後を問わず再発予防に，さらにはパフォーマンスの向上にも福音をもたらすことが期待される．同時に「アスリートが自分のイメージ通りに自身の体を動かせる能力を養う」という（図4）[23]意味においてもパフォーマンスのより高いレベル

13

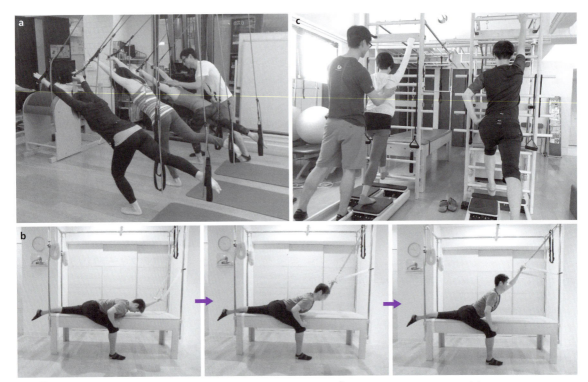

図5 Bodhi®(a), Pilates(使用器具はTrapeze Table)(b), CoreAlign®によるOver Head Activity(c)
a pseudo open kinetic chain. 下肢〜体幹〜肩甲帯〜上肢の運動連鎖を学習(motor learning)できる.
b pseudo closed kinetic chain. 投球, サーブなどさまざまなスポーツでみられる下肢〜体幹〜肩甲帯〜上肢の運動連鎖を学習(motor learning)できる.
c closed kinetic chain. 下肢〜体幹〜肩甲帯〜上肢の運動連鎖を学習(motor learning)できる.

への到達に必ずや役立つに違いない.体幹強化は,MCを本質とするピラティスを補足する要素ではあるが,体幹強化自体がピラティスの本質ではない.ピラティスは常に最新の研究成果を取り入れながら実践的MCAとして進化しており[22],これはCoreAlign®やBodhi®の活用において具現化されている(図3)[22].MCにおいて動的安定性は,①負荷の程度,②求められる可動性,③予測性,④リスクの有無の把握[24],⑤癖と感情などの要素に影響される.その上でインナーユニットとアウターユニットを協調させて使いこなすことが肝要である.その際の基本となる概念を端的に表したVleemingの機能の統合モデルを図6[24]に示した.

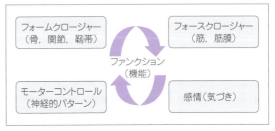

図6 機能の統合的モデル
(文献24より引用)

症 例

以下に,ピラティスを活用して保存療法もしくは術後療法を施行した4症例を供覧する.共通点はMC不全によるメカニカルストレスが主因と考えられることである.

2．医師に学ぶ運動療法としてのピラティスの可能性

1. 15歳，女子，バレエ：アマチュアトップレベル（図7）[3]

診断：脛骨結節疲労骨折

解説：「プリエ」などの回数の多い動作で僅かな knee in toe out を認めるのみであったが，その僅かな非生理的な方向の牽引力が，練習量が多いが故に高頻度に加わることで膝蓋腱付着部である脛骨結節に疲労骨折をきたしたと分析した．図8[3]と同様にピラティスを活用して下肢のアライメント・コントロールを体幹および全身的なアプローチを含めて修得させた．ポイントは練習量が多い症例や高頻度で繰り返される動作であるほど，われわれはより繊細で緻密に動作を評価・修正する必要がある，ということである．

2. 40歳，女性，バレエ：プロ（図8）[3]

診断：足関節衝突性外骨腫，陳旧性足関節外側靱帯損傷

解説：足関節背屈時の前方インピンジメントの症例．1．と同様「プリエ」などで特に高頻度に繰り返される動作であるため，手術で外骨腫を切除した後に主因であるインピンジメントをいかに抑えるかが鍵となる．例え 0.01 mm でも間隙がありインピンジメントがなければ直接的なメカニカルストレスは加わらないことをクライアントが十分に理解することが大切である．ピラティスを活用することで内在的＆外在的フィードバックおよび同時＆最終フィードバック[15]を駆使して，プロとしての繊細で緻密なアライメント・コントロールはもちろんのこと，ROM においても，機能的な end range（最終域）という意味でより繊細で緻密な MC を身につけることができる．

3. 12歳，女子，新体操，バレエ：アマチュア一般（図9）[3, 4]

診断：腰椎分離症

解説：腰椎分離症の病態（発症メカニズム）と MC の修正・最適化のためのアプローチの実際を示す．静的：腰椎・骨盤の安定化と股関節分離の

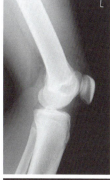
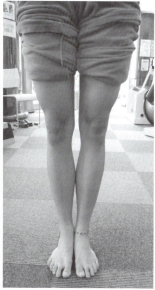
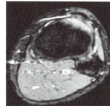
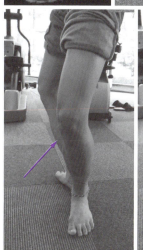
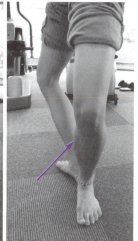

図7 症例1（15歳，女子）
種目：バレエ（全日本3位）
診断：左脛骨結節疲労骨折
保存療法：従来の保存療法＋ピラティスによるモーターコントロール不全の修正・最適化
（文献3より引用）

獲得，動的：ダイナミックな動きの中でメカニカルストレスを分散・軽減するために胸椎の可動性を active assist（自動介助）することにより，2と

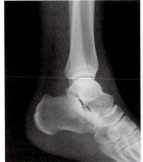
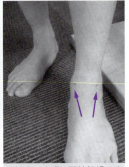

左足関節側面, 術後X線 / 外観上, 皮膚に関節鏡視の痕

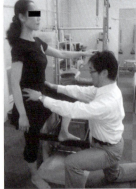
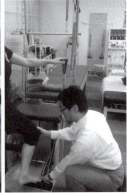
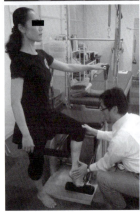
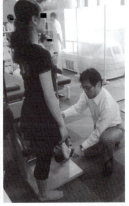

control for alignment & ROM（インピンジしない範囲）→ 治癒＆再発予防

図8 症例2（40歳, 女性）
種目：バレエ（プロ）
診断：左足関節衝突性外骨腫, 左陳旧性足関節外側靱帯損傷
外科的治療：左足関節鏡による外骨腫・滑膜切除, 軟骨損傷部シェービング＋マイクロフラクチャー
術後療法：従来の保存療法＋ピラティスによるモーターコントロール不全の修正・最適化
（文献3より引用）

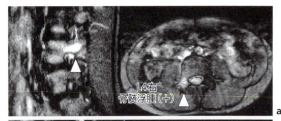
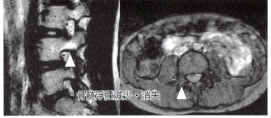

図9-① 症例3（12歳, 女子）
スポーツ：新体操, バレエ. 主訴：腰痛（右）. 現病歴：新体操中に右腰痛出現. 2010年12月8日当院初診.
a　MRI：（2010年12月9日）. L4右：骨髄浮腫（＋）.
b　MRI：（2011年3月5日）. 骨髄浮腫減少・消失. 治癒期間（通常の練習復帰）：約3ヵ月間.
（文献4より引用）

同様にフィードバックを駆使してMCを改善.

4. 33歳, 男性, サッカー：プロ（図10）[3]

診断：半月損傷・半月切除術後, 変形性膝関節症

解説：他医にて半月切除後, いったん早期復帰したが, 運動時痛出現し当院受診. 初診時画像所見では, X線にて内側関節裂隙の狭小化を認めただけでなく, MRIにて内側コンパートメント, 大腿骨内側顆, 脛骨内側顆に軟骨下骨の骨髄病変を認め, 過剰なメカニカルストレスが加わって生じたと推察された. 膝のメカニカルストレスを軽減するためには, 膝のみならず全身的に動的な評価・分析を行い, 機能的再教育（Functional Re-education）をすることが重要である. ピラティスを種々の専用器具と共に活用することで, それらがより容易に可能となるばかりでなく, クライアント自身が課題を身体感覚として認知でき, われわれ指導者もその課題を分解・単純化させて段階的に与えることができ, さらに効率よく統合させて実践的アプローチが可能となる.

2．医師に学ぶ運動療法としてのピラティスの可能性

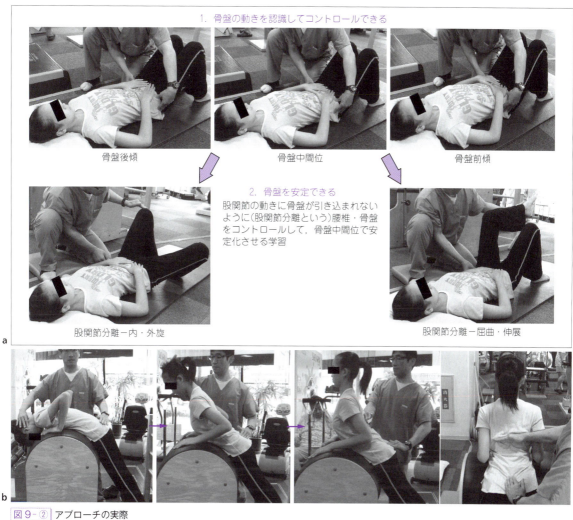

図9-② アプローチの実際
a　静的モーターコントロールの修正・最適化
腰椎・骨盤の安定化＆コアコントロールと股関節分離の獲得．
b　動的モーターコントロールの修正・最適化
単なる筋力の増強，柔軟性の獲得に留まらず，ダイナミックな動きの中で，メカニカルストレスを分散・軽減するモーターコントロール（姿勢・動作・筋出力）の運動学習．
（文献3より引用）

スポーツ医学の標準以上の知識と常識あるピラティス指導の必要性

　ピラティスで扱う健康上の問題は多岐にわたり，医師に適時紹介して医学的な診断やリハビリ処方，指示を仰ぐことが必要な場合がある．また保存療法ではなく手術療法の適応という場合もあり，機を逸してクライアントの予後に悪影響を及ぼすなどは決してあってはならない．よって，ピラティス指導者には上記「医療におけるピラティスの可能性」の「文献より」の(d)のごとく予防医学的な知識はもちろん，頻度の高い外傷・障害の理学診断・理学療法やリハビリ・プロトコールなど[25]の時代に即した医学的常識に準拠し，ある程度以上の医学的知識を更新し続ける努力が欠かせない．

　さらには日本の医療システムの下，自身の資格

PART I　ピラティスとその周辺領域

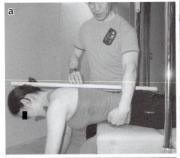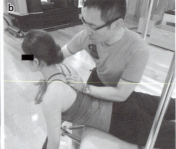
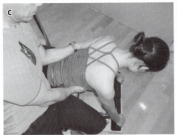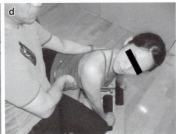

図9-③ スワンswanにおける分節的な胸椎伸展の自動介助のマニュアル
脊柱中間位(a)，胸椎伸展を導く(b)，胸椎回旋開始前(c)，胸椎回旋を導く(d)．
使用器具はチェアー．
(文献4より引用)

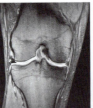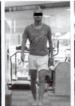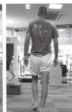

図10 症例4(33歳，男性)
種目：サッカー(プロ)
診断：右膝半月損傷．右膝半月切除術後，右変形性膝関節症
全身的にモーターコントロール不全を評価・分析し学習課題を与える．全身的に身体感覚への気づき(body awareness)とモーターコントロールに，複数の課題を認める．課題を分解して単純化し段階的に与え，統合させていく．
(場所：Pilates Lab 福岡)
(文献3より引用)

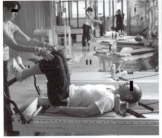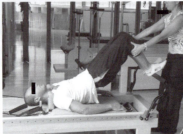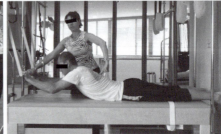
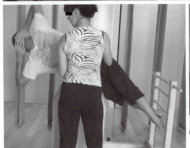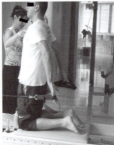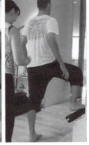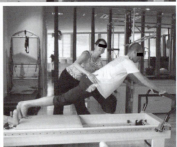

の専門範囲を再認識し，医師をはじめ各医療職との良好な関係・連携を保持し，委ねるべき症例を適切に判断する力も求められる．

今後への課題と期待

米国のPMA®年次集会にて筆者は，ピラティス自体が健康上の問題（多い部位順に①腰，②首，③膝）の主因となった例が散見されることを発表した[19]が，その時の題目「When Good Pilates Goes Bad（本来良いものであるピラティスが悪いものになる時）」が引き続き起きないように再び警鐘を鳴らしたい．

2005年の米国のWall Street Journalに「あなたのピラティス指導者があなたの健康を害さないか？」という記事が掲載されて早12年が経過する．ピラティスが本来良いものであっても直接的に人の身体を扱う限り，ある程度のリスクを伴うことは避けられない．だからこそ国際的にピラティス指導者の質と信頼を高める努力がなされ確立してきており，米国では2012年にPMA®資格試験プログラムが全米資格認定委員会（NCCA）より認められ，現在，英語，スペイン語およびポルトガル語で試験が施行されている．オーストラリアおよびニュージーランドでは独自にPAA（The Pilates Alliance of Australasia）があり，政府認定のDiploma（証明書）が取得できる．日本もPMA®やPAAと同様，さまざまなピラティスの団体・職種が参画する協会の機能を担う法人をベースにして[3,7]，利用者側のアスリートや一般クライアントの立場からも，提供者側のトレーナー・コメディカル・ドクターの立場からもわかりやすく，日本の医療システムと整合性が良く，かつ，リーズナブルに質の高いピラティス*を習得できるような指導者資格制度の統一が望まれる．また，指導者の修めるべき内容も海外の叡智に学ぶばかりではなく，日本の疾病構造や日本人の体質・特性を考慮に入れるなど，日本の独自性が求められる．

日本においてもピラティス指導者の質と信頼が確保され，スポーツ医学分野はもちろん，医療・介護・保健分野でも，「本来良いものであるピラティスがさらに良いものとして活用される」時が来ることを期待したい．

メモ

筆者らは，医師と理学療法士の日本人のPMA-CPT（PMA Certified Pilates Teacher）3人で，日本の医療システムと独自性を考慮した「Motor Control：ビヨンド・ピラティス」のプログラムを2017年にスタートさせた．

まとめ

- 動作に伴うメカニカルストレスが主因であるスポーツ外傷・障害においては，MC不全を修正・最適化することこそが本質である．
- 筋力向上や柔軟性向上による安定性と可動性の獲得は，本質ではなく，補足的な要素（図3）[22]である．
- MC不全を修正・最適化するためには，姿勢やアライメント，筋出力などと全身的な運動連鎖や安定性と可動性が調和するように，変化に富む多角的な環境・状況の中で，［Closed・Pseudo Closed・Pseudo Open・Open］Kinetic Chainを多彩に組み合わせて静的・動的な姿勢と動作の質（アライメント・筋出力・適応）が向上するようなMCAが求められる．
- ピラティスは有用なMCAであり，ピラティスの最も本質的・特徴的な要素の一つは，「姿勢・動きの視覚イメージと身体感覚の統合トレーニング（外観と内観のすり合わせ）」（図4）[23]を

---

*ピラティスは，2000年に商標ではなく一つのエクササイズ法の総称（generic designation）として米国で判決が下されている．

ベースとして，「実際にアスリートが自分のイメージ通りに自分自身の体を動かせるようになること」である．
- CoreAlign® やサスペンショントレーニング（Bodhi® など）をピラティスと組み合わせて活用することで，より変化に富む多角的な環境・状況の中でさらに効果的・効率的な MCA ができる．
- ピラティスなどで MCA をする際は，可能な限り医科学的かつ客観的に評価－指導－再評価[1]すること．また自身の資格の専門範囲を再認識し，症状がある場合は医療職と連携し正しい診断の下，クライアント中心にあらゆる選択肢から最適な治療法を選択もしくは組み合わせることが大切である．
- 運動療法などの保存療法を優先するあまり，時に患者が最適な治療法としての手術療法を受ける機会を逃すようなことがあってはならない．

文献

1) Lessen D：The PMA® Pilates Certification Exam Study Guide, 3rd ed, Pilates Method Alliance, 2014
2) Pilates JH, et al：Return to Life Trough Contrology－ピラティスで本来のあなたを取り戻す！現代書林，東京，22-23，2010
3) 武田淳也：ピラティスの活用の仕方と可能性：医師の立場から．臨スポーツ医 33：710-720，2016
4) 武田淳也ほか：ピラティスによる腰痛管理．臨スポーツ医 30：739-752，2013
5) 武田淳也：ピラティス．腰痛のリハビリテーションとリコンデショニング－リスクマネージメントに基づいたアプローチ，片寄正樹編，文光堂，東京，143-159，2011
6) 武田淳也ほか：ピラティスおよびコアアラインによる体幹トレーニング．臨スポーツ医 30：1195-1208，2013
7) 武田淳也：なぜ今，ピラティスが世界的にさらに注目されるのか?!－ピラティスのエクササイズとしての専門性がグローバルに確立－．臨スポーツ医 33：608-611，2016
8) 藤谷順三ほか：腰痛に対するピラティスの実際．臨スポーツ 33：950-960，2016
9) Kaplanek BA, et al：Pilates for Hip and Knee Syndromes and Arthroplasties, Human Kinetics, Champaign, 2011（翻訳書：股関節と膝関節疾患のためのピラティス，武田淳也監訳，ガイアブックス，東京，2015）
10) 清野 裕，岩崎真宏，桑原匠司編：その場でできる，簡単エクササイズ 有酸素運動・低負荷運動，糖尿病予防および管理のための栄養と運動－限られた状況下でできること－，日本糖尿病協会 企画委員会監修，ノボノルディスク ファーマ，東京，12-33，2012
11) Bahr R, et al eds：スポーツ外傷・障害ハンドブック，陶山哲夫ほか監訳，医学書院，東京，2015
12) 佐保泰明ほか：2-1．サッカー．平成 25 年度 日本体育協会スポーツ医・科学研究報告 No.I ジュニア期におけるスポーツ外傷・障害予防への取り組み－第1報－，福林 徹班長，日本体育協会，東京，5-14，2014
13) 津田清美ほか：2-2．女子バスケットボール～傷害予防トレーニングの効果の検討～．平成 25 年度 日本体育協会スポーツ医・科学研究報告 No.I ジュニア期におけるスポーツ外傷・障害予防への取り組み－第1報－，福林 徹班長，日本体育協会，東京，15-26，2014
14) 宮崎誠司ほか：2-3．柔道～重症頭頚部外傷～．平成 25 年度 日本体育協会スポーツ医・科学研究報告 No.I ジュニア期におけるスポーツ外傷・障害予防への取り組み－第1報－，福林 徹班長，日本体育協会，東京，27-50，2014
15) 長谷公隆：運動療法で展開される運動学習の戦略．運動学習理論に基づくリハビリテーションの実践，医歯薬出版，東京，34 41，2008
16) Corley-Zopich C, et al：Introduction. Pilates for Children and Adolescents；Manual of Guidelines and Curriculum, Mellor T（ed），Handspring Publishing, Pencaitland, xiii-xviii, 2014
17) Pilates JH, et al：コントロロジーは身体的なフィットネスを取り戻す．Return to Life Through Contrology～リターン・トゥー・ライフ・スルー・コントロロジー～－ピラティスで，本来のあなたを取り戻す！，日本ピラティス研究会訳，武田淳也監訳・編者，現代書林，東京，39-40，2010
18) 武田淳也：『カラダ取説(トリセツ)』とは？－「はじめに」にかえて．カラダ取説，徳間書店，2-4，2013
19) PMA®：Conference Book：8th Annual Meeting of the Pilates Method Alliance. Pilates Method Alliance, 2008
20) 岩堀祐介ほか：投球障害肩－我々の診療のポイントと治療成績－．日整外スポーツ医会誌 35：395，2015
21) 高橋憲正ほか：投球障害肩に対する保存療法の進め方．日整外スポーツ医会誌 35：396，2015
22) Hodges PW, et al：Integrated clinical approach to motor control interventions in low back and pelvic pain. Spinal Control：The Rehabilitation of Back Pain；State of the art and science. Hodges PW, et al（eds），Churchill Livingstone, London, 257, 2013
23) 内藤栄一：イメージトレーニングで動作定着と向上を図ろう．Coaching Clinic（9）：18-21，2016
24) Lee, DG, et al：The Pelvic Girdle：An Integration of Clinical Expertise and Research, 4th ed, Churchill Livingstone, London, 51-53, 2011
25) スポーツ外傷・障害の理学診断・理学療法ガイド，第2版，臨床スポーツ医学編集委員会編，文光堂，東京，2015

PART I　ピラティスとその周辺領域

3 アスレティックトレーナーにとってのピラティス

▶桑原匠司　Shoji Kuwabara

POINT
- ピラティスがアスレティックトレーナーにとってどのように役に立つか理解する．
- アスレティックリハビリテーションでのピラティス（リフォーマー）の活用法を知る．

アスレティックトレーナーの活躍

アスレティックトレーナー（以下AT）の役割とは，傷害・疾病の予防と健康の保護（injury/illness prevention and wellness protection），臨床評価と診断（clinical evaluation and diagnosis），応急処置と救急処置（immediate care and emergency care），治療，リハビリテーション（treatment and rehabilitation），組織的，職業的な健康と福利（organizational and professional health and well-being）などである[1]．ATの資格としては，米国のように準医療資格である国もあれば，日本のように公益財団法人が認定する資格などもある．その基準は世界各国で異なっている．日本では，競技スポーツの現場のみではなく，病院や接骨院，フィットネスジム，パーソナルトレーニング施設，高齢者施設など多岐にわたってATがATとしてもしくはスポーツトレーナーとして活躍している．

アスレティックトレーナーとして

筆者は，組織や個人の障害予防として何が最適なのか，そして早期の競技復帰の方法として何をすれば最良なのかを追求していた中，2006年にRuby博士と出会い，ピラティスを知ることになった．それまでの筆者のピラティスへの認識はグループレッスン形式での習い事のようなものと考えていたが，それは理学療法士でありATであるRuby博士によって間違っていたことに気付かされた．個人の身体動作のクセや静止状態での立位姿勢をまず評価し，それに対してピラティスエクササイズを処方する流れが基本となる．そのピラティスのアプローチによって自発的にアライメントを整え，身体動作のエラーを修正することは早期の競技復帰にも繋がり，そして障害への予防に繋がる．これはアスレティックトレーナーとして多様化する子供から高齢者，機能改善からパフォーマンス向上のニーズに応えられるのではないかと考えた．

ピラティスの臨床

さまざまな慢性的な痛みや違和感，そして機能不全を引き起こすものの原因として姿勢不良やマルアライメントであることが多くみられた．足底筋膜炎，シンスプリント，股関節の機能不全，筋筋膜性腰痛，肩のインピンジメント症候群，慢性の肩こり，など数多くの症状を改善できた．例として胸郭出口症候群を取り上げてみる．

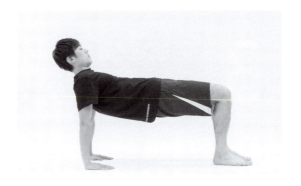

図1 リバースプランクの修正

胸郭出口症候群とピラティスアプローチ

腕神経叢が前斜角筋と中斜角筋の間，鎖骨と第1肋骨の間の肋鎖間隙，小胸筋の肩甲骨烏口突起停止部の後方のいずれかで絞扼されると上肢の痛みやしびれを引き起こす[2, 3]．医師の診断によって運動療法が可能となった場合，筋の緊張緩和により症状が軽減することがある．強いしびれや痛みがあるときは，ピラティスアプローチをする前に対処療法としてのマニュアルセラピーを行い，ムーブメントセラピーが行えるようにする必要がある．そのうえで，ピラティスのアプローチをしていくのであるが，ピラティスアプローチではなく通常の運動療法では短縮している斜角筋群や小胸筋の受動的なストレッチや自動的なストレッチで局所を伸張させる方法などを用いることがある．これで一時的に症状は緩和することがあるが，他の筋バランスが変化していないため，数時間経過すると再び症状が表れることが多い．

図1は「リバースプランクの修正」というピラティスエクササイズである．このエクササイズでは肩甲骨を前傾させる筋である小胸筋を遠心性収縮を用いて伸張させることで肩甲骨を後傾させるように努める．同じく斜角筋群も遠心性収縮で伸張され，肋鎖間を広げながら行っている．エクササイズ中は頭部の位置や肩峰の位置など左右の対称性も考慮しながら行うため，患側でよくマルア

ライメントがみられ，修正の指示が出しやすい．基本的には動きながらピラティスエクササイズを行わせるため，上腕骨や前腕の過剰な内旋や反張肘などの動作のクセを見ることができ，そのまま口頭により修正を行う．

抗重力の働きにより，肩甲骨が外転位や挙上や下制にあったものは理想的なアライメントに位置させ，頭部前方変位したマルアライメントも修正できる．よって，多種目が必要なアプローチに対して，ピラティスは1つの種目で多くの筋バランスを整えることができるため，時間が短縮できる．さらに，動きを習得した後はホームエクササイズとして，メンテナンスのエクササイズとしても活用できる．

アスレティックリハビリテーションとピラティスアプローチ

図2と図3はリフォーマーのジャンプボードというピラティスエクササイズである．バネは約1.3〜9kgの非常に軽度の負荷でスクワットやジャンプが可能である．それ故に，バネの強度であるとシングルレッグでスクワットやジャンプもリハビリテーション早期から可能となる（図4, 5）．さらに，間近で足部が着地する様子を観察することができる．着地の際の膝の使い方，股関節の使

3. アスレティックトレーナーにとってのピラティス

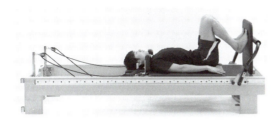

図2 ジャンプボード・セットアップ

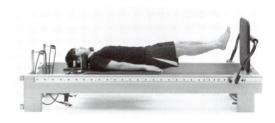

図3 ジャンプボード・ムーブメント

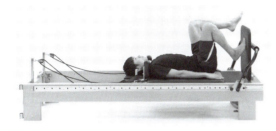

図4 シングルジャンプボード・セットアップ

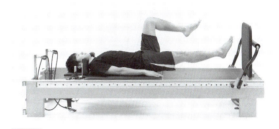

図5 シングルジャンプボード・ムーブメント

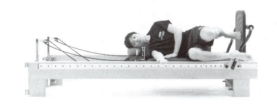

図6 サイドジャンプ

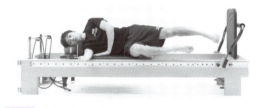

図7 サイドジャンプ

い方やそれらの代償運動が観察できるため，そのまま動きの修正なども行えることや意識させることができる．ATが直面するスポーツ外傷・障害の中で膝の障害は多くみられる．特にACLなどの十字靱帯の術後のリハビリテーションとして，OKCからCKCへ移行する際に急な自体重の負荷を与えないように，いすに座ってのエクササイズや水中でリハビリテーションなどを行う．しかしながら，それらの環境は実際の外傷発生時の環境とは大きくかけ離れたものになったり，受傷機転などを確かめたりするのがとても困難である．例えば，ジャンプからの着地時にニーインなどで膝へ外反力やそれに伴う捻転力によりACLや内側の半月板などの損傷が発生した場合，それが偶然にその時にだけ不幸にもそのような力が働いて損傷したのか，それとも殿筋群の弱化や疲労によるものなのかなどを確かめるのは非常に難しい．図6，7はサイドジャンプというリフォーマーとジャンプボードを利用したピラティスエクササイズである．上側の脚は重力によって下へと引きつけられ，人工的に外反力が生まれ，ジャンプをさせながらその外反力に抗う筋持久力および着地やジャンプ時の股関節，膝関節，そして足関節などの下肢のクセなどを間近で見ることができる．ロ

ングボックスという長方形の箱を使用すれば，仰臥位や伏臥位でのジャンプも見ることができる．このようにピラティスのエクイップメントはATにとって，最良のアスレティックリハビリテーションの器具にもなる．

おわりに

理学療法士はアスレティックトレーニングやコンディショニングを学び，コンディショニングコーチはアスレティックトレーニングや理学療法を学ぶ時代に我々ATは生きている．その中でスポーツ現場での救急救命や処置はATとして他にはない重要な役割であると考えている．しかしながら，スポーツチームやATが必要とされている現場はその数や機会が限られており，折角のアスレティックトレーニングの知識が埋もれていることは，非常に憂うべきことと考える．それを打開するためにはATの社会的地位を向上させる必要があり，ATがこのピラティスメソッドを学び，さまざまな場面で活躍することがそのきっかけになればと心より願っている．

文献

1) Japan Athletic Trainers' Organization (JATO)：NATA/ATCとは．https://www.jato-trainer.org/nata-atcとは-about-nata-atc/（2017年6月閲覧）
2) American Academy of Orthopaedic Surgeons (AAOS)：Thoracic Outlet Syndrome. http://orthoinfo.aaos.org/topic.cfm?topic=a00336（2017年6月閲覧）
3) 日本整形外科学会：胸郭出口症候群．https://www.joa.or.jp/jp/public/sick/condition/thoracic_outlet_syndrome.html（2017年6月閲覧）

写真協力

PHIピラティスMatⅠ&Ⅱ・プロップス
インストラクター　松方裕之

PART I　ピラティスとその周辺領域

4 ピラティスにおける呼吸が体幹機能に与える影響

▶ ラジカスキー万由子　Mayuko Radzikowski

POINT
- 呼吸と体幹機能の関係性を理解する．
- エクササイズの中で呼吸を機能的に使い，目的に応じた呼吸を行うことができる．

呼吸はガス交換だけにあらず

　Joseph Pilates 氏はその著書"Return to Life"の中で『濡れたぞうきんから一滴残らず水分を絞り切るように，汚れた空気のすべての原子を肺から"絞りだす"のだ』[1]と述べている．同書の中では硬いボディブラシを使って体にブラッシングを行い，毛穴からの"呼吸"を促すことにも触れられている．ピラティス氏は全身を隅々までクレンジングし，血液循環を促進するために呼吸を強調していた．呼吸は新鮮な酸素を取り込み全身の循環を促すだけでなく，自律神経への働きかけができ，また体幹機能にもかかわることがわかってきている．本項では呼吸が体幹機能に与える影響について，Marie-José Blom 氏が行っているコアインテリジェンス[2]を参考に紹介していく．

横隔膜の構造

　呼吸の主要な筋肉である横隔膜は胸郭の中に位置し，腹腔と胸腔を分けている（図1）．横隔膜は

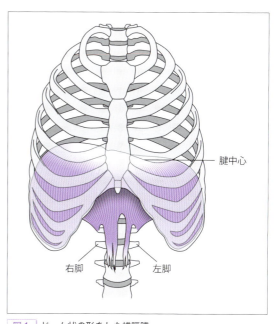

図1　ドーム状の形をした横隔膜

前方よりも後方が下がったドーム型をしており，このドームの頂点の部分に腱中心がある．横隔膜は腱中心から胸骨の剣状突起，第7～12肋骨・肋軟骨の内側へと筋線維の束が放射状に伸びてい

る．この筋肉のドームの後ろ側には横隔膜の脚が左右にあり，第1～4腰椎にわたる内側脚および前縦靱帯へと付着している．

吸気時，横隔膜の筋線維が収縮することにより腱中心は下方へと引かれる．腱中心の下降は，横隔膜の上側からは心膜により，そして横隔膜の下側からは腹部にある内臓の抵抗によって制動されている．腱中心が下がった後は起始と停止が入れ替わり，横隔膜は肋骨の挙上に働く．この横隔膜の動きにより，胸郭の垂直・水平方向の距離が大きくなり胸腔内の圧は低下する．この圧が体の外の圧と比べて陰圧となるため空気が気管から肺へと引き込まれる．胸腔から横隔膜を隔てた下側にある腹腔では，横隔膜が下がることによって圧が高まる．この腹腔内の圧は腹腔内圧（intra-abdominal pressure：IAP）と呼ばれている．この腹腔内圧により，腰椎の部分では身体の内側からサポートが得られる．

体幹の安定性とコントロール

脊椎の安定性や動きに関して，初めて筋肉の位置から機能を指摘したのはLeonardo da Vinciであるとされている[3]．彼は頚椎の中央に近い筋群が分節的な制御を行い，外側に位置する筋群は船のマストを支える張り綱のように作用し，頚部の運動をコントロールするとした．

これに関連し，Bergmark[4]は脊椎周囲の筋群を構造的な観点からローカル筋群とグローバル筋群に分類した．脊柱に近い深部にあるローカル筋群は脊椎の分節間の制御にかかわり，脊柱から離れた位置や体幹のより表層にあるグローバル筋群は粗大な運動にかかわる．多裂筋や腹横筋はローカル筋群であり，最長筋や腹直筋はグローバル筋群の1例である．これらの筋は筋線維の特徴も異なり，ローカル筋群には遅筋線維が，グローバル筋群には速筋線維が多く含まれる．

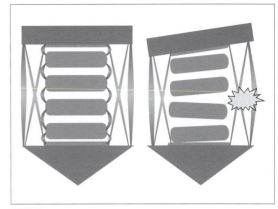

図2　グローバル筋群とローカル筋群

体幹が機能的に働くためには，負荷に応じた最適な安定性を持つことが必要である．ヒトは動的な存在であり，常に動きやゆらぎを伴っている．体幹の安定を考える際，それは無機物の安定と同様には考えることはできず，つまりグローバル筋だけで"固める"ことによって得られる安定性では機能的とはいえない（図2）．筋線維の特徴からも，グローバル筋群は長時間持続した活動には向かないことがいえる．

Panjabiは脊柱の安定性にかかわる要素として受動的システムと能動的システム，そしてコントロールシステムの3つをあげ，これらが互いに協調して働くことによって体幹の安定が得られているとしている[5]．受動的システムとは，骨や関節，靱帯によって得られるフォームクロージャーであり，能動的システムとは，筋肉や腱，筋膜によるフォースクロージャーである．コントロールシステムとは，筋が適切なタイミングで協調して働くためのモーターコントロールであり，脳や神経系が動きの方向や負荷の大きさをモニターし，状況に応じた最適な安定性を供給するように能動的システムに対して指示を出している（図3）[6]．そしてLeらはこの3つの要素に情動面を加え，機能的な統合モデルとしている[7]．

4．ピラティスにおける呼吸が体幹機能に与える影響

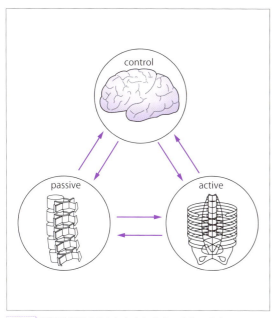

図3　腰椎骨盤帯の安定にかかわる3つのシステム
（文献6より引用）

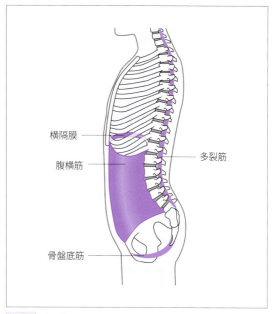

図4　インナーユニット

インナーユニットと腹腔内圧

　骨盤帯の安定性にかかわる筋群をインナーユニットとアウターユニットとして捉えることができる．インナーユニットはローカル筋である腹横筋と多裂筋，横隔膜，骨盤底筋などで構成され（図4），アウターユニットは腰部骨盤帯の前面や後面で斜めに走るラインや縦に走るラインなどのグローバル筋が含まれる[8]．

　Hodgesらは横隔膜を電気的に刺激することによって生じる横隔膜の収縮による腹腔内圧の変化を調べた[9]．この研究では腹筋や背筋の筋活動がなかったにもかかわらず，横隔膜の収縮により腹腔内圧が上昇し，それに伴い体幹伸展トルクの発揮がみられた．また，別の研究では腹腔内圧が高まることによって腰部の剛性が高まることも示されている[10]．

胸腰筋膜との関連

　胸腰筋膜は上肢・体幹からの荷重を下肢へと効率的に伝達する際に重要な構造であるが，インナーユニットの働きにも深くかかわっている．胸腰筋膜は前葉・中葉・後葉の3層からなり，この中葉と後葉は多くの筋とのかかわりがあるために生体力学的な働きを有する．腰椎の棘突起と横突起の間には傍脊柱支帯鞘（paraspinal retinacular sheath：PRS）があり，傍脊柱起立筋のうち最長筋と腸肋筋の腰部線維，そして多裂筋を覆っている[11]．これらの筋肉が収縮し"膨らむ"ことによりPRSは張力を受ける（図5）[12]．これが「水圧増幅メカニズム hydraulic amplifier」の鍵となる．腹横筋は内腹斜筋と共通の腱膜となった後，前後に分かれて前側では中葉となり横突起へ，後ろ側では後葉の深層となり棘突起へ付着する[11]．脊柱起立筋と多裂筋を覆っているPRSは腹横筋からの筋膜に包まれているため，胸腰筋膜を介し

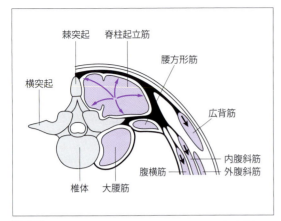

図5 脊柱起立筋が"膨らむ"ことで胸腰筋膜の張力が増す
(文献12より引用)

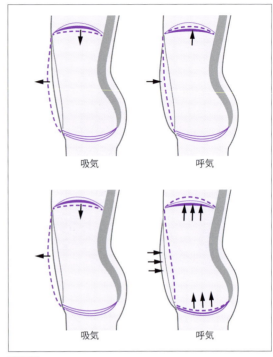

図6 安静時の呼吸（上）とくしゃみ時の呼吸（下）
吸気時には横隔膜の下降と腹壁の前方への動きが起こり，呼気時には反対方向の動きが起こる．くしゃみ時には腹壁・骨盤底筋の強く速い収縮が必要となり横隔膜の動きも大きくなる．
(文献15より引用)

て腰部の安定性を得るためには腹横筋と多裂筋が同時に働く必要がある．骨盤を後傾して腰椎を床へと"インプリント"した状態では腰椎は屈曲位となり，多裂筋は働きにくくなる．この状態では腹横筋も働きにくくなるため外腹斜筋などでの代償が起こりやすい．インナーユニットの活動を回復させるためには骨盤をニュートラルにして行うことが有効である．

呼吸と骨盤底筋の関係

吸気時には横隔膜が求心性収縮をすることで下方へと降り，腹腔内圧が高まる．この時，腹横筋は遠心性収縮をしている[13]．呼気時には反対に腹横筋が求心性収縮をし，横隔膜では遠心性収縮が起こる．腹横筋と多裂筋で作られるシリンダーの底となる骨盤底筋は腹横筋とともに活動し[14]内臓のサポートとして働く．咳やくしゃみなどで腹腔内圧が高まる際には要求に応じて骨盤底筋の活動が起こる（図6）[15]．しかし，仙腸関節の問題を有する人では骨盤底筋の活動が変化することが示されている．正常の活動では骨盤底筋は収縮すると頭側へと上がる．しかし仙腸関節の痛みを有する場合，背臥位における下肢自動伸展挙上

active straight leg raise (ASLR) 課題において骨盤底筋の下方への動きが増加し，横隔膜の動きは減少，腹壁の筋群を固定するような活動がみられた[16]．この活動パターンでは膀胱などの骨盤内臓器が下へと押し下げられるため，尿失禁など排泄機能のコントロール障害につながると考えられている．また，Andersonはピラティスインストラクターの半数近くが骨盤底筋を収縮させる時に頭側へと上げるのではなく尾側へと押し下げるように使っていると指摘している[17]．骨盤底筋を収縮することにより骨盤の安定が得られるはずが，その筋活動が変わってしまうことで腹腔内圧やインナーユニットからの安定が得られず，グローバル筋群でのフォースクロージャーが優位となるケースもある．グローバル筋群によって体幹を"固

定"するように使い続けると関節には圧縮力が加わり続け，関節を磨耗させて痛みなどにもつながってしまう．

フィードフォワードとしてのインナーユニット

インナーユニットを形成する筋群は姿勢筋であるため tonic な活動がみられるが，上肢や下肢の運動に先立って（フィードフォワード）活動が高まることも知られている．これは腹横筋[18]や多裂筋[19]だけでなく，骨盤底筋[20]や横隔膜[21]においても認められており，例えば上肢の運動において三角筋よりも 30 ms 前に横隔膜の活動がみられたと報告されている[21]．このように，準備的な脊椎安定メカニズムに横隔膜などのインナーユニットが関与している．しかし，腰痛や外傷などによりインナーユニットの機能低下が生じる場合がある．このようなケースではピラティスを行うことで筋活動の適切なタイミングを促し，インナーユニットの機能回復を図ることができる．

エクササイズの実際

ここまで見てきたように，機能的な体幹の安定性を得るためにはインナーユニットに加えて体幹の内側からのサポートである腹腔内圧の高まりが必要であり，そのためには横隔膜が適切に動くことができる環境が必要である．ここからは，腹腔内圧が効果的に働くための回復的なエクササイズ，そしてピラティスのエクササイズ時の腹腔内圧の働きをいくつか紹介していく．

◉ スパイナル ウェーブ（図7）

うつ伏せで呼吸時の背骨の動きをチェックする．吸気では仙骨のカウンターニューテーションが起こり，腰椎の前弯が減少する．この動きは波のよ

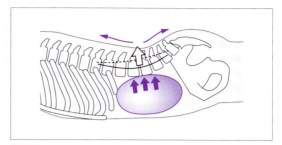

図7　スパイナル ウェーブ

うに胸椎や頚椎へと波及し，脊椎全体が長くなる方向（脊椎のカーブが緩やかになる方向）への動きが起こる．呼吸時の背骨の動きを観察し，どこから動きが起こっているのか，制限されている部分がないかを評価する．

◉ ブリージング イン ザ ウィズ（図8）

脊柱起立筋や肋間筋などの筋肉が硬くなることによって肋骨の可動性は低下し，それにより横隔膜の動きも制限されてしまう．横隔膜の動きを回復させ肋骨の可動性を獲得するために，肋骨の横方向への呼吸を促す．バスタオルを 10 cm ほどの幅にたたみ，肩甲骨下角の下側へと当てる（写真では SmartSpine© を使用している．これは温めることができるため，温熱効果も加わり結合組織のリリースに有効である）．バスタオルが触れているところ（もしくは温かさを感じるところ）へ向かって吸気を行ってもらい，セラピストはその動きに抵抗をかけることによって脊柱起立筋や肋間筋のリリースを行う．

◉ ブリージング イン ザ レングス（図9）

10 cm ほどの幅にたたんだバスタオルを背骨に沿って置く．仙骨底に置いた手で吸気時の仙骨のカウンターニューテーションを促し，反対側の手ではつむじに触れ頭頂方向への脊椎全体のエロンゲーションを促す．呼吸における脊柱の動きを回復すると同時に，仙骨から頭蓋底まで脊椎全体の

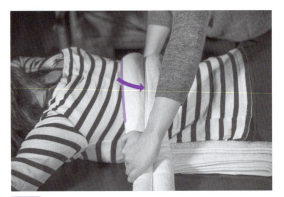

図8 ブリージング イン ザ ウィズ

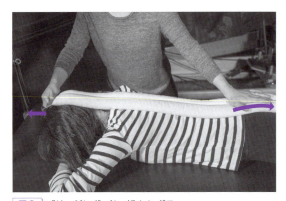

図9 ブリージング イン ザ レングス

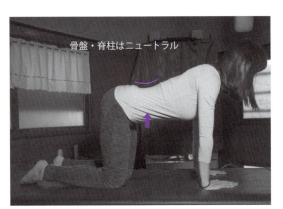

図10 コア アウェイクニング

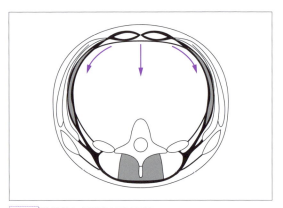

図11 腹横筋と多裂筋の同時収縮
（文献22より引用）

つながりを意識づけることができる．

● コア アウェイクニング（図10）

呼吸時のインナーユニットの活動をチェックする．これは背臥位（膝立て位），側臥位，座位，四つ這い位などの肢位で行える．骨盤をニュートラルポジションにし，ASISの内側の部分で腹横筋をモニターした状態で呼吸を行ってもらう．呼気時に腹横筋が働くと左右のASISの下内側に置いた指の間が側方へとピンと張りフラットになるのが感じられる．押し出すような動きがある場合は外腹斜筋が優位であり，腹部が凹む場合は骨盤の後傾を伴っている可能性があるため注意が必要である．また，腹横筋と多裂筋のかかわり（図11)[22]から，多裂筋と腹横筋を同時に促通することで活動が得られやすい．四つ這い位での呼吸では吸気時の腹部のホールドパターンや，呼気時の骨盤後傾などグローバル筋群のパターンの観察も行いやすい．インナーユニットの筋肉はローカル筋群であり，粗大な運動は起こらないことに注意したい．

エクササイズでの腹腔内圧の利用

ピラティスのエクササイズでは軸方向への伸張や遠心性収縮にフォーカスをしたものが多い．吸気時に働く腹腔内圧によって背骨の軸方向への伸張を高めることができる．これを意識しながらワー

4. ピラティスにおける呼吸が体幹機能に与える影響

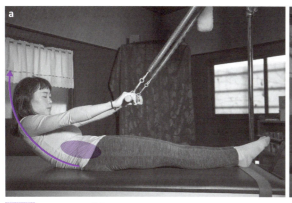
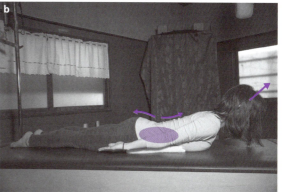

図12 エクササイズ例
a：ロールダウン，b：ベーシック バック エクステンション（アロー）

クをしていくことで，体幹部がつぶれたり圧縮されたりするような動きではなく，脊椎全体を長くしなやかに使うことができる．

● ロールダウン（図12a）

ロールダウンを始める前に吸気を行い，仙骨のカウンターニューテーションを促す．その後の呼気で骨盤の後傾を始める．仙骨から腰椎へと順に分節的に動かしながらロールダウンをしていく．脊椎全体の張りを保つことを意識し，脊椎の前面が短くならないように注意する．ロールアップをする前には吸気を行い腹腔内圧による軸方向の長さ（オポジショナルレングス）を得る．

● ベーシック バック エクステンション（アロー）（図12b）

腰椎の過度な前弯を防ぐため，動き始める前の吸気にて腹腔内圧からのサポートを得る．脊椎全体の長さを保ったまま呼気を使って上がる．腹横筋の活動のためには多裂筋が必要であることから，腰部の問題がある人には早い段階でこのエクササイズを実施することを推奨する．その際はswanのような大きな体幹伸展の運動ではなく，股関節からの体幹伸展を行う．脊柱が"矢"のように伸びていくことをイメージしてこの名前がついている．

おわりに

呼吸の主要筋である横隔膜を通じて体幹機能を見てきた．吸気時には腹腔内圧により，そして呼気時には腹横筋などのインナーユニットの筋活動により体幹の安定性が得られる．この恩恵を受けるためには横隔膜の動きが重要であり，腹部をへこませ続けたり骨盤底筋を締め続けたりしていては横隔膜は適切に働くことができなくなり，呼吸機能のみならず筋骨格系や内臓，自律神経系にも影響が及ぶ．しかし，呼吸が深くなれば胸郭を構成する胸骨や肋骨，胸椎間の動きも高まり，仙骨の動きによって骨盤から心臓への静脈還流も促される．呼吸がより良くできるようになれば，姿勢の改善にもつながり，深い呼吸を行えば内臓の動きも促される．呼吸は自律神経系や精神的な面へのかかわりも深いとされている．

Blom氏はワークアウトの前にワークインを行い，身体の深い部分から組織立てをしたうえでエクササイズを行うことの重要性を強調している．ピラティスの本質はコントロロジーである．気づきを持ちながらワークをすることで筋活動の適切なタイミングを促し，モーターコントロールに働きかけをすることができる．本項が機能的な体幹能力を回復するための一助となれば幸いである．

文 献

1) Pilates JH：血液循環で体の大掃除．コントロロジー CONTROLOGY ピラティス・メソッドの原点，川名昌代訳，万来舎，東京，77-84，2009
2) Blom MJ：Core Intelligence：An LBDC Pilates Professional Prerequisite & Core Principles Course, 2014
3) Crisco JJ III, et al：The intersegmental and multisegmental muscles of the lumbar spine. A biomechanical model comparing lateral stabilizing potential. Spine (Phila Pa 1976) 16：793-799, 1991
4) Bergmark A：5. The local and the global systems. Stability of the lumbar spine. Acta Orthop Scand 60 (suppl 230)：20-24, 1989
5) Panjabi MM：The stabilizing system of the spine. Part I. Function, dysfunction, adaptation, and enhancement. J Spinal Disord 5：383-389, 1992
6) Hodges PW：2. Lumbopelvic stability：a functional model of the biomechanics and motor control. Therapeutic Exercise for Lumbopelvic Stabilization, 2nd ed, Richardson C, et al eds, Churchill Livingstone, London, 13-28, 2004
7) Lee D, et al：第4章 機能的な腰椎骨盤股関節複合体．骨盤帯，原著第4版，石井美和子訳，今村安秀監修，医歯薬出版，東京，45-86, 2013
8) Lee D：第5章 腰―骨盤帯―股関節領域のバイオメカニクス．ペルビック・アプローチ，丸山仁司監訳，医道の日本社，神奈川，39-65, 2001
9) Hodges PW, et al：In vivo measurement of the effect of intra-abdominal pressure on the human spine. J Biomech 34：347-353, 2001
10) Hodges PW, et al：Intra-abdominal pressure increases stiffness of the lumbar spine. J Biomech 38：1873-1880, 2005
11) Willard FH, et al：The thoracolumbar fascia：anatomy, function and clinical considerations. J Anat 221：507-536, 2012
12) DeRosa C, et al：2. Anatomical linkages and muscle slings of the lumbopelvic region. Movement, Stability & Lumbopelvic Pain, 2nd ed, Vleeming A, et al eds, Churchill Livingstone, London, 47-63, 2007
13) Hodges PW：3. Abdominal mechanism and support of the lumber spine and pelvis. Therapeutic Exercise for Lumbopelvic Stabilization, 2nd ed, Richardson C, et al eds, Churchill Livingstone, London, 31-58, 2004
14) Neumann P, et al：Pelvic floor and abdominal muscle interaction：EMG activity and intra-abdominal pressure. Int Urogynecol J Pelvic Floor Dysfunct 13：125-132, 2002
15) Sapsford R：Rehabilitation of pelvic floor muscles utilizing trunk stabilization. Manual Therapy 9：3-12, 2004
16) O'Sullivan PB, et al：Altered motor control strategies in subjects with sacroiliac joint pain during the active straight-leg-raise test. Spine (Phila Pa 1976) 27：E1-8, 2002
17) Anderson B：Special 1502：Brent Anderson Pelvic Floor. https://www.pilatesanytime.com/workshop-view/1502/video/Pilates-Brent-Anderson-Pelvic-Floor-by-Brent-Anderson, Pilates Anytime (2017年3月閲覧)
18) Hodges PW, et al：Relationship between limb movement speed and associated contraction of the trunk muscles. Ergonomics 40：1220-1230, 1997
19) Hodges PW, et al：Contraction of the abdominal muscles associated with movement of the lower limb. Phys Ther 77：132-142, 1997
20) Hodges PW, et al：Postural and respiratory functions of the pelvic floor muscles. Neurourol Urodyn 26：362-371, 2007
21) Hodges PW, et al：Contraction of the human diaphragm during rapid postural adjustments. J Physiol 505 (Pt 2)：539-548, 1997
22) Richardson C, et al：5. Stiffness of the lumbopelvic region for load transfer. Therapeutic Exercise for Lumbopelvic Stabilization, 2nd ed, Richardson C, et al eds, Churchill Livingstone, London, 77-92, 2004

写真協力

河合由季

PART I　ピラティスとその周辺領域

5 モーターコントロールの観点から捉える運動療法としてのピラティス

▶田沢　優　Yutaka Tazawa　▶中澤公孝　Kimitaka Nakazawa

POINT
- モーターコントロールという概念を理解する.
- 運動学習と脳神経系の関連性についての知識を深める.
- 運動学習のメカニズムを頚椎アライメントの修正を例に学ぶ.

コントロロジーと運動学習

　Joseph H. Pilates は，著書「Return to Life」（1945）において「コントロロジーを通じて，まずは意識的に自身の身体を完全にコントロールすることを覚え，エクササイズを適切に反復することで，意識下での自然なリズムと協調性を徐々に着実に獲得する」と記した[1]．この記述が，Fitts と Posner が 1967 年に提示した運動学習における 3 段階モデル（図 1）[2]に合致する部分が多いことは，非常に興味深い．運動学習は，目的となる運動スキルを獲得することで得られる成果を認知し（認知段階），感覚フィードバックに基づいた反復による初期学習を経て（連合段階），最終的には無意識でも運動を正確に遂行できるようになることで完結する（自動段階）[3]．

モーターコントロールという概念

　そもそもモーターコントロールという概念は，神経科学，計算科学，心理学の 3 分野の研究に

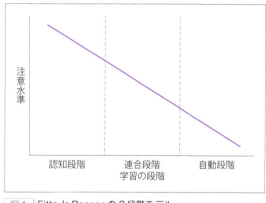

図1　Fitts と Posner の 3 段階モデル
（文献 2 より引用，筆者訳）

おける集合体であり，多角的な観点から研究された結果が臨床やリハビリテーションに応用されている（図 2）[4]．

　運動制御系は，脊髄，脳幹および大脳皮質運動野の 3 段階の中枢神経系によって構成される（図 3）[5]．脊髄運動ニューロンから筋にかけての経路は最終共通路と呼ばれ，すべての身体活動は脊髄運動ニューロンからの活動電位を受け，筋が収縮することによって生ずる．また脊髄の介在ニュー

33

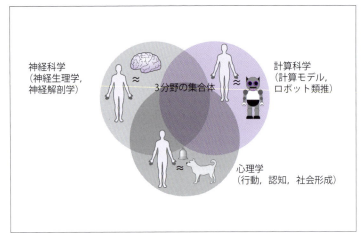

図2 モーターコントロールの研究範囲
3分野の集合体が臨床やリハビリテーションに応用されている
（文献4より引用，筆者訳）

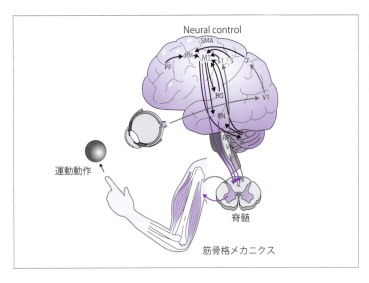

図3 モーターコントロールにかかわる神経機構
SMA：補足運動野，PF：前頭前野，dPM：背側運動前野，M1：一次運動野，S1：一次感覚野，5：頭頂葉，7：後頭葉，V1：一次視覚野，BG：大脳基底核，RN：赤核，RF：網様体，VN：前庭核，C：小脳
（文献5より引用，筆者訳）

ロンは，皮膚・筋肉・関節からの感覚フィードバックと上位中枢からの下行路を統合する．脳幹は視覚との前庭系の情報と体性感覚情報を統合し，姿勢保持に重要な役割を果たす．大脳皮質においては，運動前野と補足運動野は運動計画や視覚からのフィードバックを受け，これらの情報を一次運動野が運動指令として出力する．これらの中枢神経系に種々のフィードバック，あるいはフィードフォワード制御系および適応制御系が組み込まれることによって，感覚情報を統合しながら複雑な運動を制御することが可能となる[6]．

「運動が上達する」ということは，運動学習を通じて最小限のコストで最大限のパフォーマンスを発揮できるように向上することであり，フィードバック制御とフィードフォワード制御が関与していると考えられている[7]．フィードバック制御では，計画した運動と実際の運動のズレの情報を使って制御している．しかし，体性感覚や視覚のフィードバックでは，数10mm秒から100mm秒程度の神経伝達の遅れが生じるため，遅くて単純な運動にしか対応できず，素早い動作を行う際に対応できない．一方，フィードフォワード制御

図4 最適フィードバック制御理論
（文献8より引用，筆者訳）

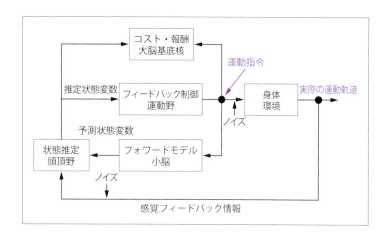

は，計画した運動が実行されるように，過去の経験を使って予測的に制御する．素早い運動を実現するためには，フィードバックに頼らずに，あらかじめ軌道を計算して，それに見合った運動指令を筋骨格系に出力している（図4）[8]．

運動学習にかかわる神経機構

Doya[9]は運動学習戦略と脳機能の関連について以下のように整理した．大脳基底核回路は中脳の黒質ドーパミン細胞から送られる報酬信号を基にした「強化学習」としての役割を果たし，小脳回路は下オリーブ核から登上線維によって送られる誤差信号を基にした「教師あり学習」としての役割を果たし，3つめの大脳皮質は記憶・身体イメージや注意・ワーキングメモリーに関連した「教師なし学習」としての役割を果たしている（図5）[9]．本項では大脳基底核回路と小脳回路ついて解説する．

大脳基底核回路は，大脳皮質から出力されるさまざまな指令を整理し，行動に必要な運動を機能的に選択する役割を果たしており，運動を遂行するうえでの順序や運動の組み合わせを制御している．強化学習において大きな役割を果たしているのが，ドーパミン神経細胞である．Schultzは，ドーパミン神経細胞が「行動を起こす際に得られる期待される報酬の量」と「行動をとった結果，実際に得られた報酬の量」の誤差に応じて興奮することを明らかにした[10]（図6）[11]．これらの神経回路は，クライアントが運動練習を継続するためのモチベーションの関与する経路である．通常，運動学習初期は，行動選択に対する最初の報酬が予測できないため，報酬効果が最大となる．

メモ

ピラティスへの応用

ピラティスや運動に対するクライアントのモチベーション維持のためには，指導者が適切なレベルの運動課題・難度・強度を設定する必要がある．また，学習中期から後期にかけては，練習の繰り返しにより，報酬予測誤差が減少し，クライアントの意欲が低下するリスクが高まる．したがって，中長期的な運動学習を促進させるためにも，指導者は新しい運動課題・難度・強度を提案していくことが必要になる[11]．

小脳は，大脳皮質と連関して，運動制御や高次脳機能の円滑な遂行に大きな役割を果たしている（大脳小脳連関）（図7）[12]．ある運動指令が最初に大脳運動野で作られ，脊髄を通じて筋肉に送ら

PART I　ピラティスとその周辺領域

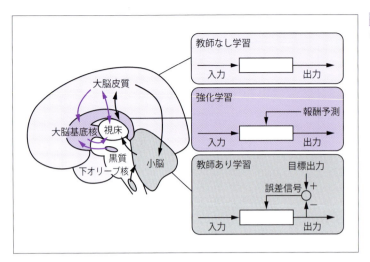

図5　3つの運動制御機構
（文献9より引用，筆者訳）

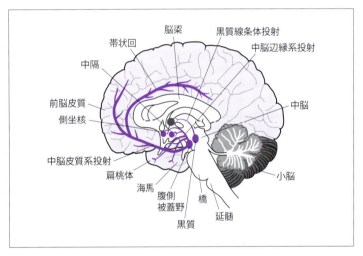

図6　ドーパミン作動系ループ
（文献10より引用）

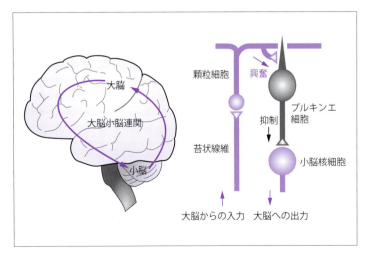

図7　大脳小脳連関と入出力関係
（文献12より引用）

れると同時に，運動指令のコピーが小脳に送られる．小脳は運動指令に基づいて次の瞬間の身体の状態を実際に身体が動くよりも前に予想し，小脳核を通してその予想結果を送り返す．大脳皮質はその予想情報をもとに，さらに次の瞬間の運動指令を生成する．実行した動作が適切ではなく誤っていた場合，運動の誤差情報を伝えている下オリーブ核・登上線維からのシナプス入力により，誤動作に関与していた平行線維からのシナプス入力を長期抑圧することによって修正し，学習を進めていくと推定されている[12]．これらの学習過程によって，小脳において運動記憶である内部モデルが形成される[13]．Imamizuらは，内部モデルと誤差情報の活動量の変化の推移をfMRIの研究によって解析した結果，運動学習に伴って小脳の活動は減弱化されるものの，一定のレベルではその活動が維持されることを報告した（図8）[14]．Kimらの研究においては，超短期的な運動記憶は前頭前野や頭頂葉の広範囲の領域，短期的の運動記憶は頭頂葉の領域，長期の運動記憶においては小脳が関与していることを可視化した．小脳は学習初期においては適切な運動指令である内部モデルを構築する役割を果たしているが，学習後期においては速く滑らかな運動制御に寄与していることが示唆されている[15, 16]．

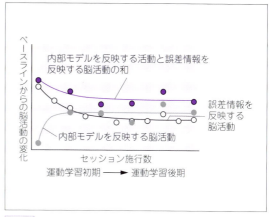

図8 小脳における内部モデルと誤差情報の活動量の変化の推移（fMRI実験）
（文献14より引用改変）

運動制御・運動学習とフィードバック

スポーツ選手には，生体力学的に反復的な負荷が骨や関節にかかることで起きる障害や，強い外力が加わった結果引き起こされる外傷，誤った運動パターンを獲得した結果の不調など，多様な内的環境の変化が起きうる．近年実施されているピラティスにおけるリハビリテーション・リコンディショニングは，機能障害または機能低下により低下した動きの質を修正・再獲得するものである．そのためには新たなる運動スキルを獲得させるための運動学習が必要である．

フィードバックとは，運動スキルを獲得するうえで必要な感覚情報そのものであり，クライアント自身の視覚や深部感覚などを通じて入力される内在的フィードバックと，課題におけるパフォーマンスやその結果から外部から教示される外在的フィードバックがある（図9）[3]．この2つのフィードバックにより，クライアントはエラーを認知し，修正を繰り返し，適切な運動パターンを獲得していく．クライアント自身が内在的フィードバックを適切に処理できず，エラー情報を認識していない場合には，指導者はそのエラーを評価し，外在的フィードバックを用いてそれを顕在化する．また，フィードバックの量が多すぎる場合，運動学習初期においてはフィードバックに依存する構造を生み，運動学習後期においては注意量の増加により自動化が進まない可能性がある．そのため，指導者は適切なタイミングで，適切な量を外在的にフィードバックすることで，クライアントの運動学習を促進させる必要がある[17]．

次項において，指導者がどのように運動制御を捉え，頚椎の代償動作を例に，どのようにピラティスエクササイズに落とし込むかについて解説

PART I　ピラティスとその周辺領域

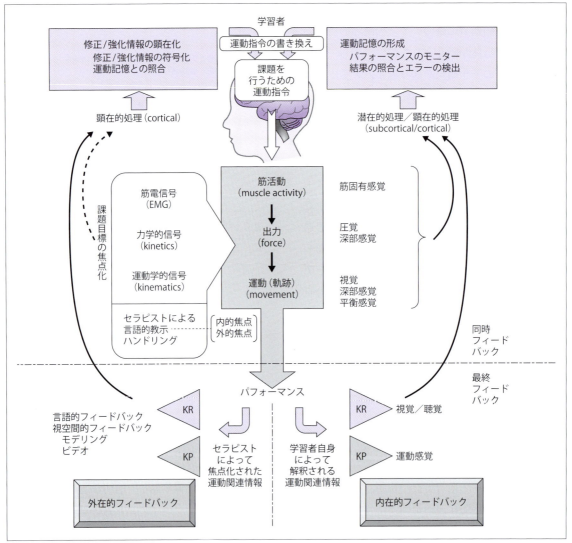

図9 内在的フィードバックと外在的フィードバック
KR: knowledge of results, KP: knowledge of performance
（文献3より引用）

する.

運動制御とピラティス―頸椎アライメントの修正を例に―

スポーツ選手にとって，頭部のコントロールは非常に重要であるとともに制御が難しい部位でもある．成人の頭部の重さは平均で5〜6kgである．

頭部は頸椎によって支えられているが，頸椎全体の屈曲角度が45°の場合は22kg，60°の場合は27kgの負荷がかかるといわれている（図10）[18]．仮に頭部が前方に変位しているダンサーがスピン動作を繰り返した場合，重心軸が遠くなることで，スピードが落ちたり，慢性的な疲労感や頸部痛を引き起こしたりするリスクが高まる．

頸部のアライメントが理想的であれば，最小限

5．モーターコントロールの観点から捉える運動療法としてのピラティス

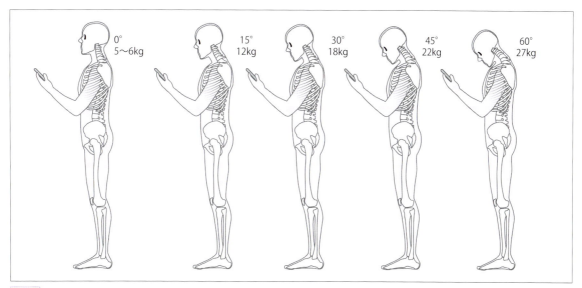

図10 頚椎の屈曲角度と負荷の関係
（文献18より引用改変）

の筋出力によって頭部の位置を保つことができる（図11a）．一方，頭部前方変位を呈すると頚部伸筋群の過活動を引き起こし，深部頚部屈筋群は弱化する（図11b）．また，頭部前方変位からの頚椎の回旋は，回旋可動域が低下するのに加え，頚椎椎間関節に対する圧縮力が増大する[18]．

アスリートの多くは幼少期からクランチエクササイズを行っているが，エクササイズ中の頚椎のアライメントについてまで指導は受けているケースは非常に少ない．そのため，マットピラティスにおけるカールアップを初めて指導する際，頚椎伸展パターン（図12a），頭部前方変位パターン（図12b）のような代償動作を伴うケースが散見される．静的アライメントに目立った不良がみられないアスリートであっても，回数を目的化したクランチエクササイズの反復により，頚椎に負担のかけやすい動作の内部モデルを脳内に作り上げている可能性がある．

ピラティスにおける運動療法においては，頚椎のアライメント評価を動きの中で行い，修正することが可能である．例えば，プッシュルーのエクササイズにおいて頭部前方変位と上部頚椎の屈曲が大きいクライアントは，深部頚部屈筋群に比べて胸鎖乳突筋や前・中斜角筋のような頚椎外来屈筋群による働きが大きくなり，下部頚椎は伸展したまま前方並進を伴う運動パターンを習得している可能性がある（図13b）．一方，上部頚椎の伸展が強いクライアントは，プッシュスルー・バーを上に持ち上げ肩甲骨が上方回旋するとともに，肩甲骨の下方回旋筋である肩甲挙筋が他動的に伸張されていることが考えられる（図13c）．動きの中で頚椎のニュートラルな位置や角度を保ちながらエクササイズを続けることで，筋バランスを整えながら，正しい運動パターンの内部モデルを作り上げていくことが可能である（図13a）．代償動作が顕著に出ている場合，運動初期の認知段階であるため，指導者の外在的フィードバックは，言語的フィードバック（バーバル・キュー）だけではなく視覚的フィードバック（ビジュアル・キュー）を用いることも有効である．プッシュスルー・バーを前に出す動きでは，頭部の重心がかなり前に移動する動作のため，下部頚椎から屈曲

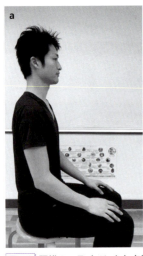 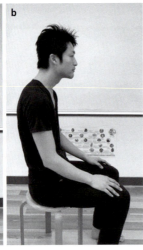 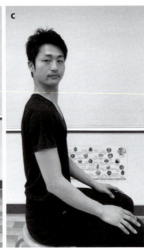 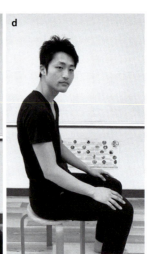

図11 頚椎のアライメントと座位での回旋動作
a：正常な頚椎のアライメント（頚椎上部・下部ともに軽度伸展位）
b：頭部前方変位＋胸椎後弯（頚椎上部過伸展・下部前方並進）
c：aからの頚椎回旋
d：bからの頚椎回旋

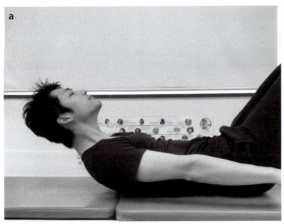 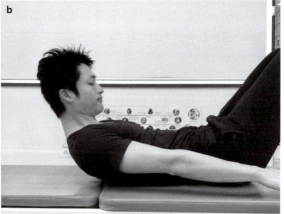

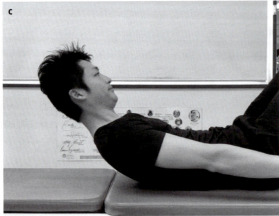

図12 カールアップにおける頚椎の正常パターンと代償動作
a：頚椎伸展パターン
b：頭部前方変位パターン
c：正しいカールアップ

5．モーターコントロールの観点から捉える運動療法としてのピラティス

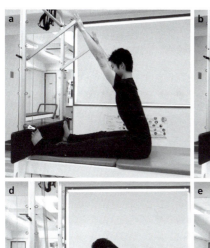
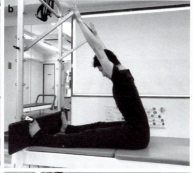
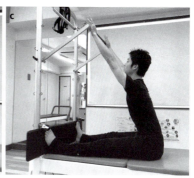
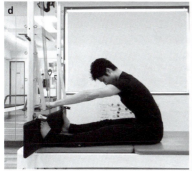
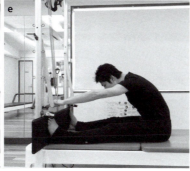

図13 プッシュスルー（タワー）における頚椎の正常パターンと代償動作
a：正常パターン
b：上部頚椎屈曲パターン
c：上部頚椎伸展パターン
d：正常パターン
e：上部頚椎屈曲パターン

し，頭が前に落ちるクライアントが非常に多い（図13e）．このようなクライアントには，下部頚椎の伸展を抑え，深部頚部屈筋群を働かせる制御パターンを獲得させることで，動作時における頚椎への負荷を減らす運動パターンを獲得していく（図13d）．

頚椎の正しい運動制御の指導は，マットピラティスにおいても可能である．サービカルノッドは，頚部後方中央部が伸張され，頚椎の深部頚部屈筋群の筋動員を増加させるエクササイズである[19]（図14a）．また，フォームローラー上でサービカルノッドを行うことで，頭部や脊柱の椎骨からのフィードバックを得られ，より頚椎の分節的な動作が感じやすい（図14b）．フォームローラー上でリブケージアームズをすると，肩甲骨の上方回旋に伴い肩甲挙筋が伸張されることで，頚椎が伸展しやすくなる（図14c）．天井と顔面を平行にした状態をキープし，頚椎のアライメントを維持したまま肩関節の屈曲動作を行うことで，適切な筋の長さと運動パターンの学習になる．スパインコレクターを用いたストレッチwithバーでは，頭部の位置を重心位置より後方に移動させ，上肢挙上により肩甲骨の上方回旋を引き出すことで，深部頚部屈筋群を強烈に働かせないと頭部の伸展が起きてしまう状況を作り出す（図15）．

深部頚部屈筋群の運動制御の学習が進んだ後に，頚椎屈曲外来筋群や腹筋群との協調性を高めるエクササイズを行うことで，頚椎の椎間関節に対する過度な負荷を軽減し，腹筋群の強化を適切に行うことが可能となる．タワーにおいて，ロール

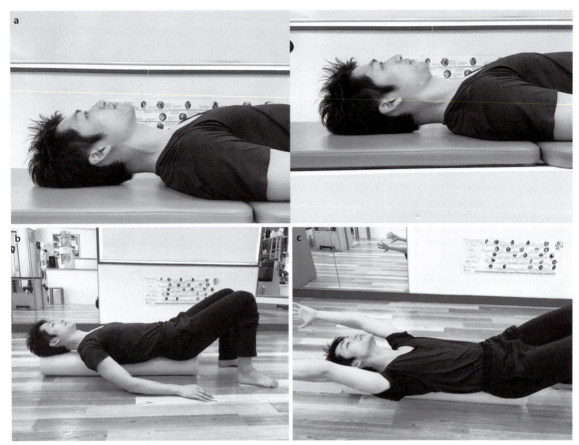

図14 マットピラティスにおける深部頚部屈筋群エクササイズ
a：サービカルノッド on マット
b：サービカルノッド on ローラー
c：リブケージアームズ on ローラー（代償例）

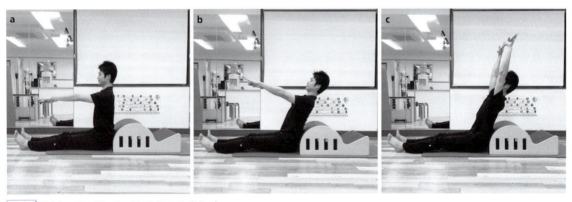

図15 ストレッチ with バー（スパインコレクター）
a：バーを持ち，スパインコレクターに尾骨が触れるように長座位をとる
b：スパインコレクターに沿うように，体幹部を後方に傾ける
c：肘を伸ばし，頭や肋骨が前に出てこないようにコントロールしながら，両腕をあげる

5．モーターコントロールの観点から捉える運動療法としてのピラティス

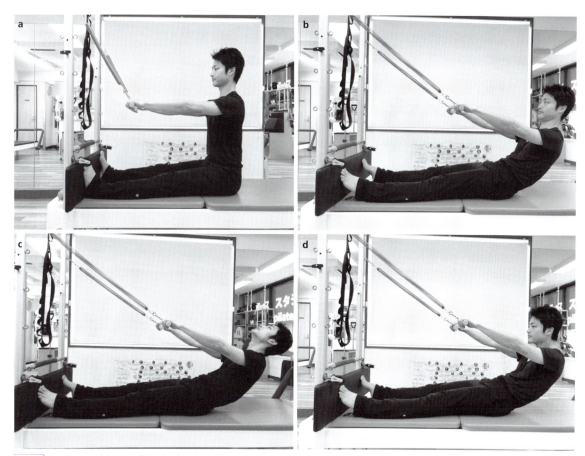

図16 ロールアップ（ロールダウン）with タワー
a：スタートポジション
b：正常な頸椎パターン
c：頸椎伸展パターン
d：頸椎屈曲パターン

アップまたはロールダウンの際に，今までのエクササイズと同様に，頸椎の屈曲や伸展の代償動作が認められる（図16c，d）．運動学習初期では，脊柱の動き出しと同時に頭部の代償動作がみられるが，運動学習が進んでいくに従って代償動作が小さくなると同時に，代償動作の出る時間が短くなり，最終的には代償動作がみられなくなる．マットエクササイズでは，ピラティスリングを用いたカールアップを実施することで，頭部の位置を調整することが可能である（図17）．

おわりに

以上のように，さまざまなマシンや小道具を使用し，他の部位と比較して難易度の高い頸椎の運動パターンの修正が可能である．本項では頸椎の屈曲・伸展運動における代償動作の修正を中心に解説をしたが，もちろん回旋や側屈運動における代償動作の修正を促進させるエクササイズも多数存在しており，指導に対する基本の考え方は変わらない．ピラティス指導の質を高めるためには，自身が指導しているピラティスエクササイズの効果や目的を明確に知り，効果的なフィードバック

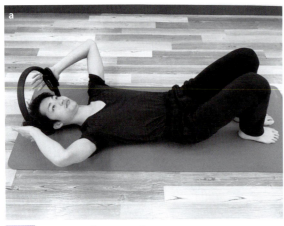
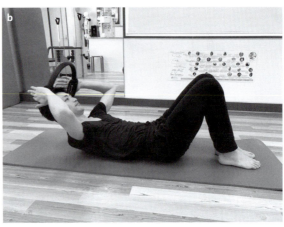

図17 カールアップ with リング
a：リングを頭の下に置き，膝を曲げた状態で仰臥位をとる
b：後頭部でリングを押し，リングで後頭部を押すように調整しながら，カールアップを行う

を指導者側が呈示することが必要である．そのためには筋骨格系における機能解剖だけでなく，運動学習や運動制御，その背景にある神経機構について学ぶことも非常に重要である．

文献

1) Pilates JH, et al：Contrology Restores Physical Fitness. Return to Life, Pilates Method Alliance, Miami, FL, 18-20, 2012
2) Fitts PM, et al：Human Performance, Brooks/Cole Pub. Co., Belmont, CA, 1967
3) Shumway-Cook A, et al：運動学習の理論．モーターコントロール，原著第4版，田中　繁ほか監訳，医歯薬出版，東京，28-35，2013
4) Sternad D et al：Carrot or stick in motor learning. Nature Neuroscience 18：480-481, 2015
5) Scott SH：Optimal feedback control and the neural basis of volitional motor control. Nature Reviews Neuroscience 5：532-546, 2004
6) 中澤公孝：歩行ニューロリハビリテーションの基礎．歩行のニューロリハビリテーション，杏林書院，東京，53-97，2010
7) Yarrow K, et al：Inside the brain of an elite athlete：the neural processes that support high achievement in sports. Nature Reviews Neuroscience 10：585-596, 2009
8) Shadmehr R, et al：A computational neuroanatomy for motor control. Experimental Brain Research 185：359-381, 2008
9) Doya K：Complementary roles of basal ganglia and cerebellum in learning and motor control. Curr Opin Neurobiol 10：732-739, 2000
10) Schultz W：Behavioral dopamine signals. Trends Neurosci 30：203-210, 2007
11) 森岡　周：運動学習の神経メカニズムとそのストラテジー．リハビリテーションのための脳・神経科学入門，改訂第2版，協同医書出版社，東京，127-164，2016
12) Ishikawa T, et al：Releasing dentate nucleus cells from Purkinje cell inhibition generates output from the cerebrocerebellum. PLoS One 9：e108774, 2014
13) Kawato M：Internal models for motor control and trajectory planning. Curr Opin Neurobiol 9：718-727, 1999
14) Imamizu H, et al：Human cerebellar activity reflecting an acquired internal model of a new tool. Nature 403：192-195, 2000
15) Kim S, et al：Neural substrates related to motor memory with multiple timescales in sensorimotor adaptation. PLoS Biol 13：e1002312, 2015
16) Kim Sほか：短期と長期の運動記憶の画像化に成功　早く学んですぐ忘れる・ゆっくり学んで長く記憶　その違いはどこに？．http://www.u-tokyo.ac.jp/content/400036950.pdf．東京大学（2017年5月閲覧）
17) 長谷公隆：運動学習を支える神経機構．運動学習理論に基づくリハビリテーションの実践，第2版，長谷公隆編，医歯薬出版，東京，32-50，2016
18) Hansraj KK：Assessment of stresses in the cervical spine caused by posture and position of the head. Surg Technol Int 25：277-279, 2014
19) Falla D, et al：An electromyographic analysis of the deep cervical flexor muscles in performance of craniocervical flexion. Phys Ther 83：899-906, 2003

写真協力

ピラティススタジオB&B
野崎　直

PART II

部位別・疾患別
ピラティスの進め方

PART II　部位別・疾患別ピラティスの進め方

1 肩・肘関節

▶ 桑原 匠司　Shouji Kuwabara

POINT
- 肩・肘の基本的な機能解剖を理解する．
- 肩・肘で起こりやすいスポーツ傷害に対する運動療法としてのピラティスエクササイズを知ることができる．

機能解剖

　上肢においては静止状態での胸椎，肩甲骨，そして上腕骨などアライメント，そして腕の挙上時のそれらのアライメントや機能的な不良がさまざまなスポーツ障害を引き起こす．その代表的な上肢の不良姿勢では，ヤンダ博士が提唱した上位交差症候群があげられる（図1）．後の研究者によってその上位交差症候群に関する筋バランスの状態は個々によってさまざまであることがわかってきている．以下は，さまざまな文献と筆者の臨床経験から肩のスポーツ障害に繋がる上位交差症候群にかかわる筋バランスについて述べる．

◉肩甲骨周辺の筋群

　肩甲骨は肩関節のあらゆる機能に関与している[1]．肩甲骨の機能として知っておくべきことは肩甲骨の動きと肩甲上腕リズム（SHR）である（図2）[2]．広背筋は肩関節の強力な伸展筋であり，内旋筋である．広背筋の硬直は肩関節においての屈曲，外旋，そして外転の可動域を制限する．そし

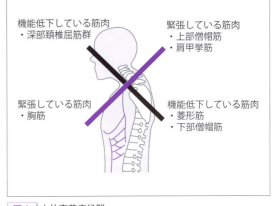

図1　上位交差症候群

て骨盤や腰椎へ弯曲の力を及ぼし，上背部の胸椎においては屈曲を引き起こすこともある（図3）．胸椎後弯は肩甲骨の動きに影響を与える[3]．小胸筋が短縮すると，肩甲骨を前傾させ挙上させる（図4）．小胸筋が短縮すると上肢挙上の際に肩関節内旋のROMが増加し，大胸筋の短縮は肩関節の前方シフトへの力を及ぼし，肩の安定性が阻害される[4]．僧帽筋群と前鋸筋が協動し，肩甲骨の上方回旋が起きる（図5）．僧帽筋群か前鋸筋もしく

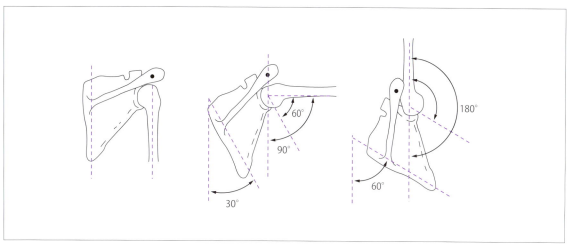

図2 肩甲上腕リズム
(文献2より引用)

はその両方が弱化すると肩甲胸郭関節での上方回旋に影響を及ぼし，肩関節の屈曲もしくは外転の可動域に大きな制限を作る．

メモ

胸椎周りの可動性を向上するだけでも肩甲骨，肩関節の可動域が増大する．

部位に起こりやすい障害・原因

⦿肩・肘で起こるスポーツ傷害

オーバーヘッド動作で良く起こるスポーツ障害は肩峰下インピンジメント症候群，肩腱板筋腱炎，関節不安定症である．肩腱板筋腱炎の原因としては，前方不安定説，後方不安定説，そして前後不安定説などがある[5]．Mellらは，腱板筋損傷は腱板筋の機能を代償するため，肩甲骨の上方回旋のROMが通常角度よりも増え，肩甲上腕リズム(SHR)を乱すことから発生する可能性を示した[6]．SHRのパターンが破綻する上腕骨の挙上時に肩峰下でのインピンジメントを引き起こすことがある．

肩峰下インピンジメント症候群は腱板，上腕二

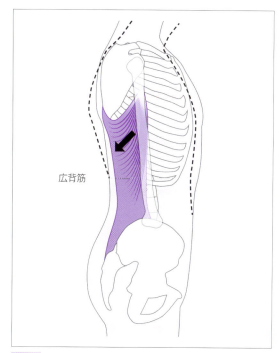

図3 広背筋短縮が原因での胸椎の後弯

頭筋長頭，そして肩峰下滑液包が機械的もしくは機能的に圧迫されることでそれらの軟部組織に炎症や損傷を引き起こすものである．棘上筋の腱は肩関節の外転90°と内旋45°で肩峰に接触し炎

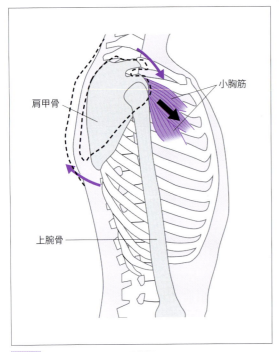

図4　小胸筋短縮での肩甲骨前傾

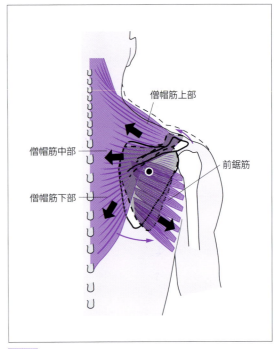

図5　僧帽筋と前鋸筋による上方回旋とその中心点

症のリスクがあるとされていたが[7]，棘上筋と棘下筋の腱はその走行方向から，棘下筋腱もそのリスクがあると考えられている．これは棘上筋のみの損傷では正常な関節運動が維持されるが，棘上筋と棘下筋の複合損傷では肩関節の機能が補われない[8]．このことから，棘上筋のみを考慮した運動療法から強力な外旋である棘下筋も考慮する必要がある．弱化した棘下筋は関節窩への正常な圧迫を損ない，そして肩の不安定性を引き起こす[4]．肩関節の関節内圧は，肩関節の挙上角度が大きくなるにつれて陰圧から陽圧となり，骨頭の求心性は弱くなるため，棘下筋の強い収縮が骨頭の求心性を維持する際にとても重要である[9]．棘上筋の停止部は結節間口を乗り越えて小結節の上前部にまで達していることから，肩関節外旋位では外転作用，内旋位では屈曲と内旋をすることが考えられる[8]．オーバーヘッド動作を含むスポーツ競技の中でも，野球，テニスにて腱板筋損傷が最も多い[10, 11]．

肩関節の不安定症はインピンジメント症候群が関与していることが多く，機能的なインピンジメント症候群に対し，"機能的不安定症"ともいわれる[12]．

オーバーヘッド動作では体幹から運動連鎖によって遠位にエネルギーが伝わる．下肢から体幹へとエネルギー産生が行われ上肢へと伝わる．ところが，胸椎や肩甲帯の柔軟性や中枢のコントロールが正しくなされない場合，肩や肘に負担がかかる．肩の場合は遠心性の収縮が要求され，棘上筋や棘下筋の炎症や損傷に繋がり，肘の場合は反復性の過伸展による肘頭窩周辺の障害の原因となる[13]．

以上のことから，胸椎の柔軟性を向上させ，SHRを健全化し，肩甲帯の静止時または動作中の筋バランスを整えることと，そのコントロールを随意的に行うことができ，そして不随意的に中

枢から運動コントロールがなされることが重要であり，肩峰下インピンジメント症候群，肩板筋損傷，そして肩関節の不安定症候群を防ぎ，もしくはそれらがすでに存在した場合は運動機能回復のための運動療法となる．一つの運動療法として本項ではピラティスの活用法を紹介する．

運動療法としてのピラティスアプローチ

他の運動療法とピラティスの異なる大きな点は上肢に対しても閉運動連鎖（closed-kinetic-chain：CKC）もしくはそれに近い状態で運動を行えることである．上肢の運動療法としても挙上中CKCの方が僧帽筋下部，前鋸筋，そして棘上筋において筋力出力の効果がある[14]．もう一点，ピラティスでの運動指導ではターゲットの筋をしぼらない．運動連鎖に重点を置き，観察し指導していくので，一つのエクササイズを指導しても，クライアントによって負荷や伸張感を感じる部位は異なるが，痛みがなく骨のアライメントが理想どおりであれば続けて指導を行う．

メモ

肩峰下インピンジメント症候群，肩板筋損傷，肩関節の不安定症候群は兆候や症状が発生する前に，胸椎，肩甲骨，肩関節のアライメントや可動域をみることによって予見・予防ができる（と考える）．

メモ

関節の固有受容器を刺激できるCKCによる自動運動は，上肢のリハビリテーションでは種目が少ないか強度が高いものが多い．

▶ 1 スワン（リフォーマー）

目的
- CKCにおける広背筋の遠心性収縮による伸張．広背筋と腹筋群のパワーバランスコントロール．頭部前方変位など，広背筋使用時に起きる代償運動の評価と改善．

キーポイント
- 広背筋が短い場合，第10肋骨が前方へ突出し，腰部を過剰に反らせ剪断力を腰椎に働かせるので，肩関節の屈曲角度を注意する．
- 股関節が過伸展にならないように骨のランドマークで判断する．

メモ
バネの張力によって，全身の伸展の感覚が助長される．

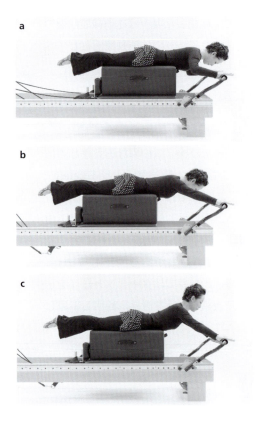

スタートポジション a：坐骨結節幅に膝を開き，矢状面上で膝の中心，大転子の中心，肩の中心，そして乳様突起を一直線上に揃える．ASISの上方に第10肋骨を合わせ，ASISと恥骨結合からなる前方トライアングルは地面と平行にする．バネは1～2本とし，エクササイズがスムーズに行える速さにする．

動作手順 b：手を挙上し，c：脊柱全体の伸展を行う．その後，bからcへと戻り，それを繰り返す．

修正
・手の挙上と引き下げのみ行う．

応用
・片手で行う．
・バネの強度を下げるかすべて外す．

1. 肩・肘関節

▶ 2 ウォッシャーウーマン（チェアー）

🎯 目 的

- 肩関節伸展時の胸椎の屈曲と，肩関節屈曲時の胸椎の伸展を繰り返すことにより，胸椎の可動域増加．胸椎の自動的な屈曲と伸展においての代償運動の評価とその改善．

🔑 キーポイント

- 腰椎の屈曲や伸展の動きを制限するように自動的にコントロールする．

📝 メ モ

胸椎を伸展させる感覚が乏しい人には，このエクササイズを薦める．バネの張力によって胸椎屈曲の感覚が助長される．

📝 メ モ

このエクササイズ後にオーバーヘッドモーションを行ってみると，可動域の向上が感じられる．

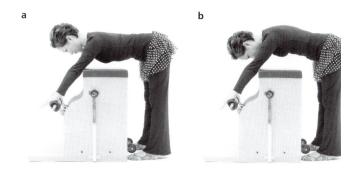

スタートポジション a：立位の理想的な姿勢から股関節を屈曲し，ピラティスチェアーのペダルに両手を添える．両手の間隔は肩幅とする．バネは1～2本とし，エクササイズがスムーズに行える速さにする．

動作手順 b：胸椎を屈曲させる．その際にペダルがバネに引っ張られて上方へ移動する．胸椎の伸展をすることでペダルが下方へ押され，バネが伸張する．

➡ 応用

- 片方の手をペダルの中央へ置き，もう片方の手は水平伸展をし，スキャプションの位置にする．胸椎屈曲時の動きは同じであるが，胸椎の伸展時に水平伸展した方へ胸椎と頸椎を回旋させる．

PART II 部位別・疾患別ピラティスの進め方

▶ 3 ロールインロールアウト（プッシュスルーバー）

🎯 目 的

▶ 脊柱全体の屈曲，伸展，回旋，側屈の柔軟性とコントロール力の向上．理想的な肩甲骨の上方回旋と腕の挙上の評価と改善．

🔑 キーポイント

a：股関節の屈曲は行わない．肩甲帯に代償運動が出ないように注意する．頭が前方へ変位するなどの頭部の代償運動にも注意する．
b：脊柱がどこか1ヵ所で屈曲しないようにコントロールする．
c：脊柱はニュートラルポジションもしくは全体的な伸展を行うが，股関節の屈曲角度に気をつけ，腰椎の後弯が起こらないように注意する．
d：両足の足底がポールより離れないように注意する．

📓 メ モ

このエクササイズを通して，脊柱の屈曲，伸展・回旋動作時の股関節の代償動作の有無が確認できる．

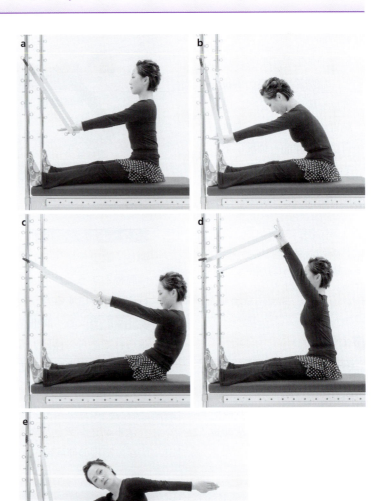

スタートポジション 長座の姿勢で座り，足はバーに足裏を合わせる．プッシュスルーバーに両手を肩幅に置き，脊柱は可能な限りニュートラルにする．バネは1〜2本とし，エクササイズがスムーズに行える速さにする．

動作手順 a：脊柱を全体的に屈曲させながら，前方へプッシュスルーバーを押す．b：aの状態から後方へ脊柱をラウンドさせたまま移動させる．c：bの状態からプッシュスルーバーを

1．肩・肘関節

脊柱を伸展させながら，かつ腕の挙上を行うことで上方へ押し上げる．

◆応用

d：上記のaに加えて，胸椎の回旋を行うため，手は前後へ伸ばすように行う．前方の手は胸椎の回旋を行いやすくするため，回旋方向側のバーに置く(e)．

▶ 4 マーメイド（リフォーマー）

目的

a：肩関節外転と肘屈曲動作での代償運動の評価と改善．
b，c：肩関節の屈曲伸展と脊柱の屈曲伸展回旋側屈時の可動域と代償動作の評価と改善．股関節の内旋と外旋，骨盤の前傾と後傾，脊柱との連動の評価と改善．

キーポイント

- bからcへの移行中，肩関節内旋のクセがあるのを多く見受けるのでそうなったら外旋するように注意する．bからcへの移行中はフットバーを両腕で押しながら行い，cからbへはフットバーを上から押すように両腕で力を加える．

メモ

このエクササイズ直後に投球動作などのオーバーヘッドモーションを行うと，エクササイズの効果をすぐに実感できる．

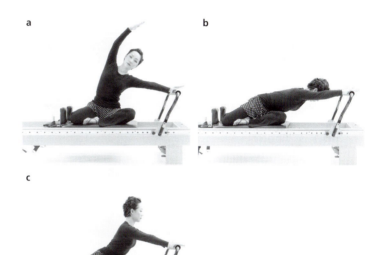

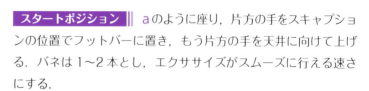

スタートポジション aのように座り，片方の手をスキャプションの位置でフットバーに置き，もう片方の手を天井に向けて上げる．バネは1～2本とし，エクササイズがスムーズに行える速さにする．

動作手順 a：フットバーに置いてある手で肩関節外転と肘関節伸展を行い，キャリッジをフットバーから離す．これを代償運動なしに繰り返す．b：両手をフットバーに置き（肩幅よりも広めに），cのように肩関節を屈曲する．胸部が地面と平行になるところまで下げていく．cの姿勢からbへ移行する際に，肩関節の伸展と脊柱の伸展を行う．その際，胸部が前方の面と平行になるところまで上げていく．

53

◆修正

aの動きのみ行う．

◆応用

cの状態で，肘の屈曲と伸展を数回繰り返す．

文献

1) Kibler WB, et al：Scapular dyskinesis and its relation to shoulder injury. J Am Acad Orthop Surg 20：364-372, 2012
2) Cailliet R：Shoulder Pain, 3rd ed, F.A. Davis Co, Philadelphia, 1991
3) Finley MA, et al：Effect of sitting posture on 3-dimensional scapular kinematics measured by skin-mounted electromagnetic tracking sensors. Arch Phys Med Rehabil 84：563-568, 2003
4) Labriola JE, et al：Stability and instability of the glenohumeral joint：the role of shoulder muscles. J Shoulder Elbow Surg 14 (1 Suppl S)：32S-38S, 2005
5) 田中　稔：上肢のスポーツ障害によくみられる解剖学的問題点．肩と肘のスポーツ傷害，菅谷啓之編，中外医学社，東京，116-117，2012
6) Mell AG, et al：Effect of rotator cuff pathology on shoulder rhythm. J Shoulder Elbow Surg 14 (1 Suppl S)：58S-64S, 2005
7) Graichen H, et al：Subacromial space width changes during abduction and rotation — a 3-D MR imaging study. Surg Radiol Anat 21：59-64, 1999
8) Mochizuki T, et al：Humeral insertion of the supraspinatus and infraspinatus. New anatomical findings regarding the footprint of the rotator cuff. J Bone Joint Surg Am 90：962-969, 2008
9) Hurschler C, et al：The effect of negative intraarticular pressure and rotator cuff force on glenohumeral translation during simulated active elevation. Clin Biomech (Bristol Avon) 15：306-314, 2000
10) McFarland EG, et al：Epidemiology of collegiate baseball injuries. Clin J Sport Med 8：10-13, 1998
11) Dick R, et al：Descriptive epidemiology of collegiate men's baseball injuries：National Collegiate Athletic Association Injury Surveillance System, 1988-1989 through 2003-2004. J Athl Train 42：183-193, 2007
12) Jobe FW, et al：Shoulder pain in the overhand or throwing athlete. The relationship of anterior instability and rotator cuff impingement. Orthop Rev 18：963-975, 1989
13) 藤井康成ほか：上肢のスポーツ障害によくみられる機能的問題点．肩と肘のスポーツ傷害，菅谷啓之編，中外医学社，東京，82-83，2012
14) 齊藤　明ほか：上肢 Closed Kinetic Chain Exercise における肩甲骨周辺筋の筋電図学的検討—Low Row と変法の Low Row との比較—．The 45th Congress of the JPTA in GIFU, 2010

写真協力

PHI Pilates Japan 教育ディレクター
草野亜弥

PART II 部位別・疾患別ピラティスの進め方

2 体幹

▶ 田沢　優　Yutaka Tazawa

POINT
> 体幹の機能解剖と起きやすい障害や原因を理解する．
> 体幹のスポーツ障害に対する運動療法の考え方とピラティスの適応を知る．
> 異なった視点から体幹にアプローチをするピラティス種目とその考え方を学ぶ．

機能解剖

⦿ 脊柱の構造的安定性

　脊柱は椎間板で連結された椎体が形成するが，椎間板は全方向に可動性を保つため，そのままでは極めて不安定である．そのため，上下の椎間突起との間に構成される椎間関節および椎間の靱帯によって安定性が得られている（図1）．例えば，前屈位になると椎間板の圧縮力と棘間靱帯が，伸展位になると椎間関節の最終可動性と前縦・後縦靱帯が，側屈すると椎間関節と椎間板および横突起間の靱帯が，回旋すると椎間関節や椎間の靱帯が，脊椎の構造的安定性の役割を担う[1]．

⦿ 脊柱の機能的安定性

　脊椎の機能的安定性は筋肉が担っており，体幹筋はローカル筋システムとグローバル筋システム，またはインナーユニットとアウターユニットなどに分類される．詳細な説明は「ピラティスにおける呼吸が体幹機能に与える影響」（25頁）を参考にされたい．

部位に起こりやすい障害・原因

　体幹部で痛みを引き起こしやすい部位は，腰背部である．腰痛を引き起こす障害は，椎間板障害，椎間板ヘルニアを代表とする前方要素の障害と，腰椎分離症や脊柱管狭窄症を代表とする後方要素の障害に大別することができる．前者は腰椎の屈曲位，後者は腰椎の伸展位において荷重負荷が増加することで，発生リスクが高まる（図2）[2]．ローカル筋の機能低下によって体幹の不安定性が増加すると，運動時に腰椎の一定の部位に力学的負荷が集中し障害が発生する．

　障害のリスクは，実施している競技によって異なる．例えば，自転車競技は体幹の屈曲姿勢が続くため，椎間板に対する圧縮力がかかる時間が長くなり，腰椎椎間板ヘルニアのリスクが高まる．フィギュアスケートや新体操のような，体幹の大きな伸展角度が要求されるような競技では，高得点を目指して体幹の過伸展動作を繰り返すことで，椎弓や椎間関節に負荷がかかり，腰椎分離症や脊柱管狭窄症を引き起こすリスクが高まる．分離症

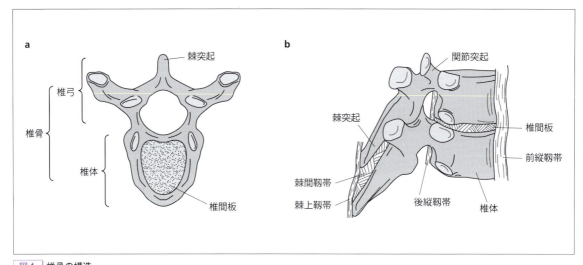

図1 椎骨の構造
a：上から見た椎骨
b：横から見た椎骨

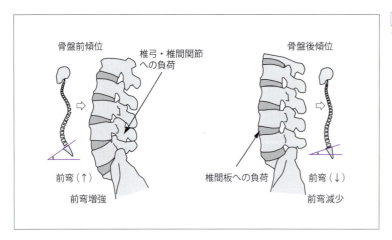

図2 脊柱のアライメントと腰部の障害
（文献2より引用）

は，一般成人には腰痛の原因にはなりにくいとされているが，特に発育期のスポーツ選手では，腰痛の主因になるケースが多い．

また，体幹を回旋する際，股関節や肩甲骨など脊柱以外の関節可動域が低下している場合，その低下した可動域を補塡するため，脊柱を過剰に回旋する代償動作を引き起こす．このようなケースでは，関節可動域の大きい胸椎ではなく関節可動域の小さい腰椎に負荷が集中し，障害を引き起こすことがある．

運動療法としてのピラティスアプローチ

Hodgesらが提唱している腰痛・骨盤痛に対する運動制御のフローチャートは，ピラティス指導において参考になる（図3）[3]．姿勢・動作，筋活動における障害を明らかにし，そのパフォーマンスを口頭や視覚的指示，タクタイルを用いて修正する．その後，完全な機能回復に向けて，少しずつ難易度を上げ，制御・協調性・正確性を高める[3]．ピラティスは，他の運動療法と同様に，慢

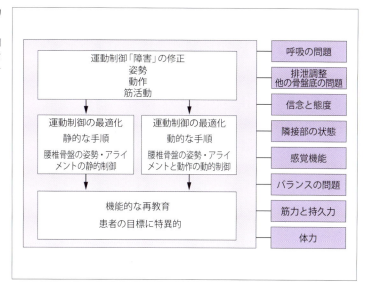

図3 腰痛・骨盤痛に対する運動制御の総合的モデル
左枠は，アプローチの基本的なフロー，右枠は個別対応において考慮すべき補足的要素．上記を考慮したうえで，個々の症例に合わせたアプローチが必要となる．
（文献3より引用）

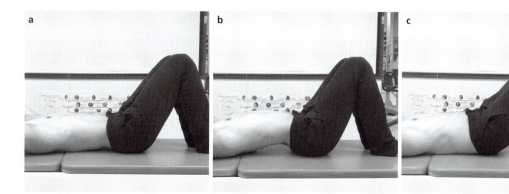

図4 骨盤の中間位
a：中間位，b：伸展位，c：屈曲位

性腰痛に効果的なエクササイズである[4]．同時に，ピラティスにおける静的・動的な運動制御の最適化アプローチは，スポーツ障害の予防の役割も果たす．

リコンディショニングまたは予防の観点から，動作時に痛みが出ないことが大前提であると当時に，痛みが出ないように自身の体を制御する能力を高めることが重要である．骨盤のニュートラルポジション（中間位）は，脊柱の構造的安定性を確保するうえで，最もリスクの低い肢位である（図4）．ニュートラルの目安として，仰臥位の際には左右の上前腸骨棘（ASIS）と恥骨を結んだ三角形である前方トライアングルを，天井または床と平行にするという手法がある（図5）[5]．あくまでも基準点のため，このポジションで痛みや不快感が伴う場合は，制御できる範囲を探す必要があるが，体幹の剛性を高め，脊柱のアライメントの制御力の向上を導くためにも，骨盤のニュートラルを維持したままエクササイズを行うことで，ローカル筋システムとグローバル筋システムの協調性が高まる[3]．

ピラティスといえば「体幹トレーニング」とい

うイメージが，世間的には根強いが，Joseph Pilates 自身は，体幹のみの重要性を説いて指導していた文献や伝聞はない．全身をコントロールするための構成要素として，体幹部を"powerhouse"と定義し，その重要性を説いて指導していた[6]．

85％が非特異的腰痛である一般人と比較し，アスリートは特異的腰痛の割合が多い[7]．半谷らが，国立スポーツ科学センタースポーツクリニックの調査において腰背部に主訴をもったトップアスリートのプロブレム（診断名もしくは問題点）をまとめた結果，非特異的腰痛（36.5％），腰椎椎間板ヘルニア（17.4％），腰椎椎間板変性症（10.5％），腰椎分離・すべり症（8.9％），仙腸関節痛・炎（5.1％）の順となった[8]．スポーツ競技によってその特性は異なるものの，アスリートは体幹部に対して，高強度または複雑な動きの反復動作の負荷がかかる機会が多い．また，パフォーマンスアップのために多くの練習や試合を積み重ねる中で，オーバーユースのリスクも高まる．

ピラティスの実践において，仰臥位から立位までさまざまな肢位において，異なった重力負荷の下で全身の制御能力を高めるエクササイズが適応可能となる．体幹への負荷についても，屈曲・伸展方向だけではなく，回旋や側屈方向に対しての

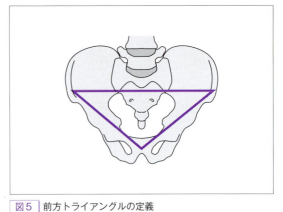

図5 前方トライアングルの定義
左右の上前腸骨棘と恥骨を結んだ三角形を前方トライアングルと定義している．
（文献5より作図）

安定性が高まるエクササイズも多い．特にマシンピラティスにおいてはスプリングの外力を用いることで，四肢に短縮性・伸張性の負荷を加えることができる．一方で，アタッチメント（マシンの補助用具）などで体幹への負荷を減らし，より障害リスクを下げた状態での運動指導が可能となる．また，脊柱や隣接関節の可動性を高めるためのエクササイズも多く存在するが，次頁以降では体幹と安定性を高めるためのエクササイズを中心に紹介する．

▶ 1 ジャンプボード（リフォーマー）

🎯 目 的
- 体幹の安定性の向上と下肢の強化
- 体幹と下肢の協調性の向上．
- 下肢のアライメントの修正．

🔑 キーポイント
- スタートポジションでセットした骨盤の中間位をキープしたまま下肢を動かすことで，静的（ウォームアップ）・動的（ジャンプボード）な運動制御の能力が向上する．
- ジャンプ中に腰椎が反ったり，下位肋骨が前に出てきやすくなるので，注意しながら動作を続ける．
- 着地時に股関節にかかる負荷を考慮し，通常のフットワークに比べて股関節の屈曲角度を浅めに設定することが望ましい．

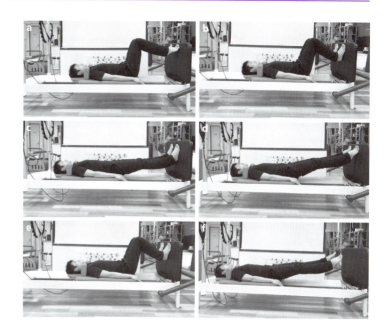

スタートポジション　キャリッジに仰向けに寝て，骨盤はニュートラルポジションをとり，膝と足幅を坐骨結節幅に合わせる．膝蓋骨は第二中足骨と同じ方向に向ける．股関節の角度は90°を超えないように調節をする．

動作手順　ウォームアップ（a～d）：足関節の底背屈運動，股関節の屈曲伸展運動を行う．何度か繰り返す．

ジャンプボード（e, f）：ジャンプの準備が整ったら，骨盤のニュートラルを保ったまま，ジャンプする．その後，股関節，膝，足首は衝撃を吸収するように，コントロールしながら静かに母趾球，踵という順番で着地する．この動作を反復する．

◆ 応用
・片脚でのジャンプや着地時の足の位置などを競技動作に合わせて変える．

PART Ⅱ 部位別・疾患別ピラティスの進め方

▶ 2 オールフォースサイド（コアアライン®）

目的
- 体幹の安定化（特に回旋の抵抗に対して）．
- 肩甲帯の安定化．
- 体幹と四肢の協調性の向上．

キーポイント
- 体幹に回旋の負荷が加わるので，脊柱のニュートラルをキープすることに集中する．
- 肘の過伸展に注意する．

メモ
体幹の屈曲や伸展の負荷に対する安定性を向上させるエクササイズは多いが，回旋の負荷に対する安定性を向上させるエクササイズは少ない．本種目は，腕を上げる際に，体幹への回旋の負荷が加わる．この負荷に対して，インナーユニットや腹斜筋群や前鋸筋などをうまく働かせることにより，脊柱や骨盤の位置を維持することが可能となる．

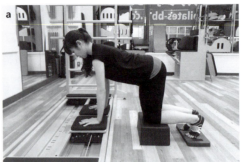
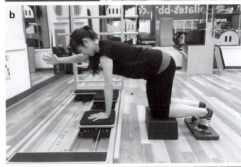
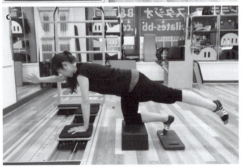

スタートポジション a：一つのトラックにカートを設定した後，両外側からカートを肩の真下に移動させる．股関節の下にスモールボックスと膝がくるように四つ這い位になる．

動作手順 b：片側のカートを外側に離し，そのまま手を前に出す．c：両膝に均等に体重が乗り，脊柱のニュートラルがキープできていたら，脚を後ろに伸ばす．その後，スタートポジションに戻したら，反対側も同様に繰り返す．

▶ 3 ニーリング・サイドスプリット（リフォーマー）

🔑 キーポイント

- 動作において，腰椎が伸展したり，肋骨が前に飛び出す代償動作が出やすいため，注意しながら外転動作を行う．
- スプリングが重いと体幹と外転筋強化のエクササイズ，スプリングが軽いと体幹と内転筋強化のエクササイズになる．
- 膝でコントロールするのではなく，より股関節の付け根から動かすイメージでコントロールをする．

📓 メモ

慢性腰痛に関連して，腰痛と中殿筋の関連性を示す報告がある[9]．膝関節屈曲の肢位である膝立ちをすることで，脛骨外側顆に停止している大腿筋膜張筋の筋活動を抑制し，この状態で股関節外転をすることで中殿筋への負荷を高める効果がある．

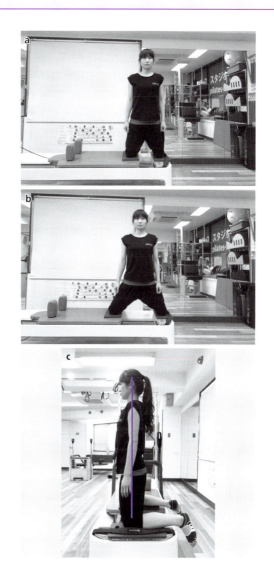

スタートポジション a：プラットフォーム・キャリッジ双方にパッドを敷き，膝立ちになる．両膝に均等に体重を乗せ，やや股関節を外旋させ，脊柱はニュートラルを保つ．

動作手順 b, c：脊柱のニュートラルを保ち，両脚で均等に外転の力を与えながらキャリッジを開く．その後，同じスピードで脊柱を引き上げるようにコントロールしながら，キャリッジを戻す．

4 シングルレッグ・テーブルトップ・ローテーション（コアアライン®）

目的
- バランス能力と全身の協調性の向上．
- 位置覚・固有受容感覚の強化．
- 軸足の股関節外転筋の強化と内転筋の柔軟性向上．
- 肩甲骨と肩関節の安定性向上．

キーポイント
- エクササイズを通じて，脊柱と骨盤のニュートラルをキープする．
- ラダーにしがみつくのではなく，肩をリラックスさせながら優しくラダーを掴む．
- 頭部および下肢が前方に出たり，落ちやすいので，体幹と平行な状態をキープする．

メモ
動的な運動制御能力の向上に加え，スポーツ動作時の機能向上に直接的につながるエクササイズである．例えば，サッカーのゴールキーパーの横跳びやボレーシュート・野球のダイビングキャッチなど，ジャンプ動作とともに体幹を斜めや横に傾けて四肢をコントロールする能力が必要な動作がある．また，バスケットボールやハンドボールなどで

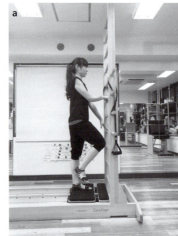
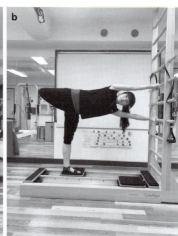
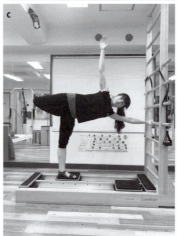
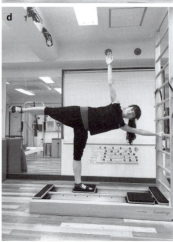

スタートポジション a：ラダーに対して正面に向き，片脚で立つ．軸足側の手をウエストの高さのラダー，反対側の手を肩の高さのラダーに置く．軸足と反対側の脚は股関節・膝関節を屈曲位にする．少し軸足側のカートを骨盤は中間位で，前方トライアングルは前のラダーと平行であることを基本肢位とする．軸足側のカートは，やや後ろにスライドさせておく．

動作手順 b：カートを後ろにスライドさせながら，同時に軸足側の骨盤を回旋させて体幹部を横に傾ける．骨盤の真下に足部がくるようにし，体幹部を床と平行になるまでカートをスライドさせる．股関節中間位，膝関節は屈曲位をキープする．その後，

は,片脚に重心を残した状態で,体幹を斜めや横に傾けて四肢をコントロールする能力が必要な動作がある.本種目を行うことで,普段の競技動作時の代償動作を見抜き,筋バランスや動きの改善を行うことが可能になる.

同じスピードでスタートポジションに戻る.この動きを反復する.

◆応用
・ラダーから片手を離す(c).
・脚を伸ばす(d).
・股関節や膝関節の屈曲伸展を行う.

文 献

1) 金岡恒治:脊柱の安定性とは? 腰痛の病態別運動療法,金岡恒治編,文光堂,東京,2-12,2016
2) 金岡恒治:スポーツ選手の腰痛発生に関与する要因.スポーツと腰痛,山下敏彦編,金原出版,東京,131-137,2011
3) Hodges PW, et al(市川 毅訳):腰痛・骨盤痛に対する運動制御を用いた治療.スパイナル・コントロール,Hodges PW, et al eds,渡邊裕之監訳,ナップ,東京,276-346,2015
4) Kamioka H, et al:Effectiveness of Pilates exercise:A quality evaluation and summary of systematic reviews based on randomized controlled trials. Complement Ther Med 25:1-19, 2016
5) Romari-Ruby C, et al:Anatomy and biomechanics. Pilates Mat Work, PowerHouse Pilates, Word Association, Tarentum, 15, 2003
6) Muscolino JE, et al:Pilates and the "powerhouse"—I. J Bodywork Move Ther 8:15-24, 2004
7) Dillingham T:Evaluation and management of low back pain:an overview. State Arts Rev 9:559-574, 1995
8) 半谷美夏ほか:スポーツ選手における腰痛の実態.スポーツと腰痛,山下敏彦編,金原出版,東京,9-15, 2011
9) Cooper NA, et al:Prevalence of gluteus medius weakness in people with chronic low back pain compared to healthy controls. Eur Spine J 25:1258-1265, 2016

写真協力
ピラティススタジオ B&B
佐藤由香

PART II 部位別・疾患別ピラティスの進め方

3 股関節

▶ 一色史章 Fumiaki Isshiki

POINT
> 股関節の機能解剖を理解する．
> 股関節の骨形態を考慮したピラティスエクササイズの処方．
> 股関節の筋バランスが関節に与えるストレスを理解する．

機能解剖

　股関節は肩関節と並び，三次元に動く複雑な構造体を有している．特に近年，股関節鏡手術が発展し，今まで着目されてこなかったfemoroacetabular impingement（FAI）をはじめとする骨形態や関節状態に注目されるようになった．Ngらによると Cam-Type の FAI（図1）[1]は股関節へのストレスを増大させ，早期変形性股関節症へのリスクを増加させるとしている[1]．それでは我々運動療法を主として治療を進める医療職は，FAI の治療もしくは予防にどのように寄与できるのだろうか？ Canham らによると FAI の原因は股関節の不安定症から発生するとしている[2]．つまり我々が求められることは不安定症の治療による FAI の予防，そして FAI の治療による変形性股関節症の減少である．これを実現するためには股関節に関する骨形態，関節病態をしっかりと評価し，股関節特有の機能解剖学を理解する必要がある．

　基礎となる骨形態で必ず理解しておかなくてはならないことは二つある．一つは股関節の捻転角

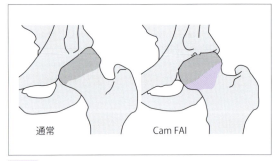

図1 Cam-Type の FAI
（文献1より引用）

（図2）[3]である．そしてもう一つは頚体角（図3）[3]である．後者は残念ながら臨床的検査をする方法は現存しないが，X線などで確認することができる．通常の前捻転角は15°であるが，それ以上を過度に前捻しているという．また，逆に15°より少ない場合は後捻という[3]．捻転角はGraig's test によって臨床的に評価することができる．8〜15°が正常範囲内であり，8°未満は後捻，15°以上は過度前捻である[4]．この解剖学が大切な理由は骨形態の違いによって股関節のポジションを変更する必要があるからである．例えば，過度前捻

3. 股関節

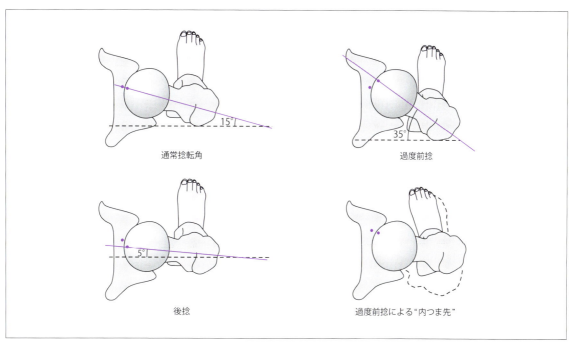

図2 捻転角
（文献3より引用）

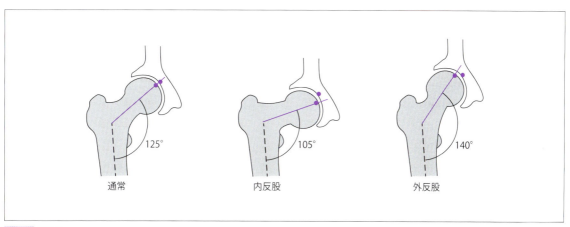

図3 頸体角
（文献3より引用）

の患者に対して股関節外旋を促すとすでにその患者の股関節の最終域に当たる．これが軟部組織由来の制限であれば良いが，骨形態由来であれば骨同士の摩擦を生み，関節そのものへのストレスを与えてしまうのである．

股関節は肩関節の肩甲骨のように骨盤帯の影響を受けるので考慮をする必要がある．骨盤帯がクローズドパックポジション（CKC）で前傾すると，股関節は屈曲方向に動く．また，CKCで骨盤帯を後傾すると伸展方向に動く[5]．

ピラティスが運動療法として股関節に有用である理由の一つとして，骨盤をコントロールしなが

ら股関節を動かすことにある．また，ピラティスを行う時に理解していなければならない筋の作用に股関節90°以上では大殿筋および中殿筋は内旋筋として働く[6,7]．つまり，股関節を90°以上屈曲した状態で行う外旋では主に深部外旋六筋を使用することができる．

部位に起こりやすい障害・原因

Nogierらの疫学調査[8]によると，16歳から50歳で最も多い疾患は股関節インピンジメントであった．これは全股関節疾患の63％にあたった．股関節インピンジメントには上述のCamインピンジメントの他にPincerインピンジメントがある．この発生機序は，臼蓋と大腿骨頚部が何度も衝突することにより生じる[9]．さらにこれは，股関節の形態が原因であることも述べられている．つまり，上述した股関節の骨形態を考慮しなかったことにより臼蓋と大腿骨頚部がより多く衝突し発生したと考えられる．なぜ，この衝突が生じるのか？これはSahrmannらが提唱する股関節の運動機能症候群の一つである股関節前方変位症候群があげられる[10]．骨頭が関節窩に対して前方に変位する症候群を示す．特にスウェイバック姿勢の患者は，骨盤がニュートラルまたは後傾位となり，ハムストリング優位となる．このハムストリング優位の状態で股関節の伸展を行うと骨頭が前方向に変位してしまう（図4）[10]．

具体的にスポーツに特化した例をあげる．長距離選手がスウェイバック姿勢で股関節を伸展し続けた場合どうなるのか？骨頭は前方向へ変位し，骨と骨の衝突によるストレスで炎症が生じる．また，大殿筋がうまく使用できていないこともさる

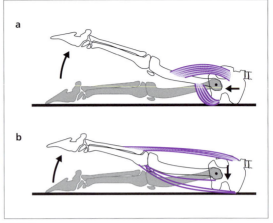

図4　腹臥位での股関節伸展
a　正常な股関節伸展において大腿骨の位置は寛骨臼内で一定の位置．
b　大腿骨頭の前方へのすべり運動による異常な股関節伸展．
（文献10より引用）

ことながら，スウェイバックによる中心重力が後方にあるため前方への推進力も失い，パフォーマンスの低下へと繋がる．

運動療法としてのピラティスアプローチ

上述した通り，ピラティスを股関節障害に用いる利点は多関節を同時にコントロールする点にある．例えば，骨盤が前傾している患者が股関節を屈曲する時に痛みが生じる．この時に骨盤を後傾しながら股関節を屈曲する動きをしているが，同時に肩甲骨が下制し，頭部が前方へ変位している．骨盤をニュートラルに戻し，股関節の動きを正常化したとしても肩甲骨でさらに代償し頚部への負担が増大する．しかし，ピラティスでは多関節にアプローチをするために肩関節，頚部の代償をなくしながら骨盤・股関節の運動の正常化を促すことができる．

3．股関節

▶ 1 フロッグ（リフォーマー）

目 的
- 骨盤およびコアを安定させながら下肢の分離運動を促す．

キーポイント
- 膝を伸展した時に，骨盤を前傾もしくは後傾する可能性が高いので注意深く指導する．股関節の内外旋は患者の骨形態を考慮すること．
- 回数：ニュートラルを保てる範囲．

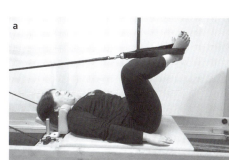
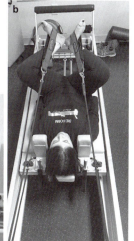
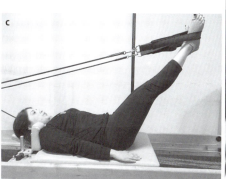
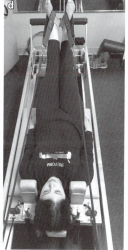

スタートポジション a，b：キャリッジの上に背臥位になる．骨盤と肋骨をニュートラルにして長いループを土踏まずの付近にかける．ピラティスVのポジションにて股関節膝関節を90°近くに曲げる．

動作手順 c，d：股関節は動かさずに膝のみを伸展させる．

修正
- 股関節をより屈曲させる．

応用
- 股関節をより伸展させる（e〜g）．リングなどのイクイップメントや重りを加える．

PART II 部位別・疾患別ピラティスの進め方

> **キーポイント**
> - 股関節を伸展位にすることにより，腸腰筋が硬い患者にはよりコアへの負荷が増加する．
> - リングを使用することにより，その重さで負荷が増加することもあるがコアの1ユニットでもある骨盤底筋の出力の低い患者には有効な応用となる．

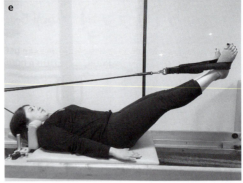

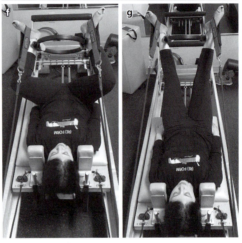

3. 股関節

▶ 2 サークルズ（リフォーマーもしくはキャデラック）

目的
- 骨盤およびコアを安定させながら股関節の分離運動を促す．

キーポイント
- 骨盤の側臥位のニュートラルポジションをしっかりと保つ．もしもマウスハウスを保つことが難しいようであれば，キャデラックで行う．股関節を動かす際に骨盤が前後しないように注意する．
- 回数：ニュートラルを保てる範囲．

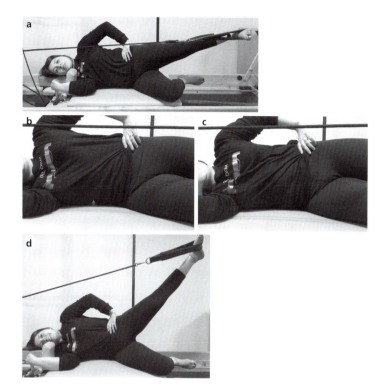

スタートポジション a：キャリッジの上に側臥位になる．向いている方の長いループを上の足の土踏まず付近につける．d：そこから股関節，膝関節を伸展位へ持っていく．股関節は骨形態によるが外旋位をとる．
b，c：正しいニュートラルと誤ったニュートラル．
動作手順 骨盤は動かさずに股関節のみで円を描く．

修正
・スプリングの負荷を軽くする．円を小さくする．

応用
・スプリングの負荷を重くする．円を大きくする．

▶ 3 イブズランジ(リフォーマー)

🎯 目 的
- 立位における骨盤およびコアの安定と下肢の分離運動を促す．特に背臥位や座位から立位への運動学習を促す．

🔑 キーポイント
- 背臥位，座位のエクササイズの後に行うと効果的．バランスが難しい患者にはボールのような支えがあると行いやすい．
- 回数：ニュートラルを保てる範囲．

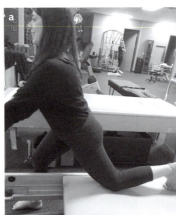 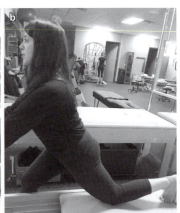
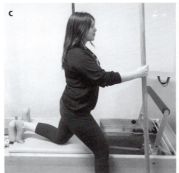 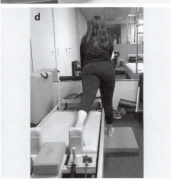

スタートポジション a：リフォーマーの横にフットバーの方向を向き立つ．近い方の足をキャリッジに膝立位で乗せ，足底がヘッドレストにつくようにする．

動作手順
- b：ヘッドレストを押すようにキャリッジに乗っている足を伸展，立位の股関節を屈曲する．骨盤の前後傾が行われない範囲で行う．

◆**修正**
- c：杖のようなものでバランスを保つ．スプリングの負荷を軽くする．

◆**応用**
- d：スプリングの負荷を強くする．立位側にバランスパッドを敷く．

▶ 4 アーティキュレーティングブリッジ（チェアー）

目的
- 腰部の柔軟性を向上させながら，コアの収縮を促し，臀部の筋力増強へと繋げる．

キーポイント
- 脊柱を一つ一つ動かす．骨盤のニュートラルを最終域で保つ．ハムストリングスが収縮しすぎている場合はペダルに近づく．
- 回数：ニュートラルを保てる範囲．

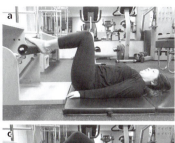
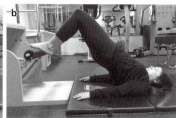
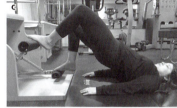
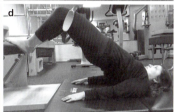

スタートポジション a：背臥位で足をペダルの上に乗せる．
動作手順 b：ペダルを下に押さずに骨盤を少しずつ床から離し，脊柱も一つずつ上げていく．ニュートラルのポジションまで上がれば一度静止し，スタートポジションへ戻る．

◆修正
- スプリングを重くする．

◆応用
- c：スプリングを軽くする．ペダルを分離させて動かし，片方を上に保持し，もう片方を床につけるようにする．
- d：スプリングの負荷を強くする．立位側にバランスパッドを敷く．

PART II 部位別・疾患別ピラティスの進め方

▶ 5 レッグパンプ（チェアー）

目　的
- 骨盤を固定しながら股関節の運動学習を促す．

キーポイント
- 骨盤の固定，股関節の捻転角の配慮．
- 回数：ニュートラルを保てる範囲．

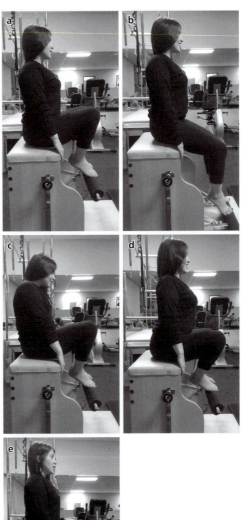

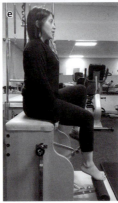

スタートポジション　a：ペダル方向を向き座位をチェアーの上で取る．坐骨結節上に大腿がくるように足をセットし，第2中足骨が膝の中心に位置するようにペダルに乗せる．内外旋はその人の形態に合わせる．

72

動作手順 b:足でペダルを下に押す．c,d:不適切な姿勢．

◆修正
・股関節屈曲ができない患者にはパッドを敷くと容易になる．

◆応用
・e:スプリングを重くする．ペダルを分離させて片足ずつ動作を行う．

文 献

1) Ng KC, et al：Hip joint stresses due to cam-type femoroacetabular impingement：A systematic review of finite element simulations. PLoS One 11：e0147813, 2016
2) Canham CD, et al：Does femoroacetabular impingement cause hip instability? A systematic review. Arthroscopy 32：203-208, 2016
3) Ross JR, et al：Effect of changes in pelvic tilt on range of motion to impingement and radiographic parameters of acetabular morphologic characteristics. Am J Sports Med 42：2402-2409, 2014
4) Neumann DA：Kinesiology of the Musculoskeletal System, 2nd ed, Mosby, St Louis, 2010
5) Gross MT：Lower quarter screening for skeletal malalignment—suggestions for orthotics and shoewear. J Orthop Sports Phys Ther 21：389-405, 1995
6) Delp SL, et al：Variation of rotation moment arms with hip flexion. J Biomech 32：493-501, 1999
7) Bloom N, et al：Hip rotator strength in healthy young adults measured in hip flexion and extension by using a hand-held dynamometer. PM R 6：1137-1142, 2014
8) Nogier A, et al：Descriptive epidemiology of mechanical hip pathology in adults under 50 years of age. Prospective series of 292 cases：Clinical and radiological aspects and physiopathological review. Orthop Traumatol Surg Res 96 (8 Suppl)：S53-S58, 2010
9) Byrd JWT：Femoroacetabular impingement in athletes, Part 1. Sports Health 2：321-333, 2010
10) Sahrmann SA：運動機能障害症候群のマネジメント，竹井 仁ほか監訳，医歯薬出版，東京，2005

写真協力
Pia Moreno, PMA-CPT

撮影場所
Seal Beach Physical Therapy

PART Ⅱ 部位別・疾患別ピラティスの進め方

4 膝関節

▶坂元大海　Omi Sakamoto

POINT
- 膝関節の機能解剖と起こりやすいスポーツ障害の病態ならびに発生メカニズムを理解する．
- 障害に対する効果的なピラティスエクササイズを理解し，全身運動へつなげることができる．

機能解剖

　膝関節は膝蓋骨，脛骨，大腿骨の3つの骨により大腿脛骨関節と膝蓋大腿関節からなる人体最大の荷重関節であり，上下は大腿骨と脛骨からなる人体で最も長いアームで構成されている（図1[1]）．このため，膝関節は荷重により負荷がかかりやすい構造をしており，上下に位置する股関節や足関節と相互に影響を及ぼし合うだけでなく，全身のアライメントの影響を受ける関節でもある．主な役割としては体重を支える荷重関節，そして歩行の際に地面から受ける衝撃の吸収や推進力の伝達などの荷重調整作用などがあり，広い可動域を有している．

⦿大腿脛骨関節（femorotibial joint：FTJ）

　大腿脛骨関節は一般的に膝関節と呼ばれている関節で，大腿骨内側顆・外側顆と脛骨の内・外側の上関節面と顆間隆起からなる臼蓋関節である．膝関節は同じ臼蓋関節である股関節と比較すると適合性が悪い．したがって，安定性を高めるために半月板や靱帯などの関与を受けている．

　FTJにおける運動は矢状面においては屈曲/伸展運動，水平面においては内旋/外旋運動が起こる．

① 屈曲/伸展運動

　屈曲運動は大腿骨顆部が脛骨顆部上を転がり，脛骨との接点が後方へ移動するロールバック機構によって行われ，主動作筋としてはハムストリング（半腱様筋，半膜様筋，大腿二頭筋），縫工筋，薄筋があげられる．

　FTJの運動学的特徴として屈曲/伸展が行われる際に脛骨関節面に対して大腿骨内側顆/外側顆の転がり運動（rolling）と滑り運動（sliding）が複合的に生じることにより大きく，かつ滑らかな動きを可能にしている．最大伸展位からの屈曲運動をみてみると，屈曲初期では転がり運動のみが起こり，徐々に滑り運動が加わり，屈曲最終域では滑り運動のみになる．さらに，屈曲/伸展運動時にはスクリューホームムーブメントと呼ばれる下腿の回旋運動もみられる．最大伸展位からの屈曲初期では脛骨は大腿骨に対して内旋し，屈曲位か

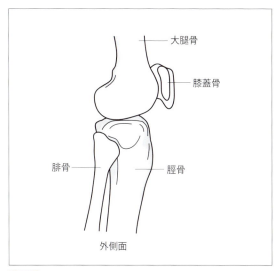

図1　膝関節の構成
(文献1より引用)

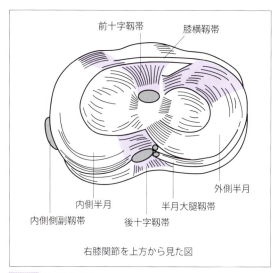

図2　半月板の構造
(文献2より引用)

ら伸展の際には最終伸展域で脛骨の外旋が起こる．これは，前額面における内側顆と外側顆の関節面の形態の違い（外側顆の方が大きいが内側顆の方が関節面は広い）や，前十字靱帯の緊張，大腿四頭筋（特に内側広筋）の影響によって起こる．

② 内旋/外旋運動

外旋運動にかかわる筋は大腿二頭筋と大腿筋膜張筋で，内旋運動は半腱様筋，半膜様筋，縫工筋，薄筋が関与している．FTJ 90°屈曲位で大腿骨を固定し下腿を回旋すると，外旋可動域は約20°，内旋可動域は約10°可能である．

⊙ **膝蓋大腿関節（patello-femoral joint：PFJ）**

膝蓋大腿関節は人体で最大の種子骨である膝蓋骨と大腿骨内側顆と外側顆の間の関節面からなる．膝蓋大腿関節の役割は，膝関節の保護と膝蓋骨による膝の伸展機構の効率を高め膝関節運動を円滑に行うための一機構として重要な役割を担っている．

⊙ **半月板（図2）[2] の構造と機能**

脛骨大腿関節において大腿骨の内側顆と外側顆は球状であるのに対し，脛骨の関節面は平坦であるため十分な適合性が得られない．これを補填するため，線維軟骨からなる内側半月板と外側半月板が存在している．さらに半月板は膝関節にかかる負荷の分散や衝撃吸収，滑液を分散させ，関節を潤滑し円滑な関節運動が行えるように誘導する役割を有している．

⊙ **靱帯（図3）[3] の構造と機能**

脛骨大腿関節は前後方向の安定性を前・後十字靱帯で，側方の安定性は内・外側側副靱帯で補強している．

① 前十字靱帯（anterior cruciate ligament：ACL）

ACLは脛骨の前顆間区の内側部から起こり，後上外側方へ上り大腿骨外顆の内側面後方に付着する全長約35 mm，横径約10 mmの滑膜に覆われた靱帯である．ACLの制動はその走行により異なり，大腿骨に対する脛骨の前方移動，下腿の内旋，膝関節の過伸展などを制動している．ACLは前内側線維束と後外側線維束に分けられ，後外側線維はACLの主要な要素である．ACLは膝関節屈曲角度によって緊張の度合いが変化する．特

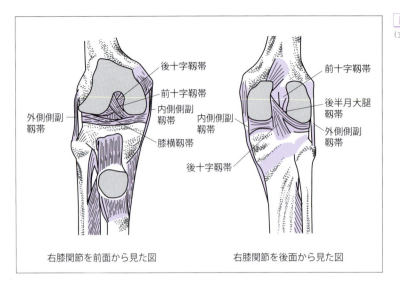

図3 膝関節の靱帯
(文献3より引用)

に後外側線維束の大部分は完全伸展位でより緊張位にある．

② 後十字靱帯(posterior cruciate ligament：PCL)

脛骨の後顆間区の外側部から起こり，前上内側方へ上り，ACLの後側を通って大腿骨内側顆の前内側に付着する．PCLは脛骨の後方移動を制限する主要な組織であり，前外側線維と後内側線維に分けられる．ACLと同様に屈曲角度によって緊張度合いが変化し，PCLでは特に前外側線維は屈曲位で緊張が強くなる．

③ 内側側副靱帯(medial collateral ligament：MCL)

大腿骨内側上顆から起こり，脛骨の内側顆および内側半月板内側縁に付着する．外側側副靱帯に比べ幅が広く，膝の外反を制限している．

④ 外側側副靱帯(lateral collateral ligament：LCL)

大腿骨外側上顆から起こり，関節包の外側面を縦走し腓骨頭に付着する細長い靱帯で，半月板との接続はみられない．MCLは斜め前下方へ走行し，LCLは斜め後下方へ走行するため，膝伸展位で下腿が外旋した際に，この2つの靱帯のねじれが増加し，関節面がひきつけられる．LCLは膝の内反を制動する役割がある．

膝関節のアライメント(図4)[4]

一般成人における前額面上での大腿骨長軸と脛骨長軸からなる角度(大腿脛骨角：FTA)は外側で約176°の角度をなし生理的外反を呈している．さらに大腿骨中心と足関節中心を結んだ線を下肢機能軸(Mikulicz線)ともいう．

外反が過剰になりFTAが166°以下の状態を外反膝と呼び，X脚となる．逆に生理的外反が減少しFTAが180°以上を示した状態を内反膝といい，両脚でみられるとO脚となる．

部位に起こりいやすい障害・原因

腸脛靱帯炎(iliotibial band syndrome：ITBS)

① 腸脛靱帯の機能解剖(図5)[5]

腸脛靱帯(iliotibial band：ITB)は腸骨稜や大腿筋膜張筋，大殿筋の付着部から起こり，大腿外側を通り，脛骨上端のGerdy結節に付着している[6,7]．ITB自体は大腿筋膜の外側部が腱膜様に著しく厚くなった部分である[8,9]．ITBの線維構

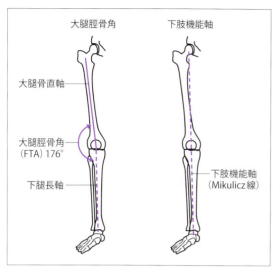

図4 大腿脛骨角（FTA）と下肢機能軸（Mikulicz線）
（文献4より引用）

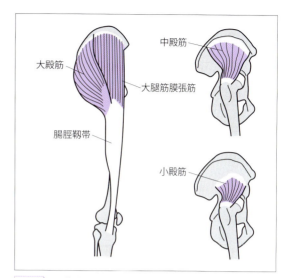

図5 腸脛靱帯と周囲の解剖
（文献5より引用）

成は，線維解析から，浅深3層と約7つの線維束に区別されている[10]．膝関節屈曲30°未満では大腿骨外側上顆前方に位置し，膝関節屈曲30°以上では大腿骨外側上顆後方に位置している[11,12]．ITBの脛骨付着部付近では，線維の一部が外側膝蓋支帯へ進入し，膝蓋骨の安定性にも寄与している[13]．

② ITBSとは

近年，マラソンやランニング愛好家が増加し，1998年に約675万人であったランニング愛好者が2014年には約986万人に増加している[14]．ITBSはランナーに起こりやすい障害として知られており，大学生ランナーを対象とした発生率に関する報告[15]によると，最も多いのが膝関節周囲の障害で，膝蓋大腿疼痛症候群（patellofemoral pain syndrome）に次いでITBSが8.4%（168件/2,002患者）であった．性別での発生率では，男性が女性の2～9倍であった[16]．スポーツ別発生率ではOravaによると，ITBSの発症率は中・長距離で30.7%，ジョギングで21.6%であり[17]，HolmesらによるとサイクリングにおけるITBS発生率は15%であった[18]．以上をまとめると，ITBSはランナーに起こりやすい障害で男性に多くみられる傾向にあるといえる．

③ ITBSの発生要因

ITBSは大腿骨外側上顆部とITBとの間で過度の摩擦が生じることで起こる疾患である．膝関節伸展位でITBは大腿骨外側上顆の前方に位置し，膝関節屈曲30～50°周囲で大腿骨外側上顆部をITBが乗り越え，以降の屈曲位でITBは大腿骨外側上顆部に対して後方に位置する．ITBSの発症要因に関しては種々の報告がされており，①ITBや大腿筋膜張筋の硬さ，②内反膝や距骨下関節過回外などのマルアライメント，③股関節周囲筋（外転筋群）の筋力低下などがあげられる[19～22]．

④ ITBSに対するピラティスアプローチのポイント

ITBの緊張低下と正しいアライメント下での運動を行うことが重要である．特にITBに連結する筋である大殿筋，中殿筋，大腿筋膜張筋に対してのストレッチングや脊柱と骨盤のニュートラルポジションを維持しての下肢のエクササイズを段階的に行う．

膝蓋靱帯炎

膝蓋靱帯炎は膝蓋靱帯にみられる運動時痛や圧痛であり，バレーボールやバスケットボールなどのジャンプ動作を繰り返すスポーツ選手に起こりやすく，特にバレーボール選手においては発生頻度が高いとされ，欧州の体育大学の学生138人を対象に行った研究では，膝蓋靱帯炎の発生率は13.8％であった[23]．さらに，トップアスリートにおける発生頻度が特に高く，その割合は35〜50％と報告されている[24]．

① 膝蓋靱帯炎の発生要因

膝蓋靱帯炎の発生要因に関して，一般的に1）膝蓋靱帯の柔軟性の低下，2）膝蓋靱帯の微小断裂，3）滑膜組織の反応，4）神経組織の過敏症などがあげられる．さらに，膝蓋靱帯炎の高位の分類（Blazinaの分類）によると，

1. 大腿四頭筋腱の膝蓋骨付着部
2. 膝蓋靱帯の膝蓋骨付着部
3. 膝蓋靱帯の脛骨粗面付着部

の3つに分類される．このうち最も多くみられるのは2の膝蓋靱帯の膝蓋骨付着部である．

さらに，膝蓋靱帯炎の炎症・損傷部位は次のように分類される．

1. 膝蓋靱帯表層（滑液包）炎
2. 膝蓋下脂肪体（infrapatellar fat pad：IFP）炎
3. 膝蓋靱帯の膝蓋骨付着部深層部分断裂

このように，膝蓋靱帯炎には複数の病態があるため，原因を明確にしたうえでアプローチを行うことが重要である．

1）膝蓋靱帯表層（滑液包）炎

膝蓋靱帯表層には滑液包が存在し，膝伸展機構（大腿四頭筋―膝蓋骨―膝蓋靱帯）に対する張力の増大により膝蓋靱帯表層への過度な伸張ストレスで腱付着部障害（enthesopathy）が生じると考えられている[25]．このタイプでは膝関節を屈曲させることで膝蓋靱帯が緊張し圧痛がみられ，大腿直筋短縮テスト陽性が多い傾向にある．アプ

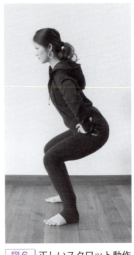
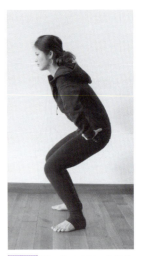

図6 正しいスクワット動作
骨盤と脊柱のニュートラルが保たれている．

図7 誤ったスクワット動作
骨盤が後傾し膝伸展機構の張力が増大．

ローチの考え方としては患部の安静と膝伸展機構にかかるストレスの軽減を目的として行い，大腿直筋のストレッチングは症状を増悪させる可能性があるため注意が必要である．

［膝蓋靱帯表層（滑液包）炎に対するピラティスアプローチのポイント］

疼痛動作として多くみられるのは，スクワットやジャンプ着地などであり，これらの動作は股関節・膝関節・足関節の連動した協調的な屈曲運動がみられる．具体的にジャンプ着地時には骨盤前傾位，股関節屈曲90°，膝関節屈曲90°，足関節背屈45°の可動性が必要となる．しかし，いずれかの部位に制限が起こった場合，骨盤が後傾し，膝伸展機構への伸張ストレスが加わり障害を引き起こす原因となる（図6，7）．

したがって，エクササイズを行う際は骨盤前後傾のアライメントに注意し，股関節，膝関節，足関節との協調性を導き出すことが重要となる．股関節屈曲では，大転子に付着する大腿筋膜張筋，小殿筋前部線維，中殿筋前部線維，外旋六筋などの柔軟性の確保と骨盤前傾位を保持するための腸腰筋の筋力の獲得が重要である．特に足関節背屈

に制限がみられた場合，スクワット動作などの膝屈曲時に重心が後方化することで膝伸展機構へのストレスが増大する．また，長拇趾屈筋の短縮は背屈時の距骨の後方への滑りを制限するため，背屈時は足趾の屈曲が起こらないように注意して行う．

　2）膝蓋下脂肪体（IFP）炎

　このタイプが臨床的に多くみられ，病態としてはIFPの線維化/炎症/増殖により膝屈曲/伸展時に起こるIFPの潤滑な動きが得られていない状態である．IFPは，関節内かつ滑膜外の組織であり滑膜から栄養を受けている．IFPは膝屈曲位では顆間に位置しているため圧痛はみられず，膝伸展位で膝蓋靱帯下に前方移動してくるため圧痛が陽性となる（図8）[26]．IFPには多くの神経終末が分布していることにより，疼痛を生じやすい組織である．IFP拘縮の主な原因として考えられるのは，下腿の過外旋や膝関節屈筋群の短縮による伸展制限，また，内側広筋を主とする膝関節伸展筋機能の低下に伴う膝蓋骨の上方滑走の不足による膝伸展時の膝蓋下脂肪体の前方移動不足によるIFPの拘縮によるものである．

［膝蓋下脂肪体（IFP）炎に対するピラティスアプローチのポイント］

　IFPの滑走不全改善を目的として① IFPの柔軟性の改善，② 内側広筋の筋力強化を行う．併せて膝蓋靱帯表層炎へのアプローチで紹介したエクササイズを段階的に進めていくことが重要である．

　3）膝蓋靱帯の膝蓋骨付着部深層部分断裂

　Lavagninoらは，膝蓋靱帯の引っ張り試験を行った結果，単なる張力負荷のみでは膝蓋靱帯深層に応力は集中しないが，膝関節屈曲60°にて膝蓋骨尖を突出させると膝蓋靱帯深層部に応力が集中し部分断裂が生じることを報告している[27]．この断裂部での修復過程で患部に血管と神経が侵入することによる閾値の低下によって疼痛を生じやすい状態になる．さらに，修復過程の早期に繰

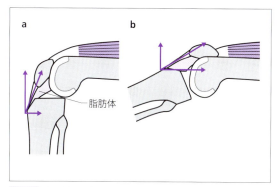

図8　膝関節屈曲角度と膝蓋下脂肪体
a：膝屈曲90°位：膝蓋骨が大腿骨顆間に安定している状態．
b：膝屈曲30°位：大腿四頭筋により膝蓋骨が上方に牽引されることで膝蓋靱帯の緊張が高まり，IFPは前方へ引き出される．
（文献26より引用）

り返しの負荷が加わることで膠原線維間あるいは膠原線維束間の解離が起こり，硝子変性に至る[28]ともいわれているため，受傷早期に患部へストレスのかかるアプローチは禁忌となるので注意が必要である．

　膝蓋靱帯深層部の部分断裂の原因となる膝蓋骨尖が突出するメカニズムとしては，膝蓋骨に働く内外側の張力バランスが関与している．膝蓋骨の外側には膝蓋支帯が存在し，外側広筋と腸脛靱帯の過緊張による膝蓋骨の外上方への牽引力の増大を引き起こす（図9）[26]．内側では内側広筋斜走線維が膝蓋靱帯近位内側部まで走行しており，通常では内側広筋の働きにより膝蓋骨尖の突出を抑える働きをしている．つまり，外側広筋，腸脛靱帯の過緊張と内側広筋斜走線維の機能低下により膝蓋骨尖が突出することで膝蓋靱帯深層部に伸張ストレスが生じ，部分断裂が起こると考えられる．

［膝蓋靱帯の膝蓋骨付着部深層部分断裂に対するピラティスアプローチのポイント］

　このタイプは腱の部分断裂であるので，腱の修復過程を考慮しアプローチを行う必要がある（表1）．炎症期には患部に過度なストレスを加えないエクササイズを行い，炎症期を過ぎた増殖期に疼痛のない範囲で患部を含めたエクササイズを導

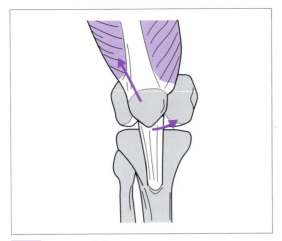

図9 膝蓋骨尖の突出

腸脛靱帯と外側広筋の緊張が高まり内側広筋の収縮力が弱いと膝蓋骨は外上方へ牽引され，膝蓋骨尖の内方が突出する．
（文献26より引用）

表1 膝蓋靱帯の修復過程を考慮した運動

時期	発症からの経過時間	組織変化	運動
炎症期	発症から48～72時間	線維芽細胞の出現，出血・腫脹を伴う	患部に負担をかけず行う
増殖期	48～72時間以降から4週	線維芽細胞の増殖	膝蓋靱帯へ過度の負荷をかけず痛みのない範囲で行う
成熟期	4週以降	瘢痕組織から靱帯様組織に改変	膝蓋靱帯への負荷もかけながら運動を行う

入し，成熟期には患部に対し段階的に負荷を増強しながら進めていく．また，Roels分類に沿えば，Phase 1，2はスポーツ活動を制限せず，改善に向けたエクササイズを行い，Phase 3は疼痛のみられる動作のみを制限してスポーツ活動やエクササイズを実施する．6ヵ月以上の長期にわたり改善がみられない場合は手術療法が選択される場合もあるため，医療機関との連携をとりながら進めることが重要である．

運動療法としてのピラティスアプローチ

腸脛靱帯炎や膝蓋靱帯炎などの膝関節に起こる障害に対して運動療法を行う際に最も重要となる要素は正しいアライメントで動作を行うことである．また，疼痛により閉鎖運動連鎖（closed-kinetic-chain：CKC）下での運動療法が困難な際や，半月板や靱帯損傷（術後）は下肢にかかる負荷を調整し開放運動連鎖（open-kinetic-chain）から半閉鎖運動連鎖（semi-closed-kinetic-chain），そしてCKCへと段階的に進めていく必要がある．リフォーマーやチェアーなどを用いることで，患部への負荷を調整し，かつ正しいアライメントにおける機能的な筋出力と動作学習を行うことができる．これは，外傷・障害からの回復だけでなく，再発予防やパフォーマンス向上も期待できるため，指導時には負荷量や回数を増やすことを第一の目的とするのではなく，運動連鎖など考慮し質的な要素を優先して指導を行う．

メモ

動作指導を行う際のポイントは自分自身の身体運動に注意を向ける（internal focus）より，使用している器具（環境）に対して身体運動が与える効果に注意を向ける（external focus）方が効果的である．

4．膝関節

▶ 1 ヒップストレッチ

目 的
- 股関節周囲筋群の柔軟性改善．

キーポイント
- 常に脊柱/骨盤ニュートラルポジションを保持した状態で行う．

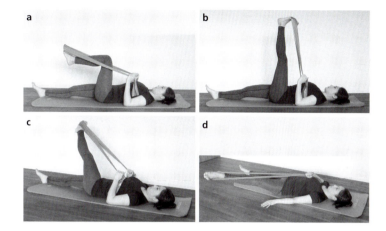

スタートポジション 背臥位にてストレッチ側のMP関節部にチューブを掛け，股関節と膝関節を90°屈曲位に保つ(a)．

動作手順 膝関節を伸展しハムストリングスを伸張する(b)．

内転し大腿部外側に位置する腸脛靭帯（に付着する筋）を伸張する(c)．

外転・外旋し内転筋群を伸張する(d)．

【エクササイズの負荷，セット数】

　ヒップストレッチ：伸張位で10秒ほど保持，3セット

▶ 2 ショルダーブリッジ

目 的
- 股関節周囲筋群の筋機能・左右差の評価と改善．
- 広背筋と大殿筋の活性化に伴う腰椎―骨盤―股関節の安定化（図10）[29]．

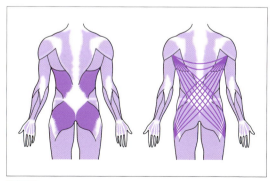

図10 広背筋，大殿筋，胸腰筋膜を通じた筋連結
（文献29より引用）

キーポイント

- 骨盤の前後傾を伴わない股関節のみの運動を行う．
- 両足底は踵骨―拇趾球―小趾球の3点に均等に荷重した状態で運動を行う．
- シングルレッグ時は体幹の回旋に対する安定性が求められる．
- 常に脊柱/骨盤ニュートラルポジションを保持した状態で行う．
- 股関節―膝関節―足関節を一直線のアライメントに保つ．

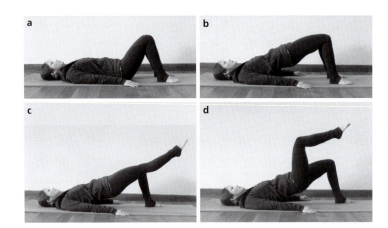

スタートポジション 背臥位で骨盤/脊柱はニュートラルポジション．下肢は股関節，膝を屈曲し坐骨結節幅に開き，両足底面は踵骨―拇趾球―小趾球に均等に圧がかかるように接地．上肢は前腕を回内し手掌をマットに向け肩～手掌までマットにつけ肩甲骨を安定させる(a)．

動作手順 体幹を安定させた状態で股関節を伸展し肩峰―股関節―膝関節が一直線になる位置で姿勢を保持する(b)．
ブリッジの状態から一定の速度で股関節を屈曲しスタートポジションへ戻る．

◆ **修正**
・スモールボールを大腿に挟んで行う．

◆ **応用**
・(マーチング)骨盤の高さを保持し一側の膝関節を伸展させる(この運動を交互に行う)(c)．
・(シングルレッグブリッジ)一側下肢を股関節屈曲90°，膝関節屈曲90°の状態(テーブルトップポジション)でブリッジを行う(d)．

【エクササイズの負荷，セット数】
　ショルダーブリッジ：5～8回

▶ ③ サイドキック

🎯 目　的
- 側臥位で行うことで，より高い体幹の安定性が求められる．
- 股関節外転筋への刺激により骨盤の安定性の向上を期待する．

🔑 キーポイント
- 脊柱/骨盤をニュートラルポジションに保持した状態での下肢の協調的な運動を行う．
- 運動中は常に骨盤高に外転した下肢の高さを一定に保ってエクササイズを行う．
- 上部体幹の安定性を保つための肩甲骨の安定性としての役割．

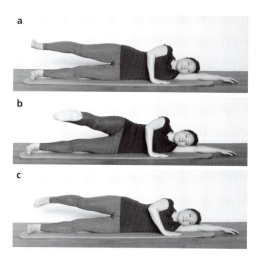

スタートポジション　側臥位にて脊柱/骨盤はニュートラルポジション．安定性を保つため，股関節をやや屈曲し，上側の股関節は外転し骨盤の高さまで挙げる．足関節は背屈位．下側の上肢は手掌面を床に向け，肩関節屈曲し頭部を支える．上方の上肢は胸の前に置き，体幹を安定させる (a)．

動作手順　脊柱/骨盤ニュートラルポジションの状態で，骨盤の安定が保てる範囲で股関節を屈曲 (b)．

骨盤を安定させた状態で足関節を底屈し，骨盤の安定が保てる範囲で股関節を伸展させる (c)．

【エクササイズの負荷，セット数】
　サイドキック：5〜8回

PART Ⅱ 部位別・疾患別ピラティスの進め方

▶ 4 フットワーク（リフォーマー）

🎯 目的

- 正常な脊柱，骨盤，下肢アライメントにおける協調的な運動を行う．
- 動的ストレッチを活用した足関節背屈，股関節の屈曲可動域の獲得．
- 膝関節最終伸展位での内側広筋の活動促進．

🔑 キーポイント

- 脊柱/骨盤はニュートラルポジションを保持してエクササイズを行う．
- 両下肢をバランスよく使用する．
- 股関節―膝関節―足関節を一直線のアライメントに保つ．

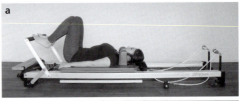
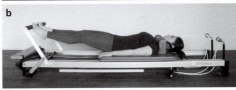
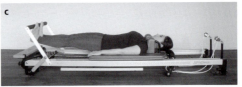
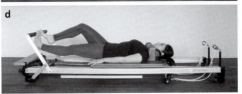

スタートポジション 背臥位にて脊柱/骨盤はニュートラルポジション．上肢は体側で手掌は下向きにし，肩甲骨を安定させる．下肢はMP関節部をフットバー上に置き，坐骨結節幅に開く(a)．

動作手順 両股関節/膝関節を伸展しキャリッジを押し出す．この際，骨盤が回旋しないように安定させて行う(b)．
両股関節と膝関節を屈曲し，一定の速度でキャリッジをスタートポジションの位置に戻す．

◆応用1：ヒールズ・オン・バー

・踵をフットバーに置いた状態で行う．

◆応用2：ローワー＆リフト

・bの状態で膝関節伸展位のまま，足関節を背屈させる(c)．その後，足関節を底屈しbの状態からスタートポジションへ戻る．
・背屈時に足趾の屈曲が起こらないように注意する（長拇趾屈筋の短縮は背屈時の距骨の後方への滑りを制限するため）．

◆応用3：ランニング

・応用2を一側ずつ交互に行う(d)．この際，骨盤が不安定にな

りやすいので注意する．
【エクササイズの負荷，セット数】
　フットワーク：10〜12回，スプリング3or4

▶ 5 シングルレッグ（リフォーマー）

🎯目　的
- 片脚で動作を行うことで両脚に比べ負荷が増大するため，筋力の左右差や代償動作が出やすく，その評価と改善を行う．

🔑キーポイント
- 動作中は骨盤の傾斜や回旋に注意し安定させる．
- 股関節―膝関節―足関節が一直線の正しいアライメントでエクササイズを行う．
- 常に脊柱/骨盤ニュートラルポジションを保持した状態で行う．

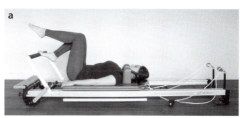

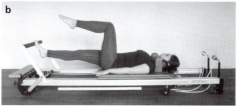

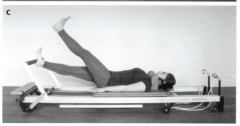

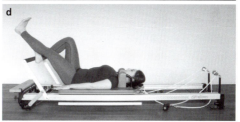

スタートポジション　背臥位になり，片脚のMP関節部を坐骨結節直下のフットバー上に置き足関節は底屈位．反対側の下肢は股関節/膝関節90°，足関節底屈位（テーブルトップポジション）(a)．

動作手順　支持脚でフットバーを押し股関節/膝関節を伸展させキャリッジを押し出す．この際，テーブルトップポジションの下肢は動かさない(b)．

支持脚の股関節/膝関節を屈曲させながら一定の速度でコントロールしスタートポジションへ戻る.

◆応用
- 支持脚の踵をフットバーに置いて行う(c).
- スタートポジションにて浮遊側の下肢は膝関節伸展位. その後, キャリッジを押し出しながら股関節と膝関節を屈曲しテーブルトップポジションへ(d).

【エクササイズの負荷, セット数】
シングルレッグ：5〜8回, スプリング2or3

▶ 6 ロングスライダー（リフォーマー）

目的
- 立位における股関節運動や身体重心変化に対する評価と改善.
- 股関節周囲筋の左右のバランスの評価と改善.

キーポイント
- 身体の中心軸を意識して股関節の内外転を両下肢均等に行う.
- 外転位からスタートポジションに戻る際に一定の速度でコントロール下にて行う.
- 常に脊柱/骨盤ニュートラルポジションを保持した状態で行う.
- 股関節―膝関節―足関節を一直線のアライメントに保つ.

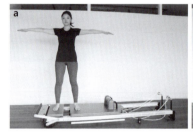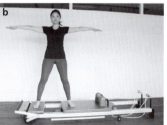

スタートポジション 立位にて, 片脚をプラットフォーム, もう一側をキャリッジに乗せ, つま先は正面に向ける. 脊柱と骨盤をニュートラルポジションに保ち, 両肩関節は外転90°位(a).

動作手順 両下肢に均等に荷重した状態で両股関節を外転しキャリッジを押す(b).

両下肢に均等に荷重し一定の速度でコントロールしながらキャリッジをスタートポジションの位置に戻す.

◆応用
- 膝関節屈曲位で行う.
- 両手を腰に当て行う.

【エクササイズの負荷, セット数】
ロングスライダー：8〜10回, スプリング1or2

▶ 7 ステップアップ(チェアー)

🎯 目 的
- 片脚で正しいアライメント下でのしゃがみ動作,スクワット動作の獲得.

🔑 キーポイント
- 脊柱/骨盤をニュートラルポジションに保った状態で下肢の運動を行う.
- 股関節―膝関節―足関節を一直線のアライメントに保つ.

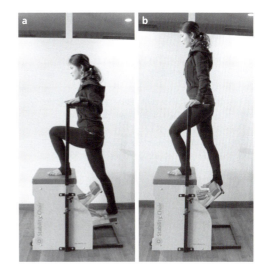

スタートポジション 一側の足底(MP関節部)をペダル上に置き,もう一側はシート上に置き両下肢に均等に荷重する.脊柱/骨盤はニュートラルポジションに保持し,手はハンドルに添える(a).

動作手順 シート上の下肢へ重心を移動しながら,股関節と膝関節を伸展しペダルを持ち上げる(b).

ペダルの下肢へ重心を移動しながら一定の速度で膝関節を屈曲し,ペダルを押し下げ,スタートポジションに戻る.

【エクササイズの負荷,セット数】

ステップアップ:5~8回,スプリング black top 3(2本)

文 献

1) 福井 勉ほか:膝関節の機能解剖と運動学.運動学要点整理ノート,羊土社,東京,59,2009
2) 中村隆一ほか:下肢帯と下肢の運動.基礎運動学,第6版,医歯薬出版,東京,257,2003
3) Platzer W:自由下肢 膝関節.解剖学アトラス,原著第10版,平田幸男訳,文光堂,東京,102,2012
4) 中村隆一ほか:下肢帯と下肢の運動.基礎運動学,第6版,医歯薬出版,東京,257,2003
5) 林 典雄ほか:腸脛靱帯炎に対する運動療法.関節機能解剖学に基づく整形外科運動療法ナビゲーション 下肢,改訂第2版,整形外科リハビリテーション学会編,メジカルビュー社,東京,100-103,2014
6) Terry GC, et al:The anatomy of the iliopatelar band and iliotibial tract. Am J Sports Med 14:39-45, 1986
7) Netter FH, et al:膝関節.ネッター解剖学アトラス,原書第5版,相磯貞和訳,南江堂,東京,494,2011
8) Baker RL, et al:Iliotibial band syndrome:soft tissue and biomechanical factors in evaluation and treatment. PM R 3:550-561, 2011
9) Fredericson M, et al:Iliotibial band syndrome in runners:innovations in treatment. Sports Med 35:451-459, 2005

10) 三浦真弘ほか：腸脛靱帯遠位部の線維構築と大腿・膝外側支持機構との関連性について．臨床解剖研究会記録 7：20-21，2007
11) Renne JW：The Iliotibial band frictions syndrome. J Bone Joint Surg Am 57：1110-1111, 1975
12) Strauss EJ, et al：Iliotibial band syndrome：evaluation and management. J Am Acad Orthop Surg 19：728-736, 2011
13) 林 典雄：腸脛靱帯．運動療法のための機能解剖学的触診技術 下肢・体幹，青木隆明監修，メジカルビュー社，東京，91，2006
14) 笹川スポーツ財団：成人のジョギング・ランニング実施率の推移．http://www.ssf.or.jp/research/sldata/tabid/381/Default.aspx.2014（2017 年 3 月閲覧）
15) Taunton JE, et al：A retrospective case-control analysis of 2002 running injuries. Br J Sports Med 36：95-101, 2002
16) Sutker AN, et al：Iliotibial band syndrome in distance runnners. Sports Med 2：447-457, 1985
17) Orava S：Iliotibial tract friction syndrome in athletes：an uncommon exertion syndrome on the lateral side of the knee. Br J Sports Med 12：69-73, 1978
18) Holmes JC, et al：Iliotibial band syndrome in cyclists. Am J Sports Med 21：419-424, 1993
19) Orchard JW, et al：Biomechanics of iliotibial band friction syndrome in runners. Am J Sports Med 24：375-379, 1996
20) Krivickas LS：Anatomical factors associated with overuse sports injuries. Sports Med 24：132-146, 1997
21) Messier SP, et al：Etiology of iliotibial band friction syndrome in distance runners. Med Sci Sports Exerc 27：951-960, 1995
22) Beers A, et al：Effects of multi-modal physiotherapy, including hip abductor strengthening, in patients with iliotibial band friction syndrome. Physiother Can 60：180-188, 2008
23) Witvrouw E, et al：Intrinsic riskfactors for the development of patellar tendinitis in an athletic population. A two-year prospective study. Am J Sports Med 29：190-195, 2001
24) Lian OB, et al：Prevalence of jumper's knee among elite athletes from different sports. A cross-sectional study. Am J Sports Med 33：561-567, 2005
25) 東山一郎ほか：ジャンパー膝の病態：骨梁構造，組織学的検討．臨スポーツ医 27：1063-1071，2010
26) 林 典雄ほか：膝蓋靱帯炎に対する運動療法．関節機能解剖学に基づく整形外科運動療法ナビゲーション 下肢．改訂第 2 版，整形外科リハビリテーション学会編，メジカルビュー社，東京，196-201，2014
27) Lavagnino M, et al：Patellar tendon strain is increased at the side of the jumper's knee lesion during knee flexion and tendon loading：results and cadaveric testing of a computational model. Am J Sports Med 36：2110-2118, 2008
28) 中瀬順介ほか：ジャンパー膝の病態―ウサギを用いた実験的研究．臨スポーツ医 27：1073-1077，2010
29) Harman E：Biomechanics of Resistance Exercise. Essentials of Strength Training and Conditioning, 3rd ed, Baechle TR, et al eds, Human Kinetics, Champaign, IL, 68, 2008

写真協力

中野智美（アークメディカルジャパン株式会社）
古賀聖子（LIEN 株式会社）

PART II 部位別・疾患別ピラティスの進め方

5 足関節・足部

▶ 久世佳典　Yoshinori Kuze

> **POINT**
> - 足関節・足部の基本的な機能解剖を理解する．
> - 足関節・足部で起こりやすい障害とその原因を理解し，その運動療法としてのピラティスエクササイズを知ることができる．

機能解剖

　足には片足28個（種子骨含む），両足で56個もの骨が集中しており，これは身体全体の約1/4にあたる．そのため，多くの関節を構成し複雑な機能を有している．身体の中で唯一地面と接している足は，身体を動かすために必要な床反力をコントロールするうえで非常に重要な部位である．つまり足には，さまざまな状況下で適応できる「柔らかさ＝柔軟性」と地面から効率よく身体へ力の伝達を行うための「硬さ＝剛性」を兼ね備えておく必要がある．この機能は歩行において重要であり，効率的な動きを手に入れるためには，土台である足の役割は大きい．

　そこで，足の「柔軟性」と「剛性」の相反する機能を理解するために，距骨下関節と横足根関節の関係性，下腿と足部の運動連鎖，そして足部アーチと歩行を簡単に述べる．

●距骨下関節と横足根関節の構造とその関係性

　距骨下関節は，距骨と踵骨からなる関節で，

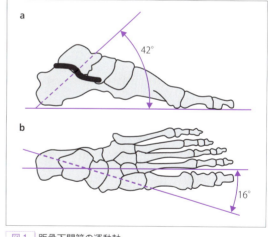

図1 距骨下関節の運動軸
a：水平面に対して踵から前上方に約42°傾斜．
b：矢状面（足の中心線）に対して内方に約16°傾斜．
（文献1より引用）

前・中・後の3つの関節面を持ち，なかでも後関節面の占める面積が最も大きい．距骨下関節は顆状関節に分類され，主に足部の回内・回外運動に関与する．距骨下関節の運動軸は，水平面に対し約42°，矢状面に対し約16°傾斜しているが，個人差が大きい（図1）[1]．

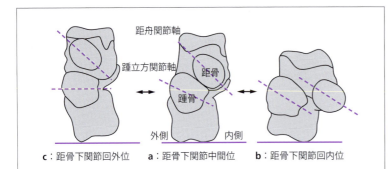

図2 横足根関節の動き（横足根関節を前方からみた模式図）
a→b：距骨下関節回内位では，距舟関節と踵立方関節の軸が平行となり，横足根関節はフレキシブルとなる．
a→c：距骨下関節回外位では，距舟関節と踵立方関節の軸が交差し，横足根関節はロックされる．
（文献1より引用改変）

横足根関節は踵立方関節と距舟関節からなり，一般的にショパール関節と呼ばれている．関節間はそれぞれ独立した関節包を有しており，実際はほとんど連結していない．横足根関節での運動は距舟関節が主となるが，その可動域は非常に小さい[1]．

距骨下関節が回内すると横足根関節の2つの軸は互いに平行になり，横足根関節はフレキシブルとなる．一方，距骨下関節が回外すると横足根関節の2つの軸のなす角は大きくなり，横足根関節はロックされる（図2）．

⦿ 下腿と足部の運動連鎖（図3）

運動連鎖として知られる現象の中で，おそらく最も強固なものは下腿（内旋・外旋）と足部（距骨下関節回内・回外）との関係といわれている．

荷重下で下腿が内旋すると，距骨下関節は回内し，荷重は足部内側にかかっていく．横足根関節はフレキシブルとなり，第1列は床反力により背屈するとともに内転・内反する．このとき内側縦アーチは低下し，前足部の幅は広がる[2]．一方，荷重下で下腿が外旋すると，距骨下関節は回外し，荷重は足部外側にかかっていく．横足根関節はロックされ，第1列は底屈するとともに外転・外反する．このとき内側縦アーチは上昇し，前足部の幅は狭まる[2]．

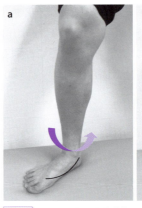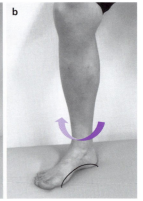

図3 下腿と足部の運動連鎖
a：「柔軟性」を有した足
下腿内旋→距骨下関節回内→横足根関節フレキシブル→第1列背屈（＋内転，内反）
b：「剛性」を有した足
下腿外旋→距骨下関節回外→横足根関節ロック→第1列底屈（＋外転，外反）

⦿ 足部アーチと歩行

足部のアーチ構造は，直立二足歩行を行うヒトが進化の過程で獲得してきた重要な機能である．足部アーチは大きく分けて，内側縦アーチ，外側縦アーチ，横アーチの3つのアーチで構成される．足部アーチは重力に対して静的と動的なサポートにより維持される．静的サポートには足底腱膜，長足底靱帯，短足底靱帯，スプリング靱帯があげられ，なかでも足底腱膜の貢献度が高い．また動的サポートには足部内在筋や外在筋といった筋群が貢献し，外在筋なかでも前脛骨筋・後脛骨筋・

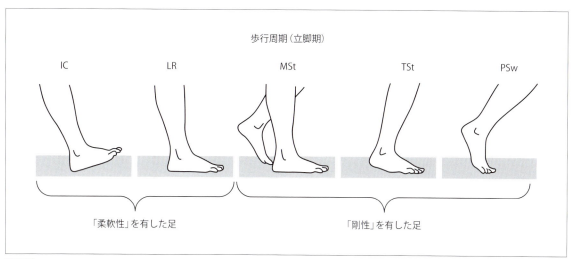

図4 歩行における足部
距骨下関節は軽度回外位で接地する．踵が接地するとすぐに下腿は内旋し，距骨下関節は回内し始める．LRを通じて回内は継続する．MStに入ると下腿は外旋し，距骨下関節は回外する．その後，回外を続け，TSt直前に中間位に達し，この回外は立脚期最後まで継続する．
IC：Initial Contact（初期接地），LR：Loading Response（荷重応答期），MSt：Mid Stance（立脚中期），TSt：Terminal Stance（立脚後期），PSw：Pre Swing（前遊脚期）

長腓骨筋・長母趾屈筋は重要である．

歩行時における足部（距骨下関節）（図4）は，一瞬剛性を高め回外位で接地することで衝撃を受け止める．そしてその後，横足根関節はフレキシブルとなり衝撃吸収のため回内方向へ働き，内側縦アーチは低下する．このとき距骨下関節回内は回外筋である前脛骨筋や後脛骨筋の遠心性収縮により制御されている．

一方，立脚期中期以降には距骨下関節は回外し，横足根関節はロックされ，足部の剛性が高まり，蹴り出しの時期に内側縦アーチは急激に上昇する．立脚後期ではMP関節の伸展により基節骨に付着する足底腱膜が緊張し足部アーチが挙上する巻き上げ機現象（ウィンドラス機構）が生じる．この足底筋膜によって強固に連結した足部は，蹴り出しに作用する腓腹筋やヒラメ筋の足関節底屈筋群に筋収縮のための安定した土台を提供する．また正常歩行においてCOP（center of pressure：足圧中心）の軌跡は足部外側から母趾側に抜ける．地面からの力を身体へ効率的に伝えるために

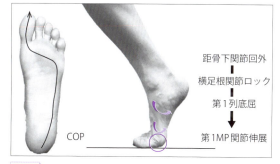

図5 COPの軌跡と第1MP関節伸展
正常歩行において，COPは足部外側から母趾へ抜ける．第1MP関節伸展には第1列が必ず底屈しなければならない．よって距骨下関節回外，横足根関節ロックすることで足部の「剛性」を高める必要がある．
（文献2より作図）

は，第1MP関節はスムーズに伸展する必要があり，隣接する第1列が底屈しなければならない（図5）[2]．

このように適切なタイミングで足部の「柔軟性」と「剛性」がスムーズに切り替わることで本来足に備わっているロッカーファンクションを機能させ，効率的な歩行が可能となる．

●足関節と股関節の協調関係

足関節底屈筋と股関節屈筋はともに立脚中期以降に伸張されながらエネルギーを蓄積し，その後，エネルギーを発散させて下肢の振り出しを作り出す．両者は歩行周期の同時期に同様の機能を有しているため，一方の機能低下は他方の代償的な作用の増大に繋がる可能性が高い[3]．つまり股関節屈筋の機能低下は，足関節底屈筋への過剰な働きに繋がりやすく，立脚後期において，腸腰筋の遠心性収縮によるコントロールもスムーズな下肢の振り出しを行うために必要となる．

部位に起こりやすい障害・原因

足の障害の多くは，衝撃吸収のための「柔軟性」の機能が乏しく，地面から効率よく身体への力の伝達を行うための「剛性」が得られにくいときに起きやすい．また足関節と股関節の協調関係の崩れにより股関節の機能低下がみられたときにも生じやすい．例えば，ランナーに多くみられるシンスプリントやアキレス腱炎は，ランニングフォームの問題としてミッドサポートにおいて，下腿内旋，距骨下関節回内，足部外転の各運動の増大が問題としてあげられる[4,5]．これらにより脛骨に対する捻りと，筋の遠心性収縮および足部回内による牽引が複合したストレスが疼痛部位に生じやすい．またこれらの障害は，テイクオフで股関節伸展と足関節底屈が連動せず足関節底屈運動を強調したフォームにより，筋の求心性収縮による牽引ストレスが強まることでも生じやすい[4,5]．

そして，臨床でよく遭遇する外反母趾も，足部（距骨下関節）の過回内により第1中足骨は床から持ち上げられ（背屈），内側に反りかえりながら広がる（内転・内反）ことで生じやすく，歩行において足の剛性を高めることができず，疼痛部位にストレスが生じやすい．

前述したように，足部には，「柔軟性」と「剛性」が必要であり，それらが適切なタイミングで切り替わり，なおかつ機能する必要がある．また足関節と股関節が協調し働くことも，足の障害を防ぐために重要となる．

そこで足関節・足部の機能改善を目的としたピラティスエクササイズを紹介する．

運動療法としてのピラティスアプローチ

ピラティスの目的は，単なる筋力強化や柔軟性向上ではなく，効率的で滑らかな動きを獲得することである．足部は身体の中で唯一地面と接しているため，足部を最適なアライメントに保ち，ピラティスエクササイズを実施することは，良好な感覚を中枢神経系へ入力し，正しい運動出力を可能にする．しかし，不適切なアライメントでは，誤った感覚を情報として送ってしまい，身体へ負の影響を与えかねない．

イクイップメントを使用し，ピラティスエクササイズを実施することは，主にバネを抵抗として用いることで，求心性だけでなく遠心性収縮，ときにはプライオメトリックな収縮など多様な収縮様式で行うことができる．また，臥位，座位，四つ這い位，膝立ち位，立位などのポジションで支持面を変化させながらエクササイズが可能である．このようにさまざまな環境設定の中，閉鎖性運動連鎖で足部から体幹を含む全身をコントロールすることは，異なる感覚を多く足部から入力することが可能となり，足部機能を高めるために適している．

5．足関節・足部

▶ 1 レッグパンプス（アンクルバージョン）（チェアー）

目 的
- 足関節・足部機能の向上，足関節・足部の分離運動，足関節底屈筋群の遠心性収縮のコントロール．

キーポイント
- バネの作用により，足関節底屈から背屈運動をゆっくり行うことで底屈筋群の遠心性収縮のコントロールを促すことができる．
- 他の部位を安定させ，足関節・足部運動の分離運動を行うことで，足内・外在筋をしっかり促通することができる．
- 足関節・足部がコントロールできる範囲のバネの負荷で，左右10～20回，1～3セット繰り返す．

メ モ
- 距骨下関節ニュートラルポジション
→ 距骨頭内外側が同等に触知可能，外果上下のカーブが同等などの指標を用いて決定する．

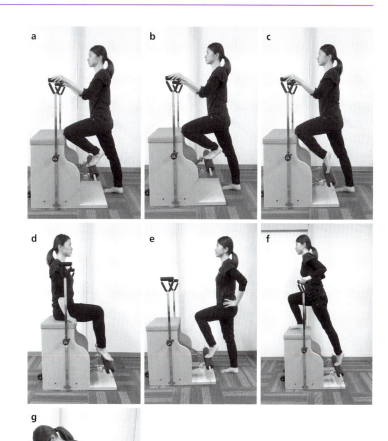

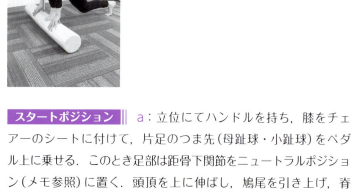

スタートポジション a：立位にてハンドルを持ち，膝をチェアーのシートに付けて，片足のつま先（母趾球・小趾球）をペダル上に乗せる．このとき足部は距骨下関節をニュートラルポジション（メモ参照）に置く．頭頂を上に伸ばし，鳩尾を引き上げ，脊柱は自然なS字カーブを保持し，軸足もしっかりアーチを作る．

動作手順 ゆっくりとした動作で，足関節の底・背屈を繰り返す．可能であれば，背屈時はフレックス（b），底屈時はポイン

📓 メモ

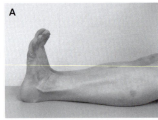

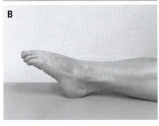

A：フレックス（足関節背屈＋足趾MP関節伸展＋足趾IP関節伸展）は外在筋優位

B：ポイント（足関節底屈＋足趾MP関節屈曲＋足趾IP関節伸展）は内在筋優位

ト（c）まで行い，足内・外在筋をしっかり使う（メモ参照）．

◆修正

・バネの強度を下げる．

d：チェアーのシートに座り，両足で行う．

◆応用

・バネの強度を上げる．

e：立位にて腰に手を当て，片足で行う（膝をフリー）．このときハンドルを持ったり，可能であれば，軸足をつま先立ちにし不安定にしたりする．

f：軸足をチェアーのシートに乗せ，ハンドルを持ち股関節伸展位で行う．可能であればハンドルを離す．

g：マット上で片膝立ちになり，つま先をローラー上に乗せ行う．

5．足関節・足部

▶ 2 Ｖポジションにおけるチェアーの応用（チェアー）

アブドミナルの応用（a～c）

目 的
- 上肢支持にて腹筋群を促通した状態での足関節の分離運動．

キーポイント
- 体幹を安定させた状態で，足関節の分離運動を行う．足関節を動かす際，重心の上下動が起きないように注意する．
- 両踵をしっかり付け，母趾球が離れない状態で行い，足部アーチを促通する．
- 肩甲骨を安定させ，肘関節の過伸展が起きないように注意する．また手関節に問題がある人は行わない．
- 上肢支持で，身体を持ち上げ，安定する範囲のバネの負荷で，5～10回，1～3セット繰り返す．

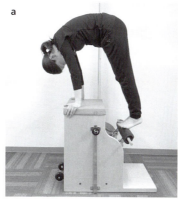
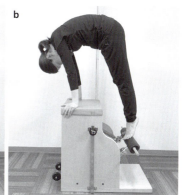
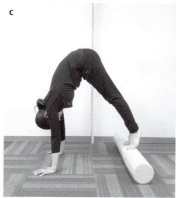

スタートポジション a：Ｖポジション（メモ参照）でつま先をペダルの上に乗せ，チェアーのシートの端を把持し，上体を支持しながら，腹部を引き込み殿部を上に引き上げる．

動作手順 a の状態から，足関節の底屈（b），背屈を繰り返し，足関節の分離運動を促す．

修正
・バネの強度を上げることで，殿部を上に引き上げやすい．

応用
・バネの強度を下げることで，より腹筋群の促通が必要となる．
c：フォームローラーを用いて行う．

スタンディングロールダウン/アップの応用 (d, e)

目的
- 足部アーチを促通した状態での脊柱の分節的な動きを促す，バランスの向上．

キーポイント
- しっかり踵を持ち上げた状態を維持したまま，脊柱の分節的な運動を促していく．
- 体幹をコントロールしながら，ゆっくり背骨を一つずつ動かしていく．
- 頭頂の伸びを常に意識し，首が縮まらないように注意する．
- 体幹をゆっくりコントロールできる範囲のバネの負荷で，3～5回，1～3セット繰り返す．

メモ
- Vポジション（両踵をつけ，つま先は握り拳一つ分あけた肢位）(A) とそのつま先立ち (B)
- → 足部パラレル（平行）に比べVポジションにおけるつま先立ちは，距骨下関節回外を強調する動作であり，横足根関節はロックし，同時に第1列は底屈，外転，外反し，アーチは挙上する．このとき両踵をしっかりくっつけ，母趾球を床から離さずつま先立ちを行うことで，長腓骨筋や足内在筋の働きを促すことができる[6]．

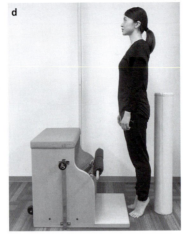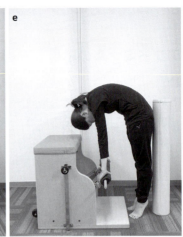

スタートポジション d：Vポジションで，両踵を付けた状態でつま先立ちを行う．頭頂を上に伸ばし，鳩尾を引き上げ，脊柱の自然なS字カーブを保持する．このときフォームローラーなどを殿部から握り拳一つ分程度あけて置いておく．

動作手順 dの状態から，鳩尾・腹部を引き込みながら，ペダルを押し背骨を一つずつ曲げていく（ロールダウン）．下までいけば，鳩尾・腹部を引き込みながら，背骨を一つずつ起こしていき（ロールアップ），スタートポジションに戻る (e)．

修正
- フォームローラーを置かないことで，殿部を後方へ引けるため，鳩尾・腹部の引き込みが楽になる．

応用
- バネの強度を下げることで，ロールアップの際，より鳩尾・腹部の引き込みが必要となってくる．

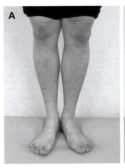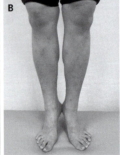

5. 足関節・足部

▶ 3 フットワーク（リフォーマー）

🎯 目 的
- 足関節・足部機能の向上，股関節・足関節の分離運動，下肢アライメントの修正．

🔑 キーポイント
- 常に脊柱の自然なS字カーブ（特に腰椎前弯）を保持してエクササイズを行う．
- 下肢アライメントに注意しながら，足関節の可動域をしっかり引き出していく．
- 体幹がニュートラルポジションで維持でき，無理なくキャリッジを押せる範囲のバネの負荷で，各々10〜20回，1〜3セット繰り返す．

📓 メ モ
- テーブルトップポジション
→背臥位で膝下（下腿〜足）を床と平行に保つ肢位．

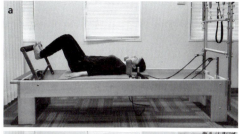
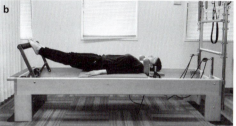
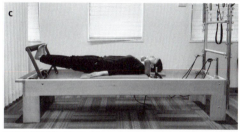
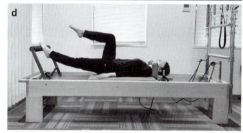
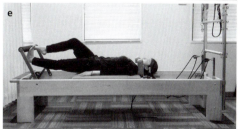

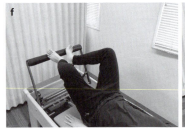
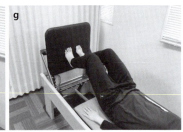

スタートポジション a：足を股関節幅に開き，つま先（母趾球・小趾球）をフットバーに置き，股・膝関節は約90°に曲げる．距骨下関節をニュートラルに保ち，頭頂を上に伸ばし，脊柱の自然なS字カーブを保持する．

動作手順 a→b→c→b→a

フットバーを押し，下肢を伸展させながらキャリッジを動かす(b)．膝を伸ばしたまま，足関節を背屈し(c)，それから足関節を底屈する(b)．下肢を屈曲させながらスタートポジションに戻る(a)．

◆修正

・バネを減らすことで，コアコントロールを重視する．

◆応用

d：片足はテーブルトップポジション(メモ参照)に置き，片足で行う．

e：ランニング(リズムよく膝の曲げ伸ばしを行いながら，足関節の底背屈を繰り返す)．

f：Vポジションで行う(両踵をつけ，母趾球を離さず，下肢の曲げ伸ばしを行う)．

g：ジャンプボードを使い，ジャンプする(足関節のみ，下肢関節すべて用いる，片足などさまざまなバリエーションで行う)．

5．足関節・足部

▶ 4 スクーター，フロントランジ（リフォーマー）

スクーター

目的
- 足と股関節の協調性向上，足関節・足部の安定性向上，腸腰筋の遠心性収縮のコントロール，内転筋群の促通．

キーポイント
- 体幹・前足をしっかり安定させ，股関節の分離運動を促す．
- 常に頭頂を上に伸ばし，鳩尾を引き上げる意識を持ち，キャリッジを押した際，足部から頭頂までが一直線になるよう心がける．
- 体幹がニュートラルポジションで維持でき，無理なくキャリッジを押せる範囲のバネの負荷で，左右5〜10回，1〜3セット繰り返す．

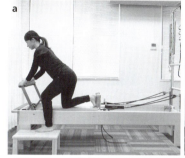
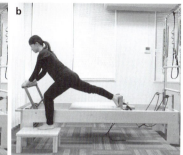
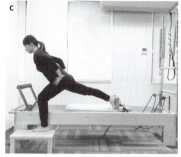

スタートポジション a：両手をフットバーの上に置き，リフォーマーに近い方の足をショルダーレストで支える．反対の足は，床（台）の上に置き，つま先をキャリッジの端に合わせる．頭頂は上に伸ばし，鳩尾を引き上げ，脊柱は自然なS字カーブを保持する．

動作手順 b：脊柱の自然なS字カーブを保持したまま，股・膝関節を伸ばし，キャリッジを押す．その後，股・膝関節を曲げ，スタートポジション（a）に戻り，これを繰り返す．

修正
・バネの強度を下げる．

応用
c：フットバーから両手を離し，腰に手を当てる．その状態で股関節を分離し，屈曲・伸展を繰り返す．

フロントランジ

キーポイント

- つま先立ちをしっかり保持し，アーチを引き上げておく．
- 後ろ足が伸びる際，腰が反りやすくなるため，注意する．鼠径部を開き，恥骨をやや前方へ押し出す感覚を持つとよい．
- 前屈みにならないよう，常に頭頂を上に伸ばし，鳩尾を引き上げる意識を持つ．
- 体幹を捻る際，胸椎から動きを起こし，手のみにならないように注意する(f)．
- 体幹がニュートラルポジションで維持でき，無理なくキャリッジを押せる範囲のバネの負荷で，左右5〜10回，1〜3セット繰り返す．

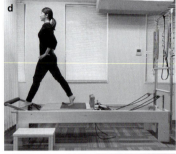
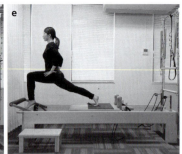
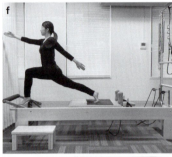
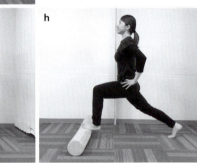
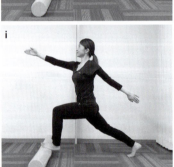

スタートポジション d：足を前後に開き，片足をフレームの上，反対の足をキャリッジの上に乗せる．踵をしっかり持ち上げ，つま先立ちになり，頭頂は上に伸ばし，鳩尾を引き上げ，脊柱は自然なS字カーブを保持する．両手は腰に当てる．

動作手順 e：前足の股・膝関節を曲げ，後ろ足はキャリッジを押し，股関節を伸展し，重心を下げる．その後，キャリッジ

を戻しながら，前足の股・膝関節を伸ばし，スタートポジション(d)に戻り，これを繰り返す．

◆修正

・重心の上下動を少なくし，股関節の可動域を小さくする．

◆応用

f：前足の股・膝関節を曲げるとき，反対側の手を前に伸ばし，体幹を捻る．

・重心の上下動を大きくし，股関節の可動域を大きくする．

g～i：前足部をフォームローラー上に置き行う．フォームローラー上の踵が落ちないように注意する．

文献

1）吉田昌平ほか：足関節・足部の機能解剖学的理解のポイント．理学療法31：131-143，2014
2）水口慶高：運動生成と足部の関係．実践編BiNI Approach，舟波真一編，227-237，文光堂，東京，2015
3）建内宏重：第3節 身体各部位の協調関係．姿勢と歩行―協調からひも解く，120-144，三輪書店，東京，2015
4）岡戸敦男ほか：シンスプリントの機能解剖学的病態把握と理学療法．理学療法31：166-174，2014
5）岡戸敦男ほか：アキレス腱炎の理学療法における臨床推論．理学療法33：802-811，2016
6）久世佳典ほか：ピラティスによる下肢のトレーニングの実際―アライメントに着目して―．臨スポーツ医33：762-771，2016

写真協力
和氣整形外科・外科リハビリテーション科
迫田結衣，三好可奈子

PART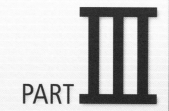

実践プロトコル編
-ピラティスの応用

PART Ⅲ　実践プロトコル編−ピラティスの応用

1 ウォームアップとウォームダウンとしてのピラティス

▶ 本橋 恵美　Emi Motohashi

POINT
- W-UP と W-DOWN の一般的な目的と手順そして効果を理解する.
- W-UP と W-DOWN でピラティスを応用する.
- ピラティスが有効な理由と注意点を理解する.

ピラティスの有効性

近年，多くの競技選手はピラティスをトレーニングのひとつとして導入している．それは単に体幹を鍛えるという目的に留まってはいない．障害予防やコンディショニングトレーニングとしてもピラティスが有効であることは徐々に認知されはじめてきたのではないだろうか．本項ではウォームアップ (warm up：W-UP) と，ウォームダウン (warm down：W-DOWN) において，ピラティスをどう活用できるかを紹介する．また，ピラティスが何故有効であるかの理由について述べたい．一方でピラティスだけでは足りない点も示唆する．

W-UP の目的

まず，W-UP の一般的な目的や手順を確認したい．そもそも W-UP と，W-DOWN には別の目的がある．W-UP は，トレーニングや練習，試合の前に行う．適切な筋温に上げ，動きやすいよう筋をアクティベートする必要がある．こうして筋の反応レベルを上げることによって，より効率的，効果的，かつ安全に主運動が実施できるようになるのであるが，その方法は十分に配慮，工夫をしなくてはならない．そうすることで障害予防となり，100％の力を発揮するための準備を整えることができるのである．つまり W-UP とは後の主運動において身体が思い通り自由自在に動き，最高のパフォーマンスが発揮できるよう準備をすることである．また，メンタルの調整に必要不可欠なものが W-UP である．ほとんどの競技においてフィジカルとメンタルの両方の高揚が求められる．しかし，環境が違ったり対戦相手がいたりする場合，緊張が高まり本来のパフォーマンスを発揮できないこともある．よってそうした心理状況を緩和することも重要である．特に，心を鎮めて冷静に行う競技では副交感神経を優位にしなくてはならない（例：心拍が早まることで酸素が早く枯渇してしまうフリーダイビングや，冷静さが欠け数ミリ単位の調整により的を射ることが難しくなるアーチェリーなど）．こうした競技の W-UP はとても難しく，フィジカルは十分にアクティ

ベートさせ，メンタルは落ち着かせるという特殊なW-UPである．しかしピラティスは前者にも後者にも適用できる非常に秀逸なメソッドである．

⊙ 目的
1. 障害予防
2. ハイパフォーマンス発揮の準備

⊙ 目的達成に必要なこと
1. 筋温を上げる

筋温を上げることは身体も心もアクティベートすることであり，全身の協調性を高めるために有効である．筋温が上昇することで，ヘモグロビンやミオグロビンからの酸素解離増加が起こり，各組織で酸素を使いやすくなる．また，代謝反応加速，神経伝達速度の上昇，活動筋での血流量増加，酸素摂取のベースライン上昇により，運動初期における無酸素性代謝が減少する[1, 2]ことなどが報告されている．さらに，筋温が上昇すると，筋の粘性抵抗が減少することが報告されている[3]．筋の粘性抵抗が低下するということは，筋が収縮する際の抵抗が小さくなるため，スムーズな筋発揮につながる．また，筋の粘性抵抗の低下は筋の伸張にも良い影響を及ぼすと考えられる．これらは運動によってアクティブに実施することが望ましく，サウナや温浴，超音波，マッサージなどパッシブに実施するよりも，代謝や循環器系での反応はより大きい[2, 4]．特にサウナや温浴による大量の発汗は本番中の脱水にも繋がるので注意したい．

さらに体温は運動強度に比例して上昇する[5]が，W-UP時間が長すぎる場合や，運動強度が大きすぎる場合には，目的とする主運動の前に疲労や貯蓄グリコーゲンを低下させる原因ともなるため，W-UPは適切な強度と時間で行う必要がある[6]．W-UPには，運動強度が乳酸閾値で，15～30分間運動を行うと運動パフォーマンスが向上するといわれている[7]．

2. 可動性を高める

運動に適切な筋温に達すると，筋・腱や関節の可動性を上げやすくなる．反対に筋温の上昇が不適切な場合，それらを痛めてしまうことがある．スタティックストレッチング（static stretching：SS）やダイナミックストレッチング（dynamic stretching：DS）が有効である．

3. 心肺機能の準備

急激な運動をすると心肺機能がついていかず，持久力も発揮することができない．運動に必要な心拍数に上昇させ，心肺に負担が大きくかからないようにすることが大事である．

4. 競技特性を考慮した必要とされる動作の予行運動

それぞれの競技における特徴的な動作を，本番をイメージしながら何割かの力の発揮をすることで予行となり，本番において動きやすくなる．例えば，野球ならキャッチボールやバッティング，サッカーであればドリブルやパスなどである．あくまでもW-UPとしての運動であるゆえ，軽度で抑え本番に向けて体力は温存する．

5. コンディションの確認

温度や湿度といった天候の状態，屋外であればフィールドの状態，そして自身のコンディションがどんな状態かをW-UPの時間内に把握しておくと良い．できれば状況に応じてW-UP中に調整することが望ましい．

6. メンタルの調整

集中力を高めることが一番大切である．そのために指導者は選手の過度な緊張や集中力の欠如が見受けられる場合，メンバーによってW-UPの内容を変更することも必要である．また緊張が高まっている場合，身体を動かすことで緊張をほぐすこともできる．

7. 神経伝導速度の増加

筋温体温が上昇することで，神経機能が亢進す

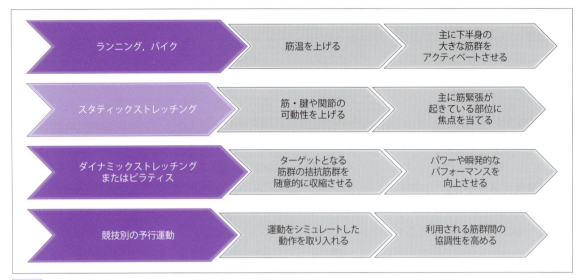

図1　W-UP の基本的手順

ることが報告されている[8]．これによって，脳が指令してから筋肉が収縮するまでの時間が短縮されるということである．つまり，神経伝導速度が増加することで，神経・筋機能が活性化される．

基本的手順

次に，W-UP の一般的な基本的手順を紹介したい．決まった形式はないが，おおまかな流れを把握しておくと良いであろう．また，試合前などイレギュラーな環境で気持ちに余裕を持たせるためにも，ある程度ルーティーン化することは望ましい．ルーティーンはいくつかのパターンを普段から準備し実施しておくとその場の状況に応じて選択しやすい．そのほか，許される時間や選手個人の心身の状況を把握しつつ，変更・変化を加えることも重要である．こういった場では指導者の対応力・適応力が求められ，実力を発揮する場面ともいえるであろう．ゆえに相手の選手・チームの W-UP を観察することは自身のスキルアップに繋がる．以下にあげる一般的な手順の中の DS の項目において，ピラティスを応用することを推奨したい．

⦿一般的な手順（図1）

1．ランニング，バイク

一般的にはじめにすることは筋温を上げることである．ランニングやバイク，縄跳びなどが理想的であろう．これらは主に下半身の大きな筋群をアクティベートさせる．ここでのピラティスの応用は難しい．特にマットエクササイズは下肢の筋温を十分に上げるには適していないであろう．短時間の運動パフォーマンスが最も高く発揮できる筋温は，38〜39℃[9]付近であると考えられている．筋温が1℃低下することで，Wingate anaerobic power test は4％低下したという報告[10]がある．ただし，マラソンのような長時間の運動においては，筋温を上げすぎると本番時に体温が上がりすぎ，パフォーマンスの低下が生じる恐れがある．よって，すべての競技において適切な筋温があるわけではない．

2．スタティックストレッチング（静的ストレッチング）

SS はゆっくりと筋や腱を引き伸ばし，関節可

動域の限界，あるいは限界近くで一定時間保持する方法である[11]．SS に関しては諸々の説があり，パフォーマンスが向上する報告はみられない．しかし，その多くの研究報告では有酸素運動によって筋温を上げずに SS のみを行った場合，あるいは 90～180 秒の伸張とインターバル時間を合わせ合計 30 分以上の時間を費やした実験結果[12]である．実際のスポーツの現場ではそれほどの時間をかけることはあまりない．よって，環境や状況にもよるが最新の研究を見ると 15 秒ほどの短い時間でホールドする SS が望ましく[13]，主に筋緊張が起きている部位に焦点を当て実施すると良いであろう．

3．ダイナミックストレッチング（動的ストレッチング）

DS はターゲットとなる筋群の拮抗筋群を随意的に収縮させ，関節の屈曲・伸展や回旋などを行うことで筋や腱を引き伸ばす．また実際のスポーツあるいは運動を想定した動作を取り入れることでそれぞれの動きに特異的な柔軟性を向上させたり，利用される筋群間の協調性を高めたりすることができる方法と考えられている[14]．いまやスポーツの現場では 95％が DS を導入しており[15]，パワーや瞬発的なパフォーマンスを向上させることが多くの研究で明らかにされている．このパートでピラティスを応用することをお薦めしたい．

4．競技別の予行運動

それぞれの競技の基礎的動作を取り入れた予行運動を行うと良い．

ピラティスが W-UP に有効な理由

ピラティスは DS と同様，標的とする筋群の拮抗筋群を随意的に収縮させ，相反性抑制による筋の伸張を行う．さらに，運動に必要な体幹の腹横筋をはじめとするインナーユニット（骨盤底筋群・多裂筋・横隔膜）を活性化させ，体幹や骨盤帯の安定性が高まると同時に，ユニットとして体幹や骨盤帯の長軸方向への支持作用を有している[16]．アウターユニットの筋群が適切に活動する前提として，このインナーユニットの活動が不可欠であり，その結果，四肢の運動は円滑に行うことができる．特にピラティスで十分意識する腹横筋においては，他のインナーユニットの筋群と比較して，腹圧の上昇に最も関与しているゆえ，この腹横筋を効率的に機能させるピラティスは W-UP としても適切であるといえるのではないであろうか．しかし注意したいのは，ピラティスの中でも下肢を稼働させるエクササイズを選択し，股関節屈筋群や膝関節伸筋群などを十分にアクティベートすることが必要ということである．下肢を支持基底面として安定させるエクササイズは，せっかくの筋温や深部温度を低下させるので注意したい．

メモ

リウォームアップ
→忘れてはならないのは，リウォームアップである．競技によってはハーフタイムなどのインターバル時間が設けられており，このような時間に筋温が低下し，それに伴い後半戦序盤のスプリントパフォーマンスが低下することがある．例えば，サッカーのハーフタイムに安静を保った場合，筋温は 1.5～2.0℃低下し，その後のスプリントタイムは低下したという報告[17]がみられる．そして，ハーフタイム中に低強度のジョギングを行うことで，筋温の低下が抑えられ，後半戦序盤のスプリントパフォーマンスの低下も生じなかったと報告されている[18]．この時間帯に筋温を下げないために行う運動をリウォームアップといい，その重要性は高い．実際に，ジョギングなどの運動が難しいようであれば，服装・空調などの工夫によって筋温・体温の低下を可能な限り防ぎ，立位で行うエクササイズを選択し，下肢を中心に実施することが

望ましい．よって立位のエクササイズが少ないピラティスはリウォームアップに適しているといえない．

W-DOWN

W-DOWNは簡素化または完全に省略されている現状もある．W-UPは障害予防として認知されているが，W-DOWNはあまり重要視されていない傾向にあるためであろう．しかしこれでは理想的な身体の回復を望めず，運動後の副交感神経を優位にすることも難しい．W-DOWNには使いすぎによる筋の過緊張を緩和させ，疲労を回復しやすくするといった目的があるので導入は必須とするべきである．W-DOWNといえばSSによって筋の伸張が目的に行われる場合がほとんどであるが，ひとつ間違えれば，過緊張が起きている部位に必要以上の伸張を促すことで，筋損傷に繋がることもあるので注意が必要である．こうした場面ではSSよりも動きのあるピラティスを活用し，徐々にSSに移行することが望ましいであろう．

Athlete Pilates AP™[*]より，W-UPやW-DOWNに活用できる5エクササイズを紹介する．

---

[*] Athlete Pilates AP™とは，一般社団法人Educate Movement Institute認定のスポーツ医科学に基づいたスポーツパフォーマンス向上を目的とするピラティスエクササイズである．

▶ 1 スイミング

🎯 目 的
- 体幹を安定させた状態で四肢を動かし，コーディネーション．能力の向上．
- 頸椎・胸椎伸展位で状態を保つ．
- 脊柱伸展位での腰椎ー骨盤の安定．

🔍 キーポイント
- 肩甲骨を安定させ僧帽筋上部を使い過ぎない．
- 脊柱上部の伸展を最初から最後まで均等に維持させる．
- 骨盤を左右に揺らしたり，前傾しないように意識させる．

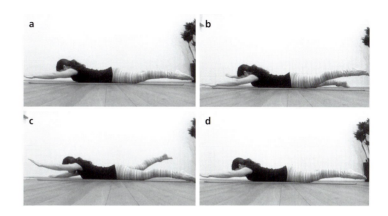

スタートポジション a：腹臥位になり，骨盤ー脊柱をニュートラルに．下肢は腰幅程度に外転させて伸ばしやや外旋させる．足関節を底屈，つま先を軽く伸ばす．上肢は手のひらを下にして肩幅の広さでマットの上で頭上へと伸ばす．

肩甲骨を安定させる．脊柱の上部と股関節を伸展させ，上肢と下肢を遠くへと伸ばしながらマットから持ち上げる．

動作手順

b：右上肢と左下肢をさらに上げる．

c：息を吐きながらリズムよく交互に動かす．30～50回繰り返す．

d：スタートポジションから腹臥位（または伏臥位）に戻り，伸展させていた腰部を屈曲させストレッチする．

◆注意点
- 身体を回旋しないように保つ．
- 膝が曲がらないようにする．
- 肋骨が広がらないように腹部を安定させる．

▶ 2 ロールアップシザーズ

目的
- 下肢の重さと動きに対しての骨盤の安定.
- 下肢のスピードをコントロール.
- 脊柱のアーティキュレーション.

キーポイント
- 常に腹部を平らに維持するために、腹横筋をアイソメトリック収縮させる.
- 骨盤を側方に傾けたり回旋させない.

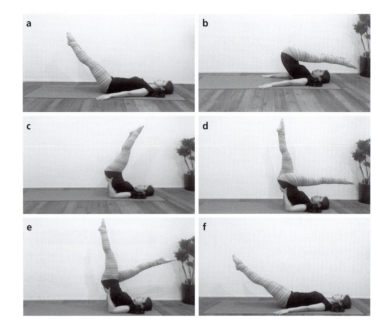

スタートポジション a：仰臥位，インプリントポジション．下肢は揃えて伸ばす．

手のひらを下に向けて上肢を脇で伸ばす．肩甲骨を安定させる．股関節を屈曲させて，下肢を身体に向け傾けるようにして（ヒンジ）近づける．

動作手順

b：尾骨から胸椎の上部へと椎骨をひとつずつ屈曲させ，マットから持ち上げていく．

c：上肢を腰部に添えてサポートし，下肢を天井に向かって伸ばす．

d：前後に開脚させる．

e：息を吐きながらハサミのように入れ替える．10～15回繰り返す．

f：下肢を揃え，脊柱の中心を意識してロールダウンしてスタートポジションへ戻る．

注意点
・頭部・肩のアライメント．
・首をすくめたり，顎を引きすぎないように．

◆修正

・大腿直筋を使いたくない人は外旋位で.

◆応用

・後頭部に手を添えて.
・手を耳の横で伸ばして(胸椎屈曲位キープ).

▶ 3 サイドキック

目的

▸ 体幹の安定.
▸ 下肢のコントロール.
▸ 骨盤ー腰椎スタビリティ.

キーポイント

▸ 片側の下肢を動かしている間,体幹全体をニュートラルに維持.

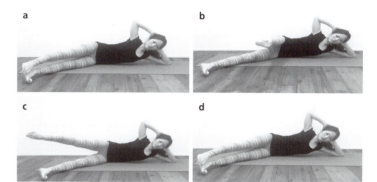

スタートポジション a:側臥位になり,下肢を身体よりやや前に出し,つま先は軽くポイントにする.
両肘を曲げて頭の後ろで手を組み頭をマットから持ち上げる.

動作手順
b:上側の下肢を前へ動かす.足関節は背屈する.
c:スタートポジションより後ろへ引く.足関節は底屈する.8〜10回繰り返す.
d:スタートポジションへ戻る.反対側も行う.

◆注意点

・骨盤の安定.前傾・後傾させない.

◆修正

・下の膝を屈曲させる.安定しやすくなる.

▶ 4 コルクスクリュー

🎯 目 的
- 脊柱のアーティキュレーション．
- バランス力の向上．

🔑 キーポイント
- ロールアップは尾骨から胸椎に向かって，ロールダウンは胸椎から尾骨に向かって脊柱の屈曲運動に下肢の分回し運動が加わる．
- 肩甲骨安定

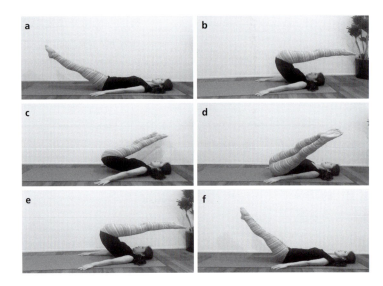

スタートポジション a：仰臥位になり，インプリントポジションをとる．下肢をパラレルで内転させ，インプリントを維持できる程度に低く斜め前方に伸ばす．足関節は底屈させ，つま先は軽く伸ばす．上肢を身体の横で伸ばし，手のひらを下に向ける．肩甲骨を安定させる．

動作手順
b：尾骨から胸椎の上部へと椎骨をひとつずつ屈曲させ，マットから持ち上げる．
c，d：下肢を揃えたまま，右からゆっくり円を描くように回す．
e：センターに戻り，左回りも行う．
f：脊柱の中心を意識し，ロールダウンしてスタートポジションへ戻る．

◆注意点
- 腰椎-骨盤の安定．
- 体重をかけるのは胸椎の上部まで，頸椎までいかない．

◆修正
- 骨盤をマットにつけたままで行う．

▶ 5 レッグ・プル

🎯 目 的
- ハムストリングス，殿部の強化．
- 片脚を上げるとき体幹を安定させる．

🔑 キーポイント
- ハムストリングスを使って膝の過伸展を防ぐ．
- 股関節の伸展と腹筋のコネクションを維持して，骨盤が落ちないように．

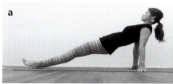
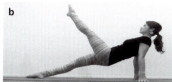
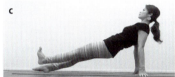
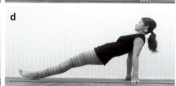

スタートポジション a：身体の前面が上を向くようリバース・プッシュアップのポジションをとる．上肢を肩の下で伸ばし体幹を支える．指先は外側に向けて．肩甲骨を安定させる．下肢は伸ばして外旋させる．

足関節は底屈しつま先は軽く伸ばし，骨盤はマットから上げる．つま先から，胸郭の下部にかけて一直線になるように，腰椎をやや屈曲させて，肩関節を過伸展させないようにする．

動作手順

b：足関節は底屈したまま片方の股関節を屈曲させ，骨盤と脊柱の安定を維持できる程度にできるだけ高く脚を上げる．

c：足関節を背屈させ，マットのすぐ上までおろす．

下肢の上げ下げを3回繰り返し最後に足関節を底屈させてマットにおろす．もう片方の下肢で同じように行う．

それぞれの脚で3〜6回行う．

◆注意点
・肩関節が内旋しすぎない．
・スタビリティ，バランス，コーディネーションすべて意識する．
・肩甲骨を下制し，頸椎のアライメントを意識する．

◆修正
・下肢を交互に5回持ち上げる．

文献

1) Bishop : Warm up I-Potential mechanisms and the effects of passive warm up on exercise performance. Sports Med 33 : 439-454, 2003
2) Bishop : Warm up II-Performance changes following active warm up and how to structure the warm up. Sports Med 33 : 483-498, 2003
3) Wright V, et al : Quantitative and qualitative analysis of joint stiffness in normal subjects and in patients with connective tissue disease. Ann Rheum Dis 20 : 36-46, 1961
4) Cé E, et al : Effects of stretching on maximal anaerobic power : the roles of active and passive warm-ups. J Strength Cond Res 22 : 794-800, 2008
5) Nielsen M : Die Regulation der Köpertemperatur bei Muskelarbeit. Acta Physiol 79 : 193-230, 1938
6) Gregson WA, et al : The influence of pre-warming on the physiological responses to prolonged intermittent exercise. J Sports Sci 23 : 455-464, 2005
7) 瀧澤一騎ほか：ウォーミングアップ強度が高強度運動のパフォーマンスと酸素摂取動態，筋活動へ及ぼす影響．日本運動生理学雑誌 12：41-49, 2005
8) 瀧澤一騎ほか：有酸素運動時のウォーミングアップによる神経-筋機能亢進とパフォーマンス改善効果．体力科学 51：560, 2002
9) 高澤 元ほか：常温環境下におけるウインゲートアネロビックテスト前の至適ウォーミングアップについて．日本運動生理学雑誌 9：77-84, 2002
10) Crowley GC, et al : Effects of cooling the legs on performance in a standard Wingate anaerobic power test. Br J Sports Med 25 : 200-203, 1991
11) Hedrick A : Dynamic flexibility training. Strength Cond J 22 (5) : 33-38, 2000
12) Brandenburg JP : Duration of stretch does not influence the degree of force loss following static stretching. J Sports Med Phys Fitness 46 : 526-534, 2006
13) Holcom WR：ストレッチングとウォームアップ．ストレングストレーニング＆コンディショニング，第2版，Baechle TR ほか編，石井直方総監，ブックハウス HD，東京，355-378, 2002
14) Fredrick GA, et al : Dynamic flexibility. Strength Cond J 23 : 21-30, 2001
15) Duehring MD, et al : Strength and conditioning practices of United States high school strength and conditioning coaches. J Strength Cond Res 23 : 2188-2203, 2009
16) Hodeges P : Abdominal mechanism and support of the lumber spine and pelvis. Therapeutic Exercise for Lumbopelvic Stabilization, 2nd ed, Churchill Livingstone, Edinburgh, 31-57, 2004
17) Mohr M, et al : Muscle temperature and sprint performance during soccer matches — beneficial effect of re-warm-up at half time. Scand J Med Sci Sports 14 : 156-162, 2004
18) Cresswell AG, et al : The effect of an abdominal muscle training program on intra-abdominal pressure. Scand J Rehabil Med 2 : 79-86, 1994

写真協力

一般社団法人 Educate Movement Institute
古賀聖子

PART III 実践プロトコル編−ピラティスの応用

2 陸上−長距離

▶ 福島啓介　Keisuke Fukushima

POINT
- 陸上競技（長距離）に多い障害の特徴を理解する．
- 陸上競技（長距離）に多い障害予防と特異的動作に繋がる運動療法としてのピラティスエクササイズの指導ができる．

陸上（長距離）とピラティスエクササイズ

陸上の長距離はランニング動作を繰り返すcyclic sportに分類され，同じ動作を繰り返し続けるスポーツである．ゆえにトレーニングにおいて，大きく二つの項目が重要となる．一つ目が限りない体力の向上，二つ目が限りない動作精度の向上である．ランニング障害は繰り返されるメカニカルストレスの集積で起こる．ランニング障害の予防には，動作を改善し繰り返されるメカニカルなストレスを適切に受容し適切に出力することが必要である．その中で，ピラティスはモーターコントロールの異常を見つけ具体的な解決方法を見つけ出すことが期待できるメソッドである．

陸上（長距離）における障害の特徴

長距離ブロックの運動器疾患の特徴は同じ動作を繰り返すことから，微細な外力が蓄積されて発生すると考えられる．原因としては練習強度，走行距離，静的アライメント，動的アライメント，サーフェイス，シューズなど多岐にわたる．

日本人長距離選手における障害発生件数は部位別では下腿部が27.6％，膝関節部が19.1％，足部・踵・足底部が17.6％となっており，疾患別ではシンスプリントが9.9％，腸脛靱帯炎が6.4％，足底筋膜炎が4.1％となっている（図1，2）[1]．障害は下肢に集中して発生している（図1）[1]．

ランニングフェーズ

Slocumら[2]によると，ランニングフェーズは，足部が地面に接地しているスタンスフェーズ，足部が地面から離れているリカバリーフェーズに分けられ，その2つのフェーズはそれぞれ3フェーズに分けられる（図3）[2]．
① フットストライク：足部が接地し安定するまで．
② ミッドサポート：足部が安定して踵部が地面から離れるまで．

PART III 実践プロトコル編-ピラティスの応用

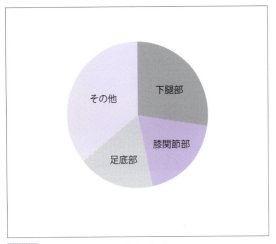

図1 長距離選手による障害（部位別）
（文献1より作図）

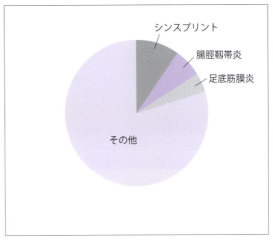

図2 長距離選手による障害（疾患別）
（文献1より作図）

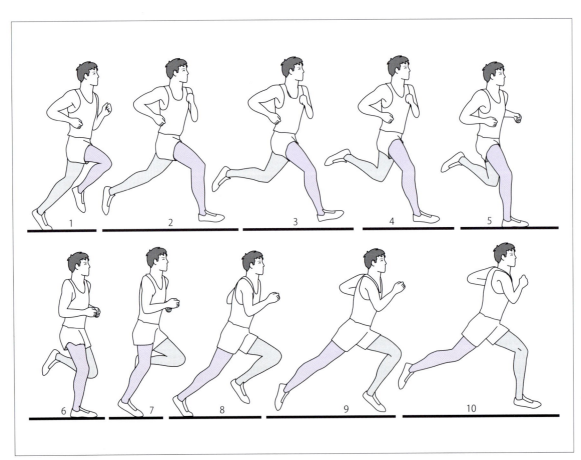

図3 ランニング動作の位相
① フットストライク（5：紫色下肢），② ミッドサポート（6：紫色下肢），③ テイクオフ（7〜8：紫色下肢），④ フォロースルー（2〜3：灰色下肢），⑤ フォワードスイング（4〜9：灰色下肢），⑥ フットディセント（1〜4：紫色下肢）
（文献2より引用）

③ テイクオフ：踵部が地面から離れて，足趾が地面から離れるまで．
④ フォロースルー：足趾が地面から離れて，下肢が後方へ移動し止まるまで．
⑤ フォワードスイング：下肢が後方から前方に移動し止まるまで．
⑥ フットディセント：下肢の前方移動が止まって足部が地面に接地するまで．

ランニング時の地面反力は走行速度により変化し体重の 2〜4 倍の負荷がかかる[3]．そのためランニング障害を考察するには，スタンスフェーズにフォーカスすることが重要である．

メモ

フェーズ分析は動作を切り取り考察するため静的なイメージを持ちがちであるが，ランニングは cyclic sport であるため動作の一部であることを忘れてはならない．変化を起こしたいフェーズがあれば一つ前のフェーズに着目し動作として捉える取り組みが必要である．

陸上（長距離）における運動療法としてのピラティスの活用

ランニング障害の予防も競技力向上も繰り返されるランニング動作の精度を上げることが重要である．その中でピラティスはモーターコントロール異常にアプローチしファンダメンタルな機能を向上させることが期待できる．本項では数ある原因のうちランニング障害でよくみられる knee-in toe-out で起こりうるランニング障害（シンスプリント・腸脛靱帯炎・足底筋膜症）の予防についてミッドサポートフェーズにフォーカスを当て考察する．次にピラティスメソッドでプログラミングし機能解剖学的背景を踏まえ解説する．

knee-in toe-out で起こりうる障害予防に向けたピラティスエクササイズ

フットストライクからミッドサポートにかけて足部アーチ保持機能が低下している場合，距骨下関節（ST 関節）回外位から過回内が起こる．後足部回内が起こると下腿は内旋する[4]．toe-out また大腿内旋が高度なとき，下腿は大腿に対し外旋し股関節は内転内旋してメディアルコラプス[5]のポジションに崩れる．またこのマルアライメントは pronation distortion[※1] とも呼ばれ臨床上しばしばみられる．サポートフェーズ，ミッドサポートのローディングポジションで適応不全が起こると各障害の原因となりうる．

足底筋膜症の原因は特定されていないが，体重増加や回内足[6]内在筋の筋力低下[7]などが複数ある原因の一つにあげられている．シンスプリントも原因が特定されていないが，回内足と回内可動性[8]が高いリスクに繋がるとされている．腸脛靱帯炎もミッドサポート時，股関節外転筋群の機能不全では股関節内転内旋すると膝関節には外反力が加わり脛骨大腿回旋症候群 TFR-Val[※2] となる．TFR-Val は大腿筋膜張筋〜腸脛靱帯に過度な張力を与え，腸脛靱帯炎のリスクとなりうる[9]．また腸脛靱帯症候群を発生したランナーに著明な中殿筋の弱化がみられるとの報告がある[10]．

各機能不全の関節を抽出し単関節で刺激し改善させ，統合させてランニング動作を改善させる．knee-in toe-out のアライメントを足部，膝部，股関節部，単関節で改善させる．次にユニットとして活動させドリルまたは特異的動作に繋げ障害予防を図る．ここでは単関節からユニットエクサ

[※1] pronation distortion：足部-回内，股関節-内旋内転，骨盤-前傾，腰椎-前弯を呈し各種障害の原因となる．
[※2] 脛骨大腿回旋症候群（tibiofemoral rotation：TFR）：脛骨大腿関節の回旋機能障害で外反を伴う with valgus と内反を伴う with varus がある[10]．

サイズについてピラティスメソッドを使用したプログラムを紹介したい．

> **メ　モ**
>
> 本項では主にミッドサポートフェーズのプログラムであり，フットストライク，テイクオフおよびリカバリーフェーズではそれぞれ別のアプローチが必要である．
>
> 足部，足底腱膜炎 pronation distortion に対するアプローチ（足部回内足に対するアプローチ），膝部 TFR-Val に対するアプローチ（外反制動に対するアプローチ），股関節内転内旋に対するアプローチ（中殿筋後部線維，外旋6筋に対するアプローチ）を行う．

ピラティスエクササイズプログラム

機能不全の各関節のエクササイズをヒトの発達段階を踏まえてプログラムする．

(1) 呼吸（呼吸の章 p25 参照）
(2) 体幹筋に対するピラティス（カールアップ，ハンドレッドなど仰臥位のエクササイズ）
(3) 股関節内転内旋に対するピラティス：クラム→サイドパッセ→アップダウン→ニーリングサイドキックス（p140，185）
(4) 膝関節部　TFR-Val に対するピラティス：ショルダーブリッジ（バリエーション）
(5) 足部　足部内在筋，アーチ保持に対するエクササイズ：スタンディングフットワーク
(6) ユニットエクササイズ　Eve's Lunge
　　ショルダーブリッジ　片脚（リフォーマー）
(7) ドリル　プライオメトリック　walldrill など

本項では，ランニング動作に介入するための全体的なプログラムの例を記載した．

▶ 1 クラム

🎯 目的
- 股関節の安定性の強化, 体幹の安定と股関節外転外旋運動の分離によるコントロール.

🔑 キーポイント
- 5〜8回を1〜3セット行う.
- 深層筋の外旋6筋の活動を促すため外旋動作も意識し, リラックスしてゆっくり行う.
- 代償運動として骨盤が後方へ回旋しない.
- 代償運動として腰椎屈曲伸展が起こらない.
- 中殿筋後部線維の活動ではなく大腿筋膜張筋の緊張が強くならない.

◆ 関連するスポーツ外傷・障害とパフォーマンスエラー
- femoroacetabular impingement (FAI)
- 股関節唇損傷
- 鼠径部痛症候群
- 股関節外旋を代償に体幹が回旋する.
- 股関節外旋を代償にマウスハウスが消失する.
- 股関節伸展筋群と多裂筋下部などの体幹筋群とのパワーバランスが崩れ骨盤が後傾する.
- 股関節屈曲筋群と腹横筋な

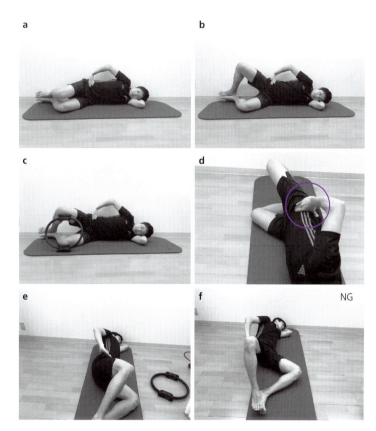

スタートポジション 側臥位. 前方トライアングルが床と垂直. 第10肋骨と上前腸骨棘(ASIS)が同一直線上.
肩は開き肩甲骨はニュートラル. 膝関節屈曲位. 肩峰, 大転子, 外果が一直線上(a). マウスハウスを作る.

動作手順 息を吸いながら股関節を外転外旋させる(b, e). 息を吐きながら元に戻す(a).

◆ 修正
- 大腿筋膜張筋の緊張が強く, 弦が張ったような状態の場合, ピラティスリングまたはハーフホームローラーなどでサポートし大腿筋膜張筋の緊張を落とす(c). 踵で後方の壁などを押し, 股関節伸展筋群を促通させ, 股関節屈曲筋群である大腿筋膜張筋に相反神経抑制をかける(c).
- 四指を大腿筋膜張筋, 母指を中殿筋後部線維に当て中殿筋の筋活動を確認, 四指で大腿筋膜張筋張力をモニターする(d).

PART III　実践プロトコル編-ピラティスの応用

どの体幹筋群とのパワーバランスが崩れ骨盤が前傾する.

◆エラーパターン

・股関節外転を体幹の回旋で代償する(f).

▶ 2 サイドパッセ

🎯 目 的

▸股関節の安定性の向上，強化.

🔑 キーポイント

▸5〜8回を1〜3セット行う.
▸クラムで外旋6筋，中殿筋後部線維優位の股関節外転外旋，膝関節屈曲ができたらそのまま膝関節伸展する．大腿筋膜張筋〜腸脛靭帯の緊張が高まることで中殿筋後部線維の出力が低下し，筋交代現象が起こらないようにする（膝伸展時，股関節内旋が起こらない）.
▸大腿筋膜張筋のトーヌスが高い時，中殿筋は抑制傾向にある[9].

◆関連するスポーツ外傷・障害とパフォーマンスエラー

▸FAI
▸股関節唇損傷
▸鼠径部痛症候群
▸bの時に体幹が回旋する．クラム写真(f).
▸b，cの時にマウスハウスが消失する.
▸cの時に股関節が内旋する.

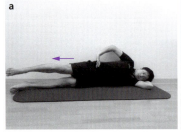
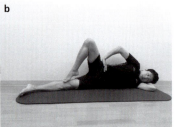
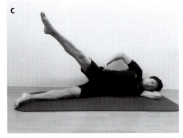

スタートポジション　側臥位．前方トライアングルが床と垂直．第10肋骨とASISが一直線上．
肩は開き肩甲骨はニュートラル．膝関節伸展位．肩峰，大転子，外果が一直線上．
上の足を遠くへ伸ばし体側下にマウスハウスを作る(a).

動作手順
① 股関節を外転外旋させ膝を屈曲する(b).
② 膝のポジションは変えず膝関節を伸展させる(c).
③ そのまま元のポジションに戻す(a).

▶ 3 アップダウン

🎯 目 的
- 股関節の安定性の向上，強化．

🔑 キーポイント
- 5～8回を1～3セット行う．
- サイドパッセで中殿筋後部線維に抑制がかかっていない状態の股関節外転外旋ができたら，そのまま膝関節伸展位でアップダウンさせる．
- 膝関節伸展で重力負荷によるモーメントが大きい状態で大腿筋膜張筋が優位になり股関節内旋し殿筋の抑制が起こらない（股関節屈曲内旋増強）(e)．
- 股関節の外転動作であって体幹の側屈動作にならない（マウスハウスが消失しない）．

◆ 関連するスポーツ外傷・障害とパフォーマンスエラー
- FAI
- 股関節唇損傷
- 鼠径部痛症候群
- 股関節外旋の代償により体幹が回旋する．
- 股関節外転時，股関節が内旋する．
- 股関節外転時，マウスハウスが消失する．

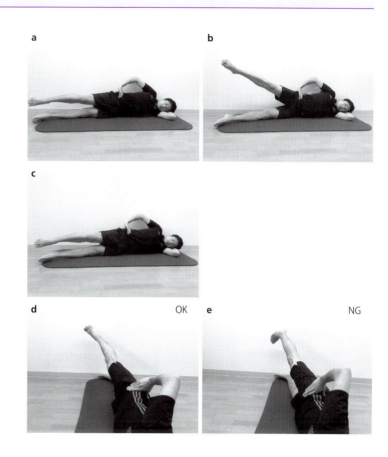

スタートポジション 側臥位．前方トライアングルが床と垂直．第10肋骨とASISが一直線上(a)．

肩は開き肩甲骨はニュートラル．膝関節伸展位．肩峰，大転子外果を一直線上(a)．

上の足を遠くへ伸ばし体側下にマウスハウスを作る．股関節屈曲30℃，外旋位をとる(a)．

動作手順
① 息を吸いながら股関節を外旋位のまま外転する(b, d)．
② そのまま元のポジションに戻す(c)．

PART III 実践プロトコル編−ピラティスの応用

▶ 4 アーティキュレーティングブリッジ，シングルレッグ（ピラティスリング）

🎯 目　的

- 膝関節安定性の向上．
- 体幹の強化，脊柱の柔軟性の向上，膝関節の調整．

🔍 キーポイント

- 5〜8回を1〜3セット行う．
- 内側広筋斜頭（vastus medialis oblique：VMO）の活動を促すため大内転筋の筋活動とともに膝関節伸展を行う※3．
- 股関節伸展，内転，外旋，膝関節伸展を意識する．
- 両脚の間に挟む物はピラティスリングがない場合，ボールなどで代用可．
- 事前に単関節でパテラセッティングを行いVMOの感覚入力を促した状態を作るとよい．

◆ 関連するスポーツ外傷・障害とパフォーマンスエラー

- 変形性膝関節症
- タナ障害
- 鵞足炎
- 腸脛靱帯炎
- 膝蓋大腿関節症
- オスグッドシュラッター病
- 膝伸展時，最終伸展位まで伸展できない（内側広筋が働かない）．
- ヒップリフト時，両膝が開く（股関節伸展時，股関節

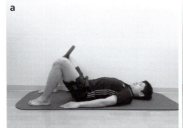
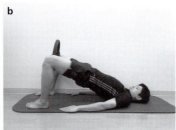
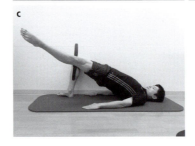

スタートポジション a：両脚を肩幅に開き，膝を曲げピラティスリングを両大腿遠位に挟む．骨盤の前方トライアングルを床と平行にする．第10肋骨とASISを一直線上に合わせる．胸は開き肩甲骨は下制させ，顎を軽く引きリラックスさせる．

動作手順
① ヒップリフトさせ（b），股関節伸展位で片脚膝関節伸展（c）．
② 膝関節を戻しアーティキュレーティングで脊柱を戻す．

ヒップアダクター（大内転筋の促通法）

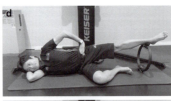
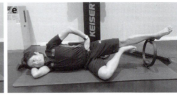
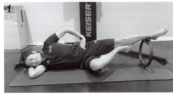

2. 陸上-長距離

- が外転し，リングが落ちる）．
- ヒップリフト，股関節内転時，支持側股関節が下がる（大内転筋ではなく長内転筋が働き股関節が屈曲し下降する）．

大内転筋の感覚が乏しい場合はヒップアダクターを行う．

d：上の脚をピラティスリングの上で荷重をかけないようにし外転筋群を活動させる．相反神経抑制により上の脚の内転筋に抑制をかける．

e：下の脚の股関節を外旋させ下の脚の踵を上の脚の膝につける．

f：下の脚を外旋位のまま内転させ，下の膝を挙上させる．上の脚の内転筋は抑制させたまま行う．

※3 VMOの一部は大内転筋の腱膜から起始しているため大内転筋の筋活動とともに活動を促す．大内転筋の活動を促すため股関節伸展位で内転させる[11]．

▶ 5 スタンディングフットワーク

目的

- 足部安定性の向上．
- 体幹，股関節，膝関節，足関節，足趾の協調性の獲得．

キーポイント

- 5〜8回行う．
- 回内足に対し，荷重時での足部機能調整．
- 回内位にある踵骨を股関節から外旋させ回外方向にコントロールし中間位を作る．距骨下関節を回外方向にコントロールし小趾を外転する．一列を底屈させ母趾MTPを床につけ足趾を背屈外転させアーチを形成させる．
- a：足部は回外させ大腿は外旋させる．
- b：足部アーチを保つ．
- c：膝は必ず第2足趾より内側に入らない．

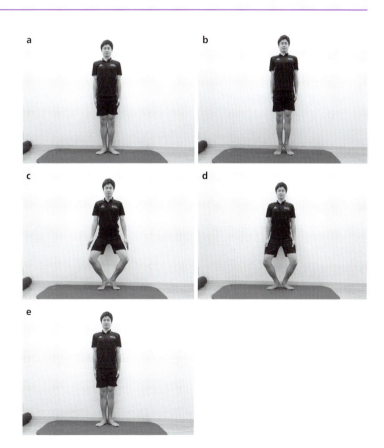

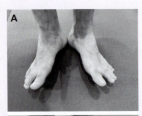
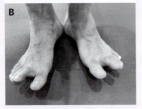

A：距骨下関節を回外させ小趾を外転させる．下肢を股関節から外旋させる

B：下肢はそのまま前足部を回内，足趾は開きアーチを作る．足趾には力を入れない．内在筋を優位にする．

▶ 内在筋の筋活動を促し外在筋はリラックスさせておく．
▶ カーフレイズ時，踵骨挙上でアーチの増大，後脛骨筋，内転筋群，腸骨筋，横隔膜（ディープフロントライン：DFL）[12]と意識を集中する．アーチ保持をユニットとして活動させる．

◆関連するスポーツ外傷・障害とパフォーマンスエラー

▶ 下位交差症候群
▶ 下腿外旋症候群
▶ 足部回内症候群
▶ a：大腿が外旋できない．
▶ b：大腿が内旋し，アーチが保てず，膝が外旋する．
▶ c：股関節が内旋し，膝が第2足趾より内に入る．
▶ d〜e：大内転筋で内転できず，大腿が内旋しながら伸展し，股関節が後ろに引ける．

スタートポジション 前方トライアングルが床と垂直，股関節外旋，ピラティスV（足部が外方へ向く），ASISと第10肋骨を一直線上にする．両肩と両股関節との長方形が前の壁と平行になるようにする（a）．

動作手順

① アライメントを崩さないまま，踵骨を挙上させ，両踵が離れないようにつま先立ちをする（b）．
② 第2足趾と膝の向きを揃えたまま膝関節を屈曲させ体全体を落としていく（c）．
③ 体全体をそのままの高さで踵を床に降ろす（d）．
④ 膝を大腿骨外旋位のまま伸展させスタートポジションに戻る（e）．

▶ 6 イブズランジバリエーション（ランニングパターン）（フォームローラー）

目的
- ランニング時，体幹，股関節，膝関節，足部，機能協調性の獲得．

キーポイント
- 安定したサポートフェーズを作る．
- ヒップヒンジ動作を出しシンアングルが出すぎないようにする．
- 足部を内在筋のコントロールにより回内制動，殿筋のコントロールにより股関節の内転内旋制動，膝関節を内側広筋斜頭により外反制動を行う．

◆関連するスポーツ外傷・障害とパフォーマンスエラー
- 下位交差症候群
- 下腿外旋症候群
- 足部回内症候群
- a, c：足部，股関節，体幹が不安定で，スタートポジションがとれない．
  → ポールを安定したイスなどに変更する．
- a：スタート時にknee-in toe-outになっている（(f)の前脚）．
- b：後ろの脚が内外旋し真っ直ぐ引けない．
- c：直立位になっていない．
- f：knee-in toe-outになっ

a 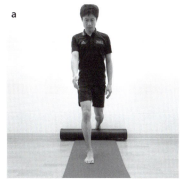 b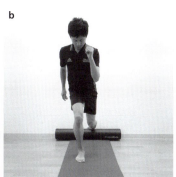

c 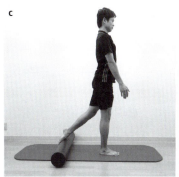 d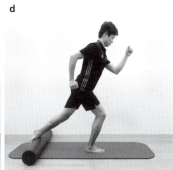

e 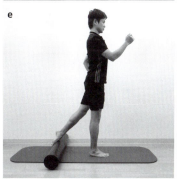 f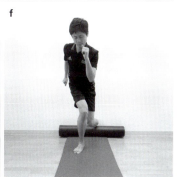

g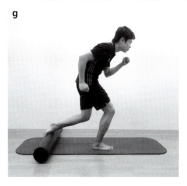

ている．股関節が内転内旋している．体幹が崩れ，左肩が下がる．

- g：ヒップヒンジが起きていない．股関節の屈曲が腰椎の屈曲で代償している．顎が出て，体幹がキープできていない．

スタートポジション ホームローラーを体の後ろに水平に置き，股関節の幅に足を開いて立つ．一方の足の甲をローラーに乗せ，もう一方の脚は膝を軽く曲げて立つ．骨盤をニュートラルにし，膝が第2足趾の真上にくるように体を維持する．
足部は第2足趾を進行方向に向ける(a, c)．

動作手順 ローラーの上にある足を伸ばし，体から離れるようにローラーを転がす．軸足の膝は第2足趾と同じ方向を向くように維持する．骨盤と上半身のニュートラルを維持しながら，ローラーの上にある足を体の方へ引き寄せる(b, d)．この動きを繰り返す．TFR-Valの場合，第2足趾を進行方向に向けると股関節内転内旋が促されるため膝が内に入らないよう特に注意する．

knee-in toe-out になっている(f)．

足部回内　下腿外旋　膝関節外反　股関節内転内旋位に崩れている(f)．

大腿屈筋群の過活動により殿筋の活動が抑制され体幹が崩れフォワードヘッドとなっている(g)．

◆**注意**

以上，knee-in toe-out で起こりうるよくみられる疾患についてミッドサポートのプログラムであり限定的なものである．フットストライク，テイクオフおよびリカバリーフェーズではそれぞれ別の評価，プログラムが必要である．

どのエクササイズも筋力強化が目的ではなく動作教育が目的であり，リラックスして行わなければならない（コントロロジー8原則 relaxation）．

▶ 7 ショルダーブリッジ 片脚（リフォーマー）

目的
- 股関節伸展と posterior oblique sling を同時に使う．

キーポイント
- 股関節伸展を促す．股関節伸展のタイミングが遅れると腰が下がり後方重心，立脚側の下肢に荷重が残り knee-in toe-out が促される．また腰が下がり後方重心でのランニングは knee dominance となり，アキレス腱炎，膝関節伸展（knee extendon：Kext）症候群の原因となる[13]．
- 股関節の伸展角度が短距離走と比べて大きい[14]ことが長距離走特異的動作といえる．股関節伸展を促すことにより腰が落ちるのを防ぎ障害の予防，スムーズな重心移動を促すことができる．

関連するスポーツ外傷・障害とパフォーマンスエラー
- 腰部の伸展が増強される．
- 殿部が下降する．
- 足関節底屈が維持できない．
- 体幹のポジションが維持できない．

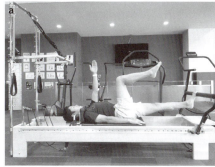
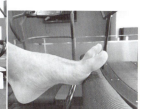
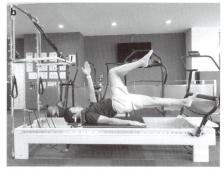

スタートポジション　片脚は股関節90°，膝関節90°とし，反対の脚は股関節，膝伸展位とする．股関節伸展側の肩関節は90°屈曲する．足部アーチは保持し母趾球，小趾球に均等に足圧を掛ける（a）．

動作手順　伸展側の足関節を底屈し，同時に股関節を伸展させトリプルエクステンションを行う．このとき母子球，小趾球，下肢後面，殿筋，胸腰筋膜，対側広背筋のつながりを感じる．長距離ランナーの特異的な動作である骨盤の送り出しをつくる（b）．

文献

1) 日本陸上競技連盟維持委員会トレーナー部：陸上競技における外傷・障害アンケート調査, 2009
2) Slocum DB, et al：Biomechanics of running. J Am Med Assoc 205：721-728, 1968
3) 阿江通良ほか：疾走中の地面反力の変化—疾走速度の増大における影響. 日本体育学会第35回大会, 381, 1984
4) Neumann DA：第14章 足関節と足部. カラー版 筋骨格系のキネシオロジー, 原著第2版, 嶋田智明ほか監訳, 医歯薬出版, 東京, 654, 2012
5) Bizzini M：Sensomotorische Rehabilitation nach Beinverletzungen, Thieme, Stuttgart, 2000
6) Prichasuk S, et al：The relationship of pes planus and calcaneal spur to plantar heel pain. Clin Orthop Relat Res 306：192-196, 1994
7) Allen RH, et al：Toe flexors strength and passive extension range of motion of the first metatarsophalangeal joint in individuals with plantar fasciitis. J Orthop Sports Phys Ther 33：468-478, 2003
8) 新名真弓ほか：シンスプリント(脛骨過労性骨膜炎)の発生に関与する身体要因に関する研究. 臨スポーツ医 19：1355-1359, 2002
9) Noehren B, et al：ASB clinical biomechanics award winner 2006 prospective study of the biomechanical factors associated with iliotibial band syndrome. Clin Biomech (Bristol, Avon) 22：951-956, 2007
10) Fredericson M, et al：Hip abductor weakness in distance runners with iliotibial band syndrome. Clin J Sport Med 10：169-175, 2000
11) 林 典雄：下肢の筋. 運動療法のための機能解剖学的触診技術 下肢・体幹, 青木隆明監, メジカルビュー社, 東京, 186-188, 2006
12) Myers TW：ディープ・フロント・ライン(DFL). アナトミー・トレイン, 第3版, 板場英行ほか訳, 医学書院, 東京, 202-227, 2016
13) Sahrmann SA：膝関節の運動系症候群. 続 運動機能障害症候群のマネジメント, 竹井 仁ほか監訳, 医歯薬出版, 東京, 454-461, 2013
14) 阿江通良：ランニング動作のバイオメカニクス. ランニング障害のリハビリテーションとリコンディショニング, 増田雄一編, 文光堂, 東京, 30-36, 2012

PART Ⅲ 実践プロトコル編-ピラティスの応用

3 野　球

▶ 一色史章　Fumiaki Isshiki

> **POINT**
> ▶ 野球選手の特有の解剖学と運動学を理解する．
> ▶ 野球選手特有の障害を理解し，運動連鎖を考慮したピラティスエクササイズを処方することができる．

野球とピラティスエクササイズ

　近年少子化の影響もあり野球離れがメディアで取り上げられることがある．しかしながら，未だに野球は日本では最も競技人口の多いスポーツと言っても過言ではないであろう．そして，パフォーマンスは年々向上している．特にピッチングに関しては顕著である．一昔前までは130キロ後半の直球を多く見かけていた甲子園大会では，140キロは当たり前になり150キロを見ることも多くなった．その一方で，海の向こうアメリカでは甲子園大会の球数問題が議論されることが多々ある．これは一例に過ぎないが，我が国では野球の障害予防に関して発展途上であると言えるであろう．そこで本項では，ピラティスエクササイズがどのように野球の障害予防に寄与できるのか解説する．

野球競技における障害の特徴

　メジャーリーグベースボール（MLB）では，投手と野手では障害の部位や割合が異なる．2002年から2008年の長期にわたる調査によると投手は上肢の障害が多く，野手は下肢の障害が多い．さらに投手においては野手と比べて34％障害を受傷する可能性が高いことが報告されている[1]．さらに近年の報告（1998〜2015）では障害の数は増加し続けている．その中でも肩関節の障害は多少減少しているが，肘関節の障害は大きく増加している[2]．これの原因の一つとして，われわれ医療職が野球選手の動態を未だに理解仕切れていないことがあげられるであろう．言い換えれば，野球選手は特殊な身体を有し，現在わかっていることを理解していなければ治療や予防が困難であると言える．

　野球では肩関節内旋欠損Glenohumeral Internal Rotation Deficiency（GIRD）（図1）[3]が以前から障害に関連する[4]と言われている．そのために多くの選手はスリーパーストレッチを実施する（図2）[5]．

　これはLintnerらの報告[6]によるとストレッチによってGIRDが改善したことが幅広く知れてい

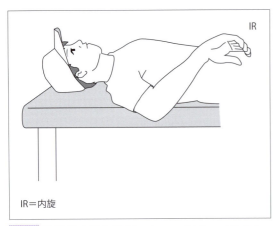

図1 肩関節内旋欠損 Glenohumeral Internal Rotation Deficiency（GIRD）
（文献3より引用改変）

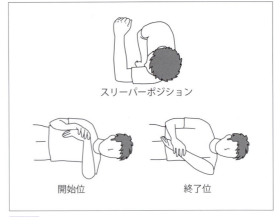

図2 スリーパーストレッチ
（文献5より引用）

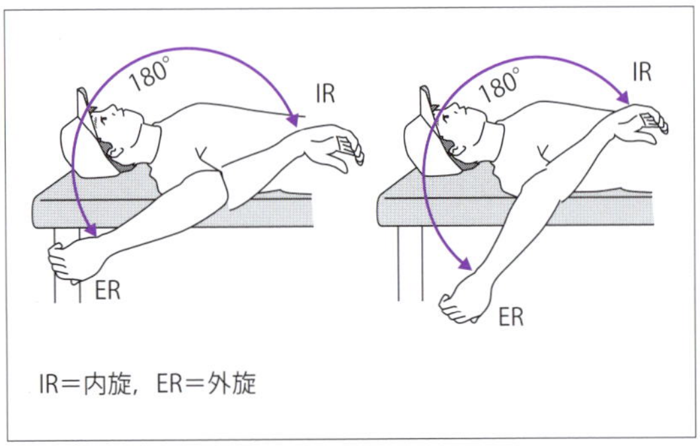

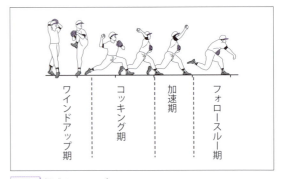

図3 外旋が増え内旋が減少するが合計は変わらない
（文献3より引用）

図4 投球のフェーズ

る理由であろう．これが広まったのが2012年前後のである．しかしながら，2014年には8年間のGIRDの研究で怪我との関連性が見当たらないことが報告され，その代わり合計可動域 Total Range of Motion（TROM）が傷害との関連性があることが報告された[7]．この理由は何故なのか？それは肩関節の外捻転角が10°上昇することにより30％投手の傷害が減少した報告[8]にヒントがある．もしも外捻転角が多ければ，軟部組織性の制限ではなく骨形態による制限になる（図3）[3]．つまり，TROMを考慮しなければならないのである．以上から，野球選手は肩関節に特有な捻転角があることを運動療法の処方をする際には考慮しなければならない．

ここまでは肩関節の特徴を述べたが，投球障害は肩関節だけが問題ではない．投球はさまざまなフェーズに分かれており（図4），全身の筋肉，関節が関与している．筒井ら[9]によると投球時にテーピングで股関節の内旋を5°に制限した場合，肩の最大スピードの後に肘の加速が始まっているので肩関節への負荷が増加する．さらに足関節を固定した場合，肘と肩の運動連鎖が逆転して肘関節への負担が増加した．よって投球はある部位が制限されると肩や肘への負担が増大することがわかっ

ている．投球障害では特に着目しなければならないのが，肩甲胸郭関節，脊柱，股関節である．

肩甲胸郭関節の筋群で最も重要な筋肉は，コッキング期に最も働き，前鋸筋は最大収縮106％働く[10]．つまり，肩関節を評価している間に翼状肩甲骨（図5）が見られる場合は筋力が確実に不足している．これではコッキング期に肩甲骨が前傾するために肩甲上腕関節の外旋が不足し靱帯にストレスを与え，骨頭を前方へ偏位し障害へと繋がる．

脊柱は不安定でさらには筋力が不足していると，障害のリスクが2～3倍上昇しさらに重症になることが報告されている[11]．また，投球時の前方の足の股関節内旋が制限されると肘の障害リスクが上がることが報告されている[12]．

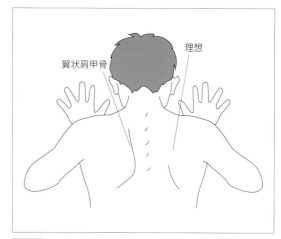

図5　翼状肩甲骨

野球における運動療法としてのピラティスの活用

投球障害の予防，パフォーマンス向上，投球障害のリハビリテーションのすべてにおいて，運動連鎖が重要であることはこれまでに述べたとおりである．さらにピラティスではニュートラルポジションを意識し，ピラティスの原則の一つでもあるコントロールはまさにモーターコントロールトレーニングには欠かせない原則の一つである．これを意識するだけでも投球障害の予防とパフォーマンス向上に寄与する．例をあげながら解説する．

●ケース：投球時に肩関節前方に不安感がある投手

主訴は投球時に肩関節前方に違和感がある．選手の状態は肩関節の可動域制限がないが，股関節内旋可動域が減少しており，体幹の筋力が低下し，肩甲胸郭関節の筋出力が低下している．また，肩甲上腕関節の筋肉が硬化している状態である．この状態に対処するためには，一つ一つの機能障害に対してアプローチをすることは効率的ではない．

どの状態が一番の根本原因になっているのかを確認することが大切であるが，ここの関節を単独で診ると優先順位をつけるのがむずかしい．ピラティスを用いるとこれがすべて解決する．まずは股関節内旋可動域をあげるポジションからスタートするエクササイズを選択して股関節内旋可動域を増加する．そのうえでニュートラルポジションを取ることにより体幹筋力の安定性に寄与することができる．さらにその状態で，上肢を動かすことによって，肩関節の機能不全にアプローチすることができる．ここで最も代償が多いところを見つけることにより，重点的に徒手療法などのアプローチを用いることができる．しかしながら，代償を選手に伝え障害が再び起こらないように反復することにより正しいモーターコントロールを促すことができ，投球時にも応用することができる．

一方で選手に股関節をストレッチし，体幹の筋力トレーニングを行い，さらに肩関節の機能障害に徒手療法と運動療法でアプローチするとそれぞれが単独で働くことはできるかもしれないが，協調的に働くことはできないので時間が掛かるうえに投球へとキャリーオーバーが期待されにくい．言い換えれば，練習のための練習にと同じになってしまう．

▶ 1 リブケージアーム オン ツー ローラーズ

🎯 目 的
- 骨盤およびコアを安定させながら肩甲骨の後傾を促し，肩関節の安定化を促す．

🔑 キーポイント
- 肋骨がローラーから浮き上がらないようにコアを働かせる．コアを働かせるのであれば，肘は伸展位．肩関節の外旋を加えるのであればセラバンドを手首に巻き，肘を屈曲位から始め，最終域に伸展位になるように徐々に伸展させていく．
- 回数：ニュートラルを保てる範囲．

◆ 関連するスポーツ外傷・障害とパフォーマンスエラー
- 肩関節前方不安定症やインピンジメント症候群．
- 腰椎分離症や腰椎不安定症．
- コッキング期の肩および肘痛．
- 肋骨が浮き上がる，もしくは，肩関節屈曲が最終域までいかない場合，腹部筋力の低下によるコントロール不良，広背筋硬化により，投球時に偽外旋による肘内反ストレスが生じる．

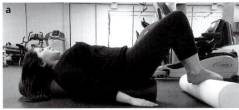

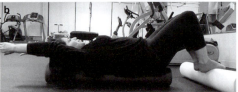

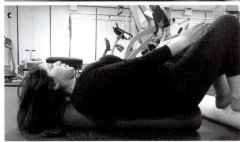

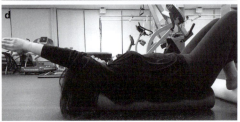

スタートポジション a：ローラーの上で背臥位になり，脚をもう一つのローラーの上に乗せる．

動作手順 b：肩関節を屈曲する．その他は動かさない．

◆ 修正
・床で行う．

◆ 応用
・c, d：手首にセラバンドを使用する．

3．野 球

▶ 2 モディファイド スイミング オン ツー ローラーズ

🎯 目 的
- コア・股関節の強化と肩甲骨の安定化．

🔑 キーポイント
- 支えている肩甲骨の前鋸筋の活動と挙げている腕の僧帽筋の活動に着目．
- 回数：ニュートラルを保てる範囲．

◆ 関連するスポーツ外傷・障害とパフォーマンスエラー
- 肩関節前方不安定症やインピンジメント症候群．
- 関節唇損傷やローテーターカフ損傷．
- 投球時に球速が減少したりコントロールが定まらない時に有効．
- 支持手の翼状肩甲骨がみえる場合，コッキング期での肩甲骨の安定がなくなる．このことにより投球時に球に伝わる力が減り，球速が落ちる．また，この不安定性を補うために力を入れ，過度な肘への内反ストレスが生じることもある．

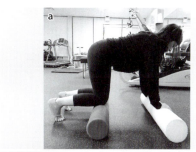
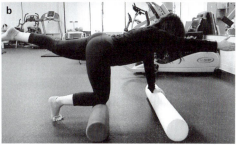
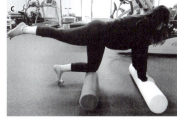
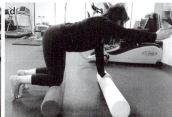

スタートポジション a：ローラーを平行に置き，手前のローラーに膝を乗せる．そして前方にあるローラーに手を乗せる．ここでニュートラルポジションを取る．

動作手順 b：対角線上の上下肢をローラーから天井方向へ上げる．そして反対側も行う．

◆ 修正
- c，d：上肢のみ下肢のみを行う．

◆ 応用
- セラバンドを大腿に巻き，外転外旋位を保つ．

▶ 3 マーメイド（フォームローラー）

🎯 目 的
- 股関節と肩の柔軟性とコアの協調性.

🔑 キーポイント
- 骨盤のニュートラルを保つことによって，股関節と肩関節の柔軟性を向上することができる．また，最後の胸椎伸展によって胸椎の可動性と肩甲骨の上方回旋を促すことができる．
- 回数：ニュートラルを保てる範囲．

◆ 関連するスポーツ外傷・障害とパフォーマンスエラー
- 肩関節前方不安定症やインピンジメント症候群．
- 肘内側側副靱帯痛や肘骨棘．
- 股関節前方インピンジメントがあり投球障害が生じている時，ピラティスエクササイズの中で最も有効である．
- 左股関節が内旋位にある時，坐骨がすぐに地面から浮き上がることは，肩関節への負荷増大につながり，球数を投げることができなくなり，パフォーマンス低下へとつながる．

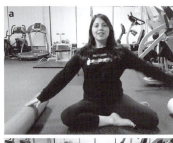
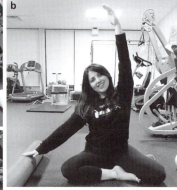
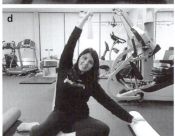
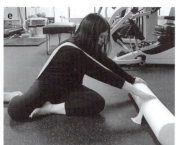

スタートポジション a：片方の足を股関節屈曲・外旋位で膝を屈曲する．もう片方の足を股関節屈曲・内旋位で膝を曲げる．そして坐骨結節が両方地面につくようにポジションを取る．ローラーを外旋位側に置き，手をその上に休ませる．

動作手順 b：ローラーのある方向に向かって側屈するが，坐骨結節が上がらないようにする．c：行けるところまで行ったら宙に浮いている手を体幹を回旋させることによってローラーに乗せる．その後，ローターを少し手前に引き戻すように胸椎を伸展させる．

◆ 修正
- 足をあぐら位で行う．

◆ 応用
- d, e：坐骨の下にセラバンドを乗せ宙に浮いている方で掴み動作を行う．

▶ ④ スタンディングショルダーエクスターナルローテーション（セラバンド）

目的
- コアと肩甲骨の安定化とローテーターカフの強化．

キーポイント
- 肩甲骨をニュートラルのポジションで行い，肩甲骨を動かさないこと．
- 回数：ニュートラルを保てる範囲．

関連するスポーツ外傷・障害とパフォーマンスエラー
- 肩関節全方向性不安定症やインピンジメント症候群．
- 肘内側側副靱帯や肘骨棘．
- 下半身の動きがスムーズだが，手投げになっている選手に有効．
- 本エクササイズを正しく行うとコッキング時に肩関節の前方偏位を防ぐことができる．cのように肩甲骨の内転，下方回旋が生じるとインピンジメントシンドロームなどの障害にもつながる．

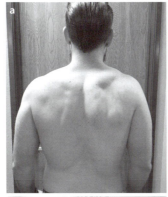 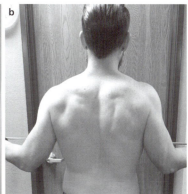
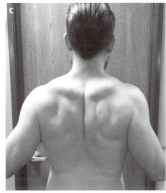

スタートポジション a：立位にてセラバンドを両手に持つ．
動作手順 b：肩関節のみを外旋する．c：間違った動き（肩甲骨の内転）．

修正
- 腕を机に置いて行う．

応用
- セラバンドの強度を上げる．サイドプランクなどと組み合わせて行う．

文献

1) Posner M, et al：Epidemiology of Major League Baseball injuries. Am J Sports Med 39：1676-1680, 2011
2) Conte S, et al：Injury Trends in Major League Baseball Over 18 Seasons：1998-2015. Am J Orthop (Belle Mead NJ). 45(3)：116-123, 2016
3) Reinold M：What You Need to Know About GIRD：What It Is and What it Isn't. https://mikereinold.com/gird-glenohumeral-internal-rotation-deficit/（2017年10月18日閲覧）
4) Wilk KE, et al：Correlation of glenohumeral internal rotation deficit and total rotational motion to shoulder injuries in professional baseball pitchers. AJSM 39：329-35, 2011
5) American Academy of Orthopaedic Surgeons：Rotator Cuff and Shoulder Conditioning Program. http://orthoinfo.aaos.org/topic.cfm?topic=A00663（2017年10月18日閲覧）
6) Lintner D, et al：Glenohumeral internal rotation deficits in professional pitchers enrolled in an internal rotation stretching program. AJSM 35：617-621, 2007
7) Wilk KE, et al：Deficits in glenohumeral passive range of motion increase risk of elbow injury in professional baseball pitchers：A prospective study. AJSM 42：2075-2081, 2014
8) Polster JM, et al：Relationship between humeral torsion and injury in professional baseball pitchers. AJSM 41：2015-2021, 2013
9) 筒井廣明：投球障害肩の病態と治療．投球障害のリハビリテーションとリコンディショニング，山口光國編，文光堂，東京，58-70, 2010
10) Digiovine NM, et al：An electromyographic analysis of the upper extremity in pitching. JSES 1：15-25, 1992
11) Chaudhari AM, et al：Lumbopelvic control and days missed because of injury in professional baseball pitchers. Am J Sports Med 42：2734-2740, 2014
12) Saito M, et al：Relationship between tightness of the hip joint and elbow pain in adolescent baseball players. Orthop J Sports Med 2(5)：2325967114532424, 2014

【写真協力】
Pia Moreno, PMA-CPT Aaron Hewus

【撮影場所】
Seal Beach Physical Therapy

PART III　実践プロトコル編−ピラティスの応用

4　サッカー

▶ 桑原匠司　Shoji Kuwabara　　▶ 山崎 亨　Toru Yamazaki

> POINT
> ▶ サッカーで多く起こる障害を理解する.
> ▶ サッカーにおけるピラティスの応用エクササイズを学べる.

サッカーとピラティスエクササイズ

　1998年にサッカー日本代表が初めてワールドカップに出場してから20年近くとなり，そのワールドカップでは2回ベスト16，AFCアジアカップでは4回優勝している．世界における日本のサッカーレベルも向上している中で，フィジカルの強さにおいては，他国と比べると全体的に劣っている．2014年に行われたブラジルワールドカップに出場した際，日本代表チームの平均身長は177.7cmと32ヵ国中30番目の低さとなった．1番のドイツチームとの身長差は7.3cmであった．体重において，両国間では，7.1kgの差がある[1]．これはボクシングでいうと，スーパーフライ級とヘビー級との体重差である．このような体格差を補うためには，個の持っているポテンシャルを最大限にまで発揮することが求められる．それは身体の使い方であり，足の接地角度や姿勢のコントロールを行うことによって，動きの質を向上させることである．動きの質とは，脳でイメージしているとおり正確に身体をコントロールできる力や方向転換などの筋反射の反応速度の技術である．それでは，どのピラティスエクササイズを選択すれば良いのかという疑問は，ストレングストレーニングやサッカーで発生しやすい怪我の予防エクササイズから逆算して導きだすことができる．

サッカーにおける障害の特徴

　山本によると，2009年から2011年の間，サッカーJリーグDivision 1に在籍したプロサッカー選手の記録されたすべての外傷・障害の中で，「筋と腱」の損傷が全体の35.5％と最も多く，その3分の2は筋損傷や肉離れであった（図1）[2]．スポーツ競技へ復帰後2週間以内に3分の1の選手はハムストリングスの肉離れを再発するというデータもある[3]．ポジションによっては1試合平均で約11kmも走る中で，重力に抗う力，身体の使い方，相手やボールの動きに合わせて受動的でかつ緩急入り交じった身体の動きが必要とされる．その際に大きな遠心性の筋への負担が生じ，

慢性的な障害，疲労が蓄積しての外傷などが起こる．また，下肢の筋系の外傷・障害が多い理由として，外・内腹斜筋群が上手くコントロールできずに，下肢を多用することが原因と考えられることもある．

サッカーにおける運動療法としてのピラティスの活用

サッカーでは方向転換の多いスポーツのため，方向転換や減速時には低い位置でCOM*をコントロールしなければならないことが多い（図2）．減速，方向転換動作にスプリット姿勢を取ることが多くなるが，支持基底面が少ない姿勢のため，身体全体の安定性を保つことが難しい．それゆえにしっかりとトレーニングを行いその安定性を確保する必要がある．

全身の安定性が低ければ代償として可動性が低下し効率的な動作が取れなくなる．その逆で可動性が低下している状態であれば安定性が低下する．安定性と可動性の関係を考慮しながらストーリーを持ったトレーニング形態にしてスクリーニングや各テストの結果から導き出された内容をトレーニングプログラムに導入する必要がある．

サッカーに多い障害に関してもスクリーニング結果から改善するためのプログラムを導入する．そして，プログラムを発展させながら最終的にサッカーに必要な効率的な動作に結び付ける．問題が生じた際はベースとなる要素の改善に努めていく．そのベースとなる要素の改善にピラティスを用いることがある．具体例として，特に股関節の可動性に着目する．ヒンジ動作の低下は低重心の動作時に不良姿勢を招きやすい．これはサッカー選手の場合，足関節の可動性に問題が多いことが原因なことが多い．伸展制限においても加速時の不良姿勢を招き特定の筋の過負荷を起こす．

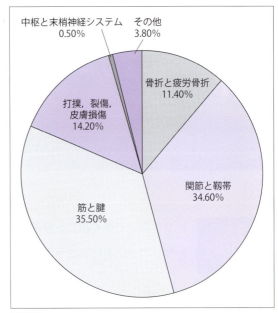

図1　Jリーグディビジョン1全ての傷害の疾患別結果（2009〜2011年）
（文献2より作図）

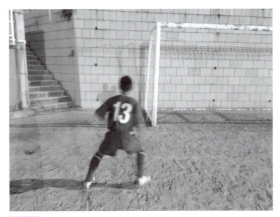

図2　方向転換時のフォーム

本項では，左右の切り返し動作に向けたピラティスエクササイズの導入を紹介する．

* COM：Center of Mass 質量中心，低い位置で身体の質量中心をコントロールする．

4．サッカー

▶ 1 シザース

🎯 目　的
- 腹筋群の強化．
- 股関節屈曲と伸展時の体幹部の安定性向上．
- ハムストリングス伸張時の代償運動コントロール．

🔑 キーポイント
- 左右共に5〜8回を1〜3セット行う．
- 骨盤のニュートラルポジションを維持しながら行う．
- 第10肋骨がASISの上方にあり続けるように行う．
- 第10肋骨とASISとの距離がエクササイズ中も縮まらないように注意する．
- ニュートラルポジションを崩さない範囲で膝を伸展しながら行う．

◆関連するスポーツ外傷・障害
- 脊柱管狭窄症
- 腰椎分離症
- 腰椎すべり症

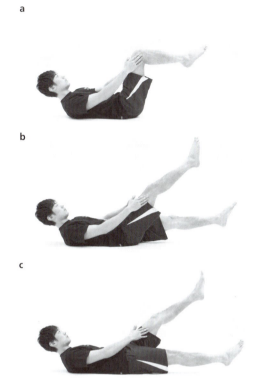

スタートポジション a：ASISと恥骨結合を結んだ三角形（以後，骨盤の前方トライアングル）の面を天井と平行に保ち，肩甲骨の上方1/2が地面から離れる程度に脊柱のエロンゲーションを意識しながらカールアップをする．下肢は脛が天井と平行になるように屈曲して構える．手は片膝の両端にそっと添える．

b：骨盤の前方トライアングル，上半身のアライメントを保ちながら両膝を伸ばす．

動作手順 c：息を吸って準備し，息を吐きながら左右の脚を交代するように股関節の屈曲と伸展を同時に行う．

📓 メ　モ
- 股関節屈曲時に腰椎の屈曲を無意識に行なっていることがみられる場合，下肢の分離動作がなされないため，普段の動作時でも過度の腰椎屈曲がされ，障害に繋がることがある．特に腹直筋のみで上半身の支持をしている場合などである．そのような

ことがみられた場合は脊柱のエロンゲーションをするようにキューを出し，腹筋群全体を使うようにさせる．
- ハムストリングスが短い場合，股関節屈曲時に腰椎の屈曲を代償として起こすことがあるので注意する．

▶ 2 ニーリングサイドキックス，フロント＆バックのバリエーション

🎯 目 的
- 股関節屈曲可動域の向上．
- 腰部の代償運動コントロール力向上．
- 股関節外筋群の強化．

🔑 キーポイント
- 左右共に5〜8回を1〜3セット行う．
- プレエクササイズとして，支持側の股関節屈曲を体幹のニュートラルポジションを維持しながら行う．
- 体幹のポジションを維持し，股関節の屈曲と伸展を行う．
- 左右のASISと第10肋骨の距離が同じ長さのまま行う．

◆ 関連するスポーツ外傷・障害とパフォーマンスエラー
- 筋膜性腰痛
- 脊柱管狭窄症
- 腰椎分離症
- 腰椎すべり症
- サイドの動きで止まれない
- サイドの切り返しが遅い
- サイドの動きの際に上半身に代償動作が出てしまう

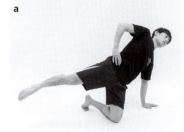 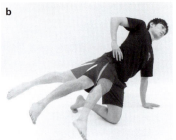

a　　　　　　　　　b

スタートポジション aのように構える際，前方トライアングルは床から垂直にし，肩の下方に手首を置き，支持する大腿は床から垂直に構える．浮かせている脚は上半身のアライメントがくずれない高さにする．

動作手順 浮かせている脚は股関節から屈曲と伸展を繰り返す（b）．

📝 メモ
- サイド系のエクササイズを行う際は，上方への体幹の側屈が多くみられるので，ASISと第10肋骨の距離をなるべく引き離すことに注意する．同時に，腰背部や中背部の伸展や屈曲が多くみられるので，注視する．
- このエクササイズでは側方支持に必要な股関節外転筋群と逆側の体幹が同時にコントロールでき，鍛えられるためサイド系のパフォーマンスに大きく寄与できる．

▶ 3 ラテラルランジ＆プッシュ

目的
- 荷重時の股関節のコントロール力向上.
- 身体の方向転換時のコントロール力向上.
- 上半身の安定性向上.

キーポイント
- 左右共に5～8回を1～3セット行う
- 屈曲を行う側の膝が外反膝にならないように注意する
- 伸展する際には足の内側で蹴るように瞬発的に行う

関連するスポーツ外傷・障害とパフォーマンスエラー
- MCL損傷
- ACL損傷
- 半月板損傷
- 足関節捻挫
- サイドからの切り返し時の不安定制
- サイドからの切り返し時のスピードダウン
- サイドからの切り返し時の身体のコントロール不足

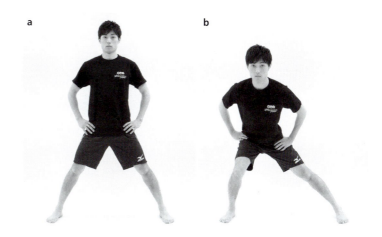

スタートポジション 前方トライアングルを床から垂直に立て，身体の軸をまっすぐにする．股関節が伸展位になっていないように脚を肩幅より大きく開いて立つ(a).

動作手順 片方の股関節を屈曲し，上半身はアライメントを保ちながら前傾させる(b). そして瞬発的に元の位置に戻る.

メモ
- 股関節を屈曲させ内旋の力を働かせることで，膝のみでの外反力を極力かけない．これは多くのプロサッカー選手は度重なる足首の捻挫によって背屈に制限があるため，サイドから逆サイドへの急速な切り返し動作で必要な"安全な代償運動"である.

▶ ④ エアプレーン修正 (T-hip mobility)

目的
- ハムストリングスの伸張と強化.
- 身体バランスの向上.
- 股関節筋群の強化.

キーポイント
- 左右共に5〜8回を1〜3セット行う.
- 浮遊側と体の軸を一直線上のまま行う.
- 第10肋骨とASISとの距離がエクササイズ中も縮まないように注意する.
- 骨盤の後面は天井となるべく平行になるよう努める.

関連するスポーツ外傷・障害とパフォーマンスエラー
- ハムストリングスの肉離れ
- 大腿四頭筋の肉離れ
- 足関節の捻挫
- ACL損傷

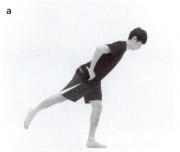
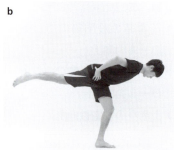

スタートポジション 足首から脳天までまっすぐに構え, aのように全体的に傾斜する. 軸足は軽く膝を曲げる. 両手は腰にあてる.

動作手順 軸足側の股関節の屈曲のみを行う (b).

メモ
- ハムストリングスと腹筋群による股関節屈曲時の代償運動などを見つけることができる.

文献
1) 日本経済新聞社:ワールドカップ出場選手データ. http://www.nikkei.com/edit/interactive/wcup2014/players_data.html (2017年6月閲覧)
2) 山本 純:プロサッカーチームにおける3年間の傷害調査. Football Science 11:36-50, 2013
3) Heiderscheit BC, et al:Hamstring strain injuries:Recommendations for diagnosis, rehabilitation and injury prevention. J Orthop Sports Phys Ther 40(2):67-81, 2010

写真協力
PHI ピラティス Mat Ⅰ & Ⅱ・プロップス
インストラクター　松方裕之
京都橘高校サッカー部　13番　山田剛綺 (2年)

PART III 実践プロトコル編-ピラティスの応用

5 バスケットボール

▶ 川本 紘美　Hiromi Kawamoto

> **POINT**
> ▶ バスケットボールの運動学的特徴および注意すべき外傷・障害について理解する．
> ▶ 競技特性を踏まえた外傷・障害予防およびポジション特性を踏まえたパフォーマンスアップに必要な動作に繋がるピラティスエクササイズを指導できるようになる．

バスケットボールとピラティスエクササイズ

　バスケットボールは，ダッシュとストップを繰り返す瞬発力や，シュートを打ったりガードしたりする際のジャンプ力，激しいコンタクトにも耐えうる強いフィジカル，そしてこの動作を繰り返し，コートを行き来する持久力も要求される．よって競技練習以外にもアジリティ能力，ウエイトトレーニング，有酸素運動トレーニングなどが必須になってくるが，そのすべての過程において，マルアライメントの調整ができており，正常な関節可動域があり，筋出力を発揮しやすい状態にすることが，外傷・障害予防およびパフォーマンスアップに繋がるといえる．ピラティスエクササイズでは，不良姿勢の改善ができ，身体の評価に繋がるエクササイズにもなるため，選手が気づいていなかった動作時の弱点なども早期に見つけることができる．本項では，現場で実践できるピラティスエクササイズについて述べる．

バスケットボールにおける外傷・障害の特徴

　バスケットボールの特徴として，オフェンスの際はドリブルをしながらダッシュ・ストップ・ターンの動作などで素早く相手を交わしながら，前進していくことが求められ，ディフェンスでは相手の動きに合わせ，サイドステップをしながらバックステップを行ったり，ジャンプ動作を行うことで相手を阻むため，多くの局面で下肢に負担が強いられる．例えば，急激な動作の切り替えし時などに非接触での膝関節の外傷（前十字靱帯（以下ACL）損傷・内側側副靱帯（以下MCL）損傷・内側半月板（以下MM）損傷など）が膝関節外反位になることで多くみられる[1~3]．さらにジャンプから着地の頻度が多いため，着地の際，空中で相手と接触しバランスを崩したり，相手の足に乗り上げたりすることでの足関節内反捻挫も多くみられる．また，慢性疾患も多くみられ，ハンズアップ時に上肢の可動域不足や胸椎伸展で代償し，腹筋群が抜けて体幹の伸展が強要され脊柱起立筋群の過剰

収縮が生じたり，胸椎伸展可動域不足や股関節屈曲可動域不足により骨盤後傾などが連動し過剰に腰部の屈曲が繰り返され，筋筋膜性腰痛や腰椎椎間板ヘルニアなどが生じやすくなる[4]．そして競技の特徴としてシュートやリバウンドなど，高頻度でジャンプを行うためジャンパー膝や急激な方向転換を交えたストップとダッシュを繰り返すため，ハムストリングや内転筋群の肉離れやシンスプリント（脛骨過労性骨膜炎），アキレス腱炎なども生じやすい．加えて，接触により打撲も多くみられる．そしてボールを使う競技のため，突き指なども経験したことのある選手が多い（表1）．

バスケットボールにおける運動療法としてのピラティスの活用

バスケットボールではさまざまな障害が起こるが，本項ではピラティスを運動療法として用いることで障害予防に繋がる下肢の障害についてのアプローチ方法を述べる．また，ピラティスを通じ，関節可動域や筋出力の左右差や不良動作がなぜ起こるのかをピラティスの指導の中で選手自身に理解し実践してもらうことで再発予防に繋がる．また，選手自身がピラティスを実践できるようになることでセルフコンディショニングができるようになり，パフォーマンスアップにも繋がる．

下肢外傷・障害の予防のためのチェックポイント

プレー中の予期せぬ接触やサーフェイスの状態不良で不意に滑って受傷してしまうこともあるが，非接触での障害において，左右の下肢の筋力差により，ステップ時に切り替えし動作を誤ることで，足関節，膝関節などの障害が出ることも多い．また，患側の下肢に筋力の低下や正常よりも関節可動域の低下があることが多くある．そして，この下肢の筋力，可動域の左右差がプレー中に相手を交わしてドリブルで突破する際や，サイドステッ

表1 バスケットボールに多い部位別，外傷・障害の一覧

足部	足関節内反捻挫，足底筋膜炎
下腿部	シンスプリント，アキレス腱炎
大腿部	接触による打撲，内転筋の肉離れ
膝関節	ジャンパー膝，ACL損傷，MCL損傷，MM損傷
腰部	筋筋膜性腰痛，腰椎椎間板ヘルニアなど
手指	突き指，脱臼骨折

図1 ハンズアップでのパワーポジション
a：正面，b：側面

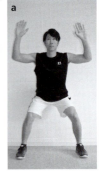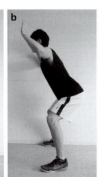

プの動きを入れながらバックステップでディフェンスする際などの移動動作時に得意な方向と不得意な方向を生じさせてしまうことがある．全身のマルアライメントの調整としてハンズアップでのパワーポジションが取れ，体幹の安定性や下肢筋力・関節可動域の左右差の解消をすることで，外傷・障害予防だけではなくパフォーマンスアップに繋がる．

⦿ ハンズアップでのパワーポジション（図1）

・正面から見たときに，重心の左右差や膝のアライメントはどうか．（膝関節とつま先が同一方向に向いているかどうか）
・胸椎は機能的なアライメントかどうか．（過度な胸椎の伸展・後弯が出ていない状態）
・側方から見た際，肩峰の下に膝蓋骨，つま先があるか．
・股関節・膝関節の屈曲，足関節の背屈が均等に出ているか．（つま先よりも膝が出ないようにする）

▶ 1 後方振り子運動（ヒップヒンジ）

目的
- 体幹の安定性向上，股関節屈曲筋群の強化および可動域の向上．
- 股関節の屈曲・内転・内旋可動域の向上．
- 股関節外転・外旋筋群・広背筋のストレッチ．

キーポイント
- 5〜8回を1〜3セット行う．クロスするメニューも左右ともに5回を1〜3セット行う．
- 股関節屈曲時に頚部が下がったり，翼状肩甲（メモ①参照）になったり，骨盤が後傾しないように注意する．
- 床についた両手の位置を変えずに，後方に下がっていくことにより，広背筋が短縮している場合は伸張を感じることができる．

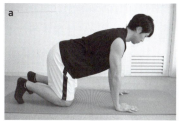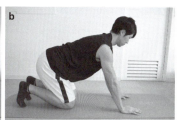
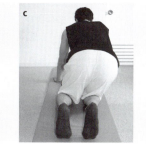

スタートポジション a：両手が肩関節の下，両膝が両股関節の下にくるようにし，四つ這いをとる．この際，膝と膝の間は拳1つ分，足関節は背屈し，つま先は足趾を床に接地させる．体幹は仙骨後面，肩甲骨中央，後頭隆起が一直線になるように保つ．

動作手順
b：体幹のポジションをキープしたまま，骨盤の後傾が出ないところまで，真後ろに向かって股関節の屈曲を行い，元の位置に戻る．

◆応用
後方振り子運動クロス
c：さらに股関節の内転・内旋筋のストレッチを行う場合は，対角線上に向かって股関節の屈曲を行う．

　このトレーニングを行うことで，パワーポジションを取るときに必要な股関節の可動域を獲得することができる．またハンズアップポジション時，体幹前面の腹部の収縮ができていない場合，altered reciprocal inhibition（メモ②参照）による広背筋の短縮が生じ，エラーパターンとして胸腰椎移行部から腰部の伸展が生じやすくなる．このトレーニングの際に，腹部収縮を入れ胸腰椎を安定化し，広背筋をストレッチすることができ，腰部の過伸展の予防ができる．

PART III 実践プロトコル編-ピラティスの応用

◆関連するスポーツ外傷・障害とパフォーマンスエラー

- 筋筋膜性腰痛や腰椎椎間板ヘルニア
- ハムストリングの肉離れ
- パワーポジション時に股関節屈曲ができず,後方重心になり動作が遅れる
- ハンズアップ動作の不良姿勢によるパフォーマンスの低下

メモ①

翼状肩甲(翼状肩甲骨)とは背中に羽が生えたように肩甲骨が浮き上がった状態をいう.病態としては一般的には前鋸筋麻痺により内側縁が浮き上がるとされている.今回はエクササイズの局面において注意するポイントとして,内側縁が浮き上がっている場合は前鋸筋の筋力低下,肩甲骨下角が浮き上がっている場合は,小胸筋の短縮があるとみていく.

メモ②

altered reciprocal inhibition とは硬い筋肉(廃用性萎縮または神経性硬縮など)が拮抗筋の機能を促す神経ドライブを減少させるプロセスである.この際,硬くなった広背筋は拮抗関係にある内腹斜筋の神経ドライブを減少させるため,体幹を不安定にさせる要因の一つになる.

▶ 2 シングルレッグストレッチ[5)]

目 的

- 腹筋群の強化.
- 股関節屈曲筋群の収縮および伸張.
- 脊柱後面の柔軟性向上.
- 下肢アライメントの調整.

メモ①

脊柱のニュートラルアライメントとは,仰臥位の場合,骨盤の前方トライアングルが天井と平行で,上前腸骨棘と第10肋骨が同直線上をとる.両膝,両内果間は拳1つ分をとり,膝蓋骨と足趾(第2中足骨)が平行となる.肩峰が床から2横指分になるところまで肩を開く.乳様突起

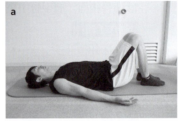
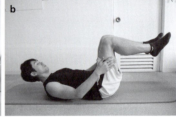
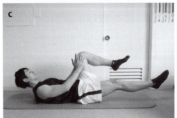

スタートポジション a:脊柱をニュートラルアライメント(メモ①参照)に保ちながら仰臥位を取る.

脊柱のニュートラルアライメントとは頚椎・腰椎の前弯,胸椎の後弯,骨盤が解剖学的に正しい位置のことを指す.

動作手順

b:骨盤の前方トライアングル(メモ②参照)を保ったまま,両

と肩峰が同直線上であること．

> **キーポイント**
> - 左右交互に合わせて10回行い，これを1〜3セット行う．
> - エクササイズ中に股関節屈曲が行われる際，股関節屈曲側の上前腸骨棘と第10肋骨の距離が短くならないよう，脊柱のニュートラルアライメントを保持したまま行う．
> - 股関節屈曲時に骨盤の後傾の代償が出たり，股関節が外旋したりしないように注意する．
> - 股関節屈曲時に手を添える理由として，大腿骨・脛骨・足部が一直線になっているか確認するために行う．

◆ **関連するスポーツ外傷・障害とパフォーマンスエラー**
- 筋筋膜性腰痛や腰椎椎間板ヘルニア
- ACL損傷，MCL損傷，MM損傷など
- ハムストリングの肉離れ
- パワーポジション時に股関節屈曲ができず，後方重心になり動作が遅れる

メモ②
　前方トライアングルとは左右の上前腸骨棘と恥骨結合を結んだ面のことを指し，仰臥位や膝立て位，立位などの脊柱のニュートラルを見つけるのに使われる．

下肢を股関節屈曲90°・膝関節屈曲90°で保持する．骨盤の前方トライアングルを天井と平行にし，左右の上前腸骨棘と左右の第10肋骨の位置を前額面上で保持したまま，両肩と頭部を持ち上げる．

c：一方の脚を骨盤のニュートラルアライメントが維持できるところまで，股関節を伸展させ，対側の股関節も骨盤のニュートラルアライメントが維持できるところまで股関節屈曲をし，この際，下腿は床と平行に保ち，膝の両側に軽く手を添える．この動きを左右交互に繰り返す．

◆ **修正**
- 体幹筋の低下により，頸部の収縮が過剰に出る場合や，脊柱後面筋の短縮により頭部を持ち上げた際，骨盤後傾が出る場合は，頭部を床に下ろしたまま行う．

　このエクササイズでは，競技動作のなかでも多くみられる，パワーポジションをとる際の股関節屈曲動作に必要な要素がトレーニングできる．まず，パワーポジションをとる際，体幹筋の低下やハムストリングの短縮などが原因で，パワーハウス（メモ③参照）が保てず，骨盤後傾および腰部の屈曲の代償が出てしまうため，筋筋膜性腰痛などの腰部疾患を併発しやすくなる．また，骨盤後傾に伴い，大殿筋の筋出力の低下が起き，協働筋であるハムストリングの過収縮が生じ，ハムストリングの肉離れなどの原因となる．よって下肢・脊柱の柔軟性を向上させ，さらに体幹を安定した状態で，股関節・膝関節・足関節を協調し関節運動を行うことで，股関節屈曲時の股関節内外転の筋バランスの調整も行え，下肢アライメンの調整もできる．

メモ③
　Joseph Pilatesが呼んでいた体幹部のことで，四肢を除いた脊柱，胸郭，肩甲帯，骨盤から構成される．パワーハウスが働くことで正しいアライメントを維持することができ，体幹深層部に位置する筋群を動員させることで体幹部を含め，四肢の本柔軟性と筋力を最大限に引き出すことができる．

▶ 3 スワンダイブ修正

目 的
- 脊柱の柔軟性の向上.
- 脊柱伸展時の体幹の強化.
- 股関節の伸展筋強化と屈曲筋の伸張.

キーポイント
- bとcを1回と数え5〜10回を1〜3セット行う.
- 恥骨をマットに付けることで過剰な腰椎前弯が防げ,体幹の強化になる.股関節屈曲筋群が短縮している場合は恥骨を浮かせ大腿前面で支えることで,体幹の代償を出さずに股関節屈曲筋群を伸張することができる.

関連するスポーツ外傷・障害とパフォーマンスエラー
- 筋筋膜性腰痛や腰椎椎間板ヘルニア
- ジャンプ時のパフォーマンス低下

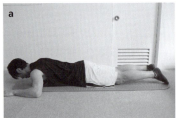
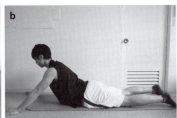
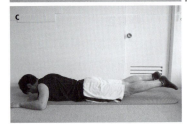

スタートポジション a:肘を曲げて両手が両肩のやや上辺りに,前腕は身体の長軸方向に対して平行にくるように置き,伏臥位になる.両膝頭と両足を床に付けたまま足の甲を伸ばす.
その際,恥骨を軽く床に付け下腹部を床から引き上げる.

動作手順
b:頭と胸をゆっくりマットから持ち上げ,腰椎が前弯しないところまで背骨を1つずつ起こす.その後,上半身は元のポジションへ戻る.
c:次にスタートポジションの位置から,両股関節の伸展を行い,元のポジションに戻る.

　競技特性の中で,ハンズアップした姿勢でのパワーポジションでの動作が多くみられる.このとき,胸椎の伸展可動域が低下した状態で上肢を挙上すると,過剰な腰椎前弯が生じ,腰部に負担をかける原因になる.また,ジャンプ時に股関節伸展の出力を最大限に発揮するためにも股関節伸展可動域を作ることも重要となる.

▶ 4 クラム

🎯 目的
- 股関節外転・外旋筋群の強化.
- 上肢・体幹の安定性の向上.

🔑 キーポイント
- 左右共に10回を1〜3セット行う.
- 側臥位の際は頸部が脊柱の延長線上にくるように枕などで高さを揃える.
- 脊柱の代償や骨盤の回旋が出ないように注意して行う.

◆ 関連するスポーツ外傷・障害とパフォーマンスエラー
- ACL損傷, MCL損傷, MM損傷など
- ハムストリングの肉離れ
- 足関節内反捻挫
- 側方移動の遅れや切り替えしのステップ時のパフォーマンス低下

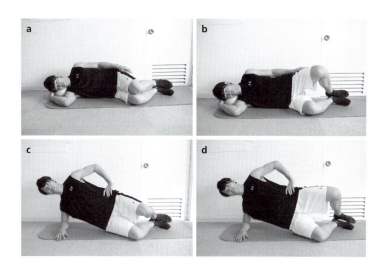

スタートポジション a：股関節の延長線上に踵がくるように両脚を揃え側臥位になる．骨盤は正面を向き，仙骨後面，肩甲骨中央，後頭隆起は一直線上にくるように揃える．

動作手順
b：踵と踵を互いに押しながら，天井側の股関節の外転・外旋を行う．最大可動域まで動かした後，元のポジションに戻る．

◆ 応用
c：肩関節の真下に肘がくるようにし体幹を支え，床側の膝関節外側を支点に床側の股関節を外転・外旋する．
d：cのポジションを保ったまま，天井側の股関節の外転・外旋を行い，またcのポジションに戻す．

　バスケットボール競技において，ACL損傷などの膝関節傷害の受傷機転として，着地時やステップ動作時に足部が固定された状態で股関節内旋位が起こることで膝関節に外反ストレスが加わることが深くかかわってくる．中殿筋などの股関節外転・外旋筋の筋力低下があり，習慣的に股関節内旋・内転位でのジャンプ・着地・ステップ動作を行っている場合，膝関節傷害や足関節内反捻挫のリスクが高まるため，障害予防として股関節外転・外旋筋群の強化は必須となる．

PART Ⅲ　実践プロトコル編-ピラティスの応用

▶ 5 エアプレーン

🎯 目　的

- 動作時のバランス能力向上．
- 股関節内転・内旋位での股関節外転・外転筋群の遠心性収縮の強化．
- 上半身・体幹筋の強化．
- 股関節内転・内旋可動域の向上．
- 大胸筋・小胸筋・支持側の股関節伸展筋群のストレッチ．

🔑 キーポイント

- 左右共に5～10回を1～3セット行う．
- 体幹が常に正中位で行えているかどうか確認する．
- 反張膝の場合は，膝関節が過伸展にならないように注意し，大転子，膝蓋骨後面，外果前方が一直線上にあるかどうかを確認して行う．

◆ 関連するスポーツ外傷・障害とパフォーマンスエラー

- ACL損傷，MCL損傷，MM損傷など
- ハムストリングの肉離れ
- 足関節内反捻挫
- 筋筋膜性腰痛や腰椎椎間板ヘルニア
- 側方移動の遅れや切り替えしのステップ時のパフォーマンス低下

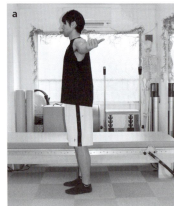
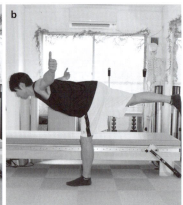
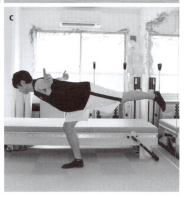

スタートポジション　a：矢状面上で，乳様突起，肩峰，大転子，膝蓋骨後面，外果前方が一直線上になるように立位をとる．上肢は肩の高さまであげ肩関節外旋位，母指を背面に向ける．

動作手順

b：支持側の膝関節は伸展したまま，股関節屈曲し，反対側の股関節を伸展させたまま，体幹と一直線になるように保ち，また元のポジションに戻る．

◆ 修正

c：ハムストリングが短縮し，股関節の屈曲時に骨盤後傾が伴い，動作が正確に行えない場合は，膝関節を軽度屈曲させ動作を行う．

　下肢傷害の多くは股関節内転・内旋位での受傷が多いと述べたが，股関節内転・内旋可動域の低下も障害と深くかかわってくる．バスケットボール競技において，ターン，ステップ，ドリブルをしながらのパスやレイアップシュートなど，片脚で踏み切る動作や片脚での着地などの場面が多くみられる．このような動作時に

5．バスケットボール

必要になるのは，体幹および股関節外転・外旋筋の支持，さらにバランス能力が必須となる．このバランス能力を考えたとき，支持基底面（メモ参照）の中に重心線が下りているかが重要になる．例えばパワーポジションにて両脚で床に接しているときは，両足底面とその間の領域が支持基底面となり，この範囲から重心線が出てない限り，安定した状態が保てる．これを踏まえたうえで，片脚での動作は支持基底面が足の裏の外周のみとなり，とても不安定な状態になる．この狭い範囲に重心線を足部に下ろすためには，股関節屈曲・内転・内旋をし，上半身の重心を中心へ保つことが求められる．この際，股関節外転・外旋筋群の短縮があると，足部の外側に重心線が下り，膝関節に外反のストレスが加わったり，足関節内反のストレスが生じたりし，障害に繋がるリスクが高まってしまう．よりプレーに繋げるトレーニングの要素として，ただ股関節外転・外旋筋群が強いことだけではなく，立位または動作時に上体も含め体幹・股関節・膝関節・足関節が協調して動けているかどうかが必要になってくる．よってこのトレーニングでは片脚立位の状態で，股関節屈曲・内転・内旋位で足部と膝蓋骨の方向を揃え，保持するための股関節周囲筋のアプローチがよりプレーに近い収縮様式で強化することができる．

> **メモ**
>
> 支持基底面とは体重や重力により圧を感じることができる面のことを指し，面積が広く，重心の位置が低い方が安定する．また，面積が狭く，重心の位置が高くなると不安定になる．

▶ 6 ジャンプボード（リフォーマー）

🎯 目 的
- ジャンプ時の動作確認（足・膝関節障害後の動作確認）．
- 下肢・体幹筋の強化．
- 心肺機能の強化．

🔑 キーポイント
- スプリングは2～3本．スプリングの本数がより増えると下肢筋力の強化になり，一番軽いスプリング1本で行うと体幹筋力の強化になる．
- 5～10回を1～3セット行う．
- エクササイズ中に，大殿筋や中殿筋の弱化があると，膝関節の外反や脛骨の過外旋がみられ，足関節内反捻挫があると足関節の内反でジャンプしやすくなる．誤った動作が出た場合は修正しながらエクササイズを行う．

◆ 関連するスポーツ外傷・障害とパフォーマンスエラー
- ACL損傷，MCL損傷，MM損傷など
- 足関節内反捻挫
- ジャンプ時のパフォーマンス低下

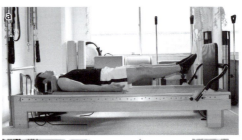
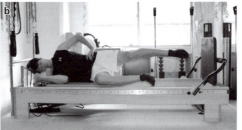

スタートポジション 矢状面上で，乳様突起，肩峰，大転子，外果の2横指前が同直線上になるように，仰臥位で立位の姿勢を取るようにセットする．このとき，両膝，両内果間は拳一つ分あけ，膝蓋骨の延長線上に第2中足骨がくる．

動作手順 プレエクササイズとして，仰臥位で立位姿勢をとったとこらから，足底が離れない範囲でアキレス腱を伸ばしながら，スクワット動作を行う．
足関節を底屈したあと，膝関節を伸展し，足底をジャンプボードに降ろし，スタートポジションに戻る．
a：スクワットでしゃがんだ姿勢から，股・膝関節を伸展，足関節を底屈し，ジャンプする．
ジャンプをしたら，またスクワットした状態に戻る．

◆ 応用
b：側臥位になり，天井側の下肢を立位姿勢の位置で揃える．プレエクササイズとして，側臥位で立位姿勢をとったとこらから，足関節を底屈し，膝関節を屈曲する．そして膝関節を伸展し，足底をジャンプボードに降ろし，スタートポジションに戻る．
プレエクササイズができるように天井側の下肢でスクワットでしゃがんだ姿勢から，股・膝関節を伸展，足関節を底屈し，ジャンプする．
ジャンプをしたら，またスクワットした状態に戻る．

ピラティスエクササイズにおいて，リフォーマーという専用器具にジャンプボードという道具を取り付けることによって，ジャンプ時の，体幹・下肢のトレーニングが実際の筋収縮に近い形で練習できる．そして，足関節内反捻挫や膝関節外傷・障害後のリハビリテーションとしても，自重負荷を減らした状態で，着地時の膝関節の外反・足関節の内反がなく，安全に動作が行われているかの確認ができるエクササイズでもある．また，仰臥位の血圧が低くなっている状態で，ジャンプをするという高強度な運動を行うため，心肺機能の強化にも繋がる．

文献

1) 大見頼一ほか：バスケットボールにおけるACL損傷予防の取り組みと成果．臨スポーツ医 31：1036-1042, 2014
2) 三木英之：バスケットボールにおけるACL損傷予防の効果と展望．臨スポーツ医 31：1044-1047, 2014
3) 成田哲也ほか：バスケットボール競技特性と膝前十字靱帯損傷―日本リーグにおける障害調査．臨スポーツ医 19：75-79, 2002
4) 中田周兵ほか：バスケットボールによる頚部・体幹の障害の理学療法における臨床推論―非特異的腰痛症について．理学療法 33：896-903, 2016
5) Clark M, et al：Single leg stretch. Pilates Mat Work, Powerhouse Pilates, Word Association, Tarentum, 44-46, 2004

写真協力

3×3プロバスケットボール選手，PHIピラティスマット Ⅰ・Ⅱインストラクター　梅宮　学

PART Ⅲ 実践プロトコル編-ピラティスの応用

6 バレーボール

▶久世佳典 Yoshinori Kuze

POINT
▶ バレーボールに多いスポーツ外傷・障害の特徴と，その運動学的特徴を理解する．
▶ バレーボールに多いスポーツ外傷・障害の予防と競技特異的動作に繋がる運動療法としてのピラティスエクササイズが指導できるようになる．

バレーボールにおける外傷・障害の特徴

　バレーボールはスピードが速く，爆発的でパワフルな競技であり，最大または最大下のジャンプの繰り返し，頻繁に方向転換を伴うスプリント，レシーブのためのダイブ，スパイクやブロック時のオーバーヘッド動作の繰り返しから成り立っている．そのため各身体部位への負担も大きく，外傷・障害発生率も高い競技である．なかでも，膝関節，足関節・足部，腰部へは外傷・障害の発生頻度が高い部位である[1]．

バレーボールにおける運動療法としてのピラティスの活用

　バレーボール選手は，試合の状況に応じて，ジャンプやダイブ，方向転換，ダッシュなど爆発的な力発揮を頻繁に繰り返さなければならない．そのため，衝撃を吸収し，素早く力を発揮する能力や空中で身体操作する能力はパフォーマンス向上や障害予防を行うにあたって極めて重要である．

しかしこれらの動作が質の高いものではなく，また自身のイメージと実際の動きのズレが大きければ大きいほど，同じ動きを繰り返すアスリートにとって障害のリスクが高まる．ピラティスの目指すべき目標は，効率的で無駄のない動きであり，そのためには自分自身の身体を，イメージ通り思うようにコントロールできるかが鍵となる．ただやみくもに負荷量を増やしトレーニングを行っても，一向に質の高い動作には結びつかない．
　本項では，バレーボール選手に多い足関節捻挫と成長期の選手によくみられる腰椎分離症を中心に，バレーボール特有の動きから身体へのメカニカルストレスを推測し，効率的な動きを獲得するためのピラティスエクササイズを提供する．

バレーボールにおける足関節捻挫

　足関節捻挫は，バレーボールに限らずさまざまな競技において発生率の高いスポーツ外傷の一つである．バレーボールにおいて足関節捻挫は，急性外傷全体に対して32～49％と最も高い[2]．ポ

ジション別ではセッターやリベロと比べアタッカーの発生率が高く，ネットゾーンにおいてアタック，ブロック後の着地時での受傷が最も多い[3]．またその再発率は，およそ 47〜73％と非常に高く[4]，重要なリスクファクターの一つとして足関節捻挫の既往があげられ，既往がない者に対して発生率が 2 倍高い[2]．しかし現場では，足関節捻挫はよく遭遇するスポーツ外傷であるため，軽視されやすく，十分な治療期間を経ずに復帰している選手も数多く存在する．そして不十分な治療のままプレーし，足関節捻挫を繰り返すことにより，慢性足関節不安定症（chronic ankle instability：CAI）に陥りやすい．よって足関節捻挫を引き起こさないための予防や受傷後の再発予防に取り組むことは大切になってくる．

　バレーボールにおける足関節捻挫予防の先行研究では，足関節捻挫の既往のある選手対象にバランスボードトレーニングを行い再受傷率が減少したものや，バレーボールの技術練習は，固有受容器のトレーニングや装具より効果があったとするものなどが報告されている[3,5]．しかし初回受傷と再受傷が包括されている研究も多く，足関節捻挫の既往のない者を対象にした予防効果の研究は少ない．本項では足関節捻挫の受傷機転として最も多い着地動作に焦点を当て，効率的な着地動作を考えていく．

着地動作における足関節の衝撃緩衝能力からみた足関節捻挫およびその二次的障害予防

　力の大きさは質量（体重）と加速度（単位時間当たりの速度変化）の積に一致し，このことは急激な速度変化を伴うとき，身体には大きな衝撃が加わることを意味する．

　着地動作では，足部が床に接触してから急激に止まるとその衝撃は大きく，できるだけ時間をか

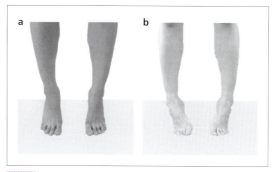

図1　足関節底屈位アライメント（荷重位）
a：良好なアライメント，b：不良なアライメント（内返しアライメント）
安定した足関節底屈運動を行うためには，母趾球にしっかり荷重を行い，足部アーチを引き上げる必要がある．足関節底屈筋群の多くが回外作用を有しているため，足関節底屈位において回内作用を有する腓骨筋群の役割が重要である．

け着地した方が，加速度が減少するため，衝撃は少ない．Self ら[6]は，さまざまな着地動作における床反力の大きさとその発生時期を調べ，つま先から接地し柔らかく着地することによって，着地後に生じる最大床反力を大きく減少させ，さらにその発生時期も遅くできることを報告した．逆に足をフラットな状態で着地を行うことは，最大床反力が大きく，その発生時期も早いことが示されている．このことは，着地動作において下肢関節の中でも特に足関節の役割が大きいことを意味し，下肢伸筋群，特に足関節底屈筋群の遠心性収縮による衝撃緩衝は重要となる．つまり，着地動作における衝撃緩衝を得るには，つま先から接地し，足関節底屈筋群の遠心性収縮により，柔らかく着地することが必要である．そのため着地直後の足関節底屈位における安定性は必要不可欠であり，底屈位内返しアライメントは足関節内反捻挫の危険因子となりうる（図1）．この原因の一つとして，荷重位における腓骨筋群の筋力低下があげられ，腓骨筋群を機能させることで良好な足部アーチを形成し，足関節底屈位における安定性を得ることができる．

　また着地動作などで起きやすい ACL 損傷は，

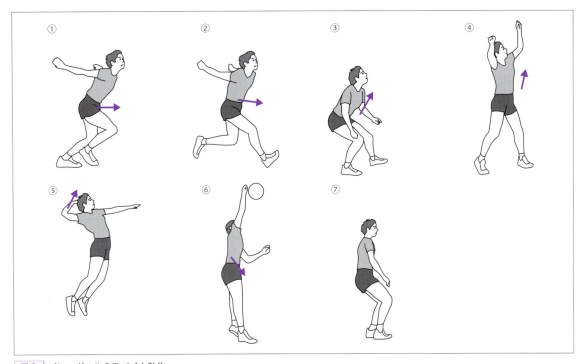

図2 バレーボールのスパイク動作
①②：助走，③④：踏み切り，⑤⑥：スイング（⑥ボールコンタクト），⑦：着地

最大床反力が大きく，接地から最大床反力が生じるまでの時間が短いときに生じやすい[7]．そのため，足関節の衝撃緩衝能力を高めることで，着地における最大床反力を小さくでき，その発生時期も遅らせることができるため，ACL損傷の予防に繋がると考えられる．

現場において，足関節捻挫の再発予防の一つとして，テーピングやサポーターなどを常時使用している選手もよくみられる．しかし足関節運動を妨げるテーピングやサポーターの過度な使用は，足関節における衝撃緩衝を作り出せず，身体に大きな衝撃が加わるため，膝などへの二次的障害を引き起こす可能性も示唆される．

そこで，足関節の安定性を高め，衝撃緩衝能力を向上させるためのピラティスエクササイズを紹介する（1ヒールレイズ，2スタンディング・フロッグ）．

腰椎分離症の予防

腰椎分離症は，椎間関節突起間部（PARS）の疲労骨折であり，特に発育期のスポーツ選手に多い疾患である[8]．小中学生で2週間以上腰痛が持続する場合，約45％が腰椎分離症に罹患していると報告されている[9]．初期ではX線では写らないため，そのままスポーツを継続し，終末期に移行するケースもみられ，早期発見にはMRIが必須である．また分離部の進行度の判定にはCTが適しており，その結果により癒合率および癒合期間も異なってくる．しかし初期段階であっても，骨癒合には3ヵ月以上要するため，腰椎分離症を予防することは重要である．

腰椎分離症の発生メカニズムとして，スポーツ動作などによる繰り返しの腰椎伸展・回旋動作でPARSへの圧縮応力集中が示されている．特に回

旋運動では回旋方向とは対側のPARSへ圧縮応力が増大し，回旋と伸展の複合運動ではさらに負荷が増大する[8]．上池らは，腰椎分離症例における競技別での身体特性を調べ，バレーボール選手は両股関節の可動域に明らかな差を認めなかったものの，利き手と反対側に有意に片側性分離症を起こし，特にアタッカーで低身長の男子にその傾向が強くみられたと報告している[10]．これは，低身長選手のアタック動作は，より高い打点，コースの打ち分けなどにより腰部への過度な伸展・回旋ストレスが生じ，それに加え，利き手と反対側への側屈によるものであると考えられる．よってバレーボール選手にみられるように，過度の側屈もPARSへのストレスを増大させる因子であると思われる．

バレーボールのスパイク動作は助走，踏み切り，スイング，着地の4局面からなり（図2），スイング局面は，両上肢の振り上げ，バックスイング，フォワードスイング，ボールコンタクト，フォロースローに分けられる．特に腰痛が生じやすいのはバックスイングの局面である．スイングフォームにもよるが，バックスイングは体幹部で弓状のしなりを作らなければならなく，右利きの場合，胸椎・胸郭以上では右下位胸郭の横径拡張，胸椎の右回旋・伸展，肩甲骨の内転，腰椎以下では腰椎の右回旋・伸展，骨盤前傾，股関節伸展が必要となる[11]（図3）．そのためバックスイング時の胸椎・胸郭において，右下位胸郭の横径拡張および右回旋・伸展が十分でなければ，腰椎部への過

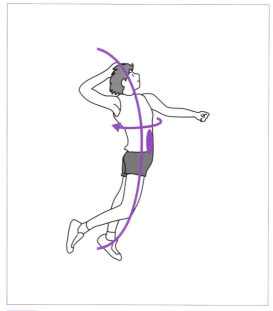

図3 スパイク動作におけるバックスイング（右利き）
胸椎・胸郭の右回旋・伸展の可動域を大きくし，腹部を遠心性収縮によりコントロールすることで，弓状のしなりが作られ，腰部における回旋・伸展ストレスを小さくできる．

度な回旋・伸展ストレスに繋がり，腰椎分離症の原因となりうる．また同時にバックスイング時における体幹の安定性も必要となる．しかもそれは腹部を遠心性収縮によりコントロールでき，なおかつ空中動作という不安定な状況下での体幹の安定性が求められる．

そこで胸椎・胸郭の可動性および体幹の安定性の向上を目的としたピラティスエクササイズを紹介する（③マーメイド，④スパンツイスト，⑤サイストレッチ，⑥レッグプルフロント）．

PART III 実践プロトコル編-ピラティスの応用

▶ 1 ヒールレイズ

🎯 目的
- 足関節の安定性向上，足部アーチの促通，下肢（特に足関節底屈筋群）の遠心性収縮のコントロール．

🔑 キーポイント
- 常に頭頂を上に伸ばし，鳩尾を引き上げる意識を持ち，脊柱のS字カーブを崩さない．
- ゆっくり行うことで，遠心性収縮のコントロールが可能となる（特にc→d）．
- 足の甲が，下腿と一直線上になるくらいまで踵をしっかり持ち上げた状態で行う．
- 母趾球が床から離れ，底屈位内返しアライメントをとりやすいので注意する．
- 下肢のアライメントに注意する．特にdの際，膝が内に入りやすいので気をつける．
- つま先立ちの際，骨盤が前に行きやすいので注意する．
- 5回，1〜3セット繰り返す．

◆ 関連するスポーツ外傷・障害とパフォーマンスエラー
- 足関節捻挫
- シンスプリント
- 下腿疲労骨折
- ジャンパー膝
- ACL損傷
- 着地において足関節による衝撃緩衝が働かず，身体へ

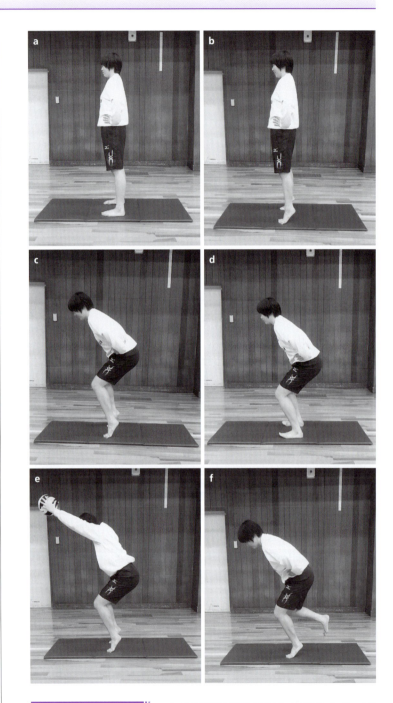

スタートポジション a：骨盤幅に足を開いた立位をとる．頭頂を上に伸ばし，鳩尾を引き上げ，脊柱の自然なS字カーブを保持する．手は腰に当てる．

6．バレーボール競技

大きな衝撃が加わる．またジャンプにおいて，良好な床反力を得ることができない．

動作手順 a→b→c→d→c→b→a

b：踵をしっかり持ち上げ，つま先立ちを行う．
c：踵の高さを維持したまま，膝を曲げる．
d：膝の角度を変えず，踵をゆっくり床へ下ろし，つま先を持ち上げる．その後，膝の角度を変えず，踵を持ち上げ(c)，踵の高さを維持したまま膝を伸ばし(b)，踵を下ろしスタートポジションに戻る(a)．

◆ 修正
・壁などに手を置き，安定性を高める．

◆ 応用
e：頭上で重りなどを持った状態で行う．
f：片足で行う．

▶ 2 スタンディング・フロッグ

目的
▸ 足関節の安定性向上，足部アーチの促通．

キーポイント
▸ 常に頭頂を上に伸ばし，鳩尾を引き上げる意識を持ち，脊柱のS字カーブを崩さない．
▸ b：踵が離れ，母趾球が浮きやすいので注意する．
▸ f：鳩尾を上に引き上げ腹部をしっかり引き込みながら行うことで安定性が高まる．
▸ 各々3〜5回，1〜3セット繰り返す．

◆ 関連するスポーツ外傷・障害とパフォーマンスエラー
▸ 足関節捻挫
▸ シンスプリント

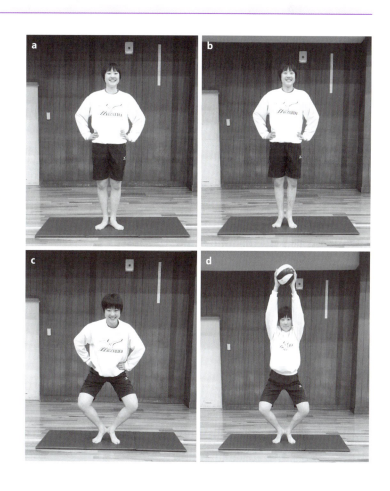

- ジャンパー膝
- 外反母趾
- 着地における足関節の安定性低下に繋がる．またジャンプにおいて，良好な床反力を得ることができない．

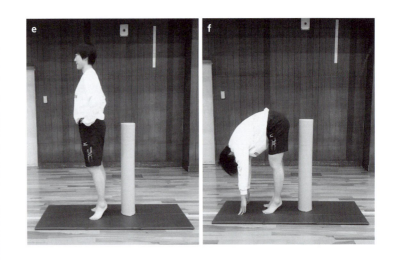

スタートポジション a：両踵をつけ，つま先を拳一つ分あけた，Vポジションで立つ．頭頂を上に伸ばし，鳩尾を引き上げ，脊柱の自然なS字カーブを保持する．手は腰に当てる．

動作手順 a→b→c→b→a

b：両踵をしっかりつけたまま，つま先立ちになる．

c：踵の高さを維持したまま，膝を曲げる．その後，踵の高さは変えず，内腿を寄せ，膝を伸ばす(b)．踵を下ろし，スタートポジションに戻る(a)．

◆修正
・壁などに手を置き，安定性を高める．

◆応用

d：頭上で重りなどを持った状態で行う．

・スタンディング・ロールダウン/アップの応用(e, f)

e：壁から拳一つ分，殿部を離し（写真はフォームローラー），Vポジションでつま先立ちになる．

f：踵をしっかりつけ，高さを維持したまま，背骨を一つずつゆっくり動かし前屈していく（ロールダウン）．その後，背骨を一つずつ動かしながら，ゆっくりとeに戻る（ロールアップ）．

▶ ③ マーメイド

🎯 目的
- 胸椎・胸郭の可動性向上，腰椎の安定性向上．

🔑 キーポイント
- 両坐骨に均等に体重を乗せ，鳩尾中心に上体を動かすことで，より胸椎を中心とした動きに繋がる．
- 上体を傾けた時，倒した側の側腹部（腰椎）が潰れないように行う．
- 肩甲骨の動き（一側の挙上と対側の下制）を促すことで，胸椎の動きが引き出せる．
- 左右3〜5回，1〜3セット繰り返す．

📖 メモ①
- 適切な胸椎後弯を作らなければ，胸椎の動きが制限されやすいので注意する．
- →胸椎屈曲位の場合：胸椎の下関節突起の前方移動により椎間関節面の圧迫力が増加し，胸椎での回旋・側屈が制限される．
- →胸椎伸展位の場合，肋骨の後方回旋により椎間関節の適合性が高まることで，胸椎での回旋・側屈が制限される．

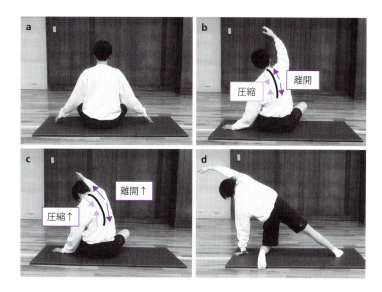

スタートポジション a：胡坐あるいは横座り（Zポジション）で，両坐骨に均等に体重を乗せる（両腸骨稜の高さを揃える）．頭頂を上に伸ばし，鳩尾を引き上げ，脊柱の自然なS字カーブを保持する（メモ①参照）．両手は肩甲骨面上で遠くに伸ばし，床に指先を置く．

動作手順 a→b→(c→b→)a

b：息を吸いながら，片手を上に伸ばし，息を吐きながら，手で大きな弧を描くように上体を傾けていく．この時，伸ばす側の肩甲骨は挙上，反対側は下制を促し，胸椎の側屈を引き出していく．何回か呼吸を繰り返し，息を吸いながら，大きく弧を描き，スタートポジションに戻る(a)．反対も同様に行う．

➡ 修正
- 適切な座位アライメントがとれなければ，椅座位で行う．

➡ 応用
c：上げた手を斜め前に伸ばし，胸椎の回旋を加える（胸椎における脊柱カップリングモーション（メモ②参照）の強調）．

d：サイドベンド（肩の真下に片膝をつけ，もう片方の足を外側へ伸ばす．そこから，片手を床につけ腹部を引き上げた状態で，もう片方の手を伸ばし胸椎の側屈を促す）．

メモ②

▸ 脊柱カップリングモーション

→脊柱の3平面における動きは，それぞれ完全に独立しているわけではなく，互いに運動学的な関係性をもっている．特に側屈と回旋は協調することが報告されており，この関係性をカップリングモーションと呼んでいる．

具体的には，胸椎は，側屈と回旋が同方向，腰椎は，側屈と回旋が逆方向に生じやすい．例えば脊柱を左回旋した場合，胸椎は左側屈，腰椎は右側屈が生じ，このとき，胸椎の椎間関節は左圧縮・右離開，腰椎の椎間関節は右圧縮・左離開する（図4）．

※個人差も大きく，胸椎・腰椎の中でも部位による方向の違いや，屈曲位と伸展位での違いなどが報告されている．

◆関連するスポーツ外傷・障害とパフォーマンスエラー

▸ 腰椎分離症
▸ 椎間関節炎
▸ 筋・筋膜性腰痛
▸ スパイク動作のバックスイング時，胸椎・胸郭の可動性低下により，腰椎部への回旋・伸展ストレス増強に繋がりやすい．

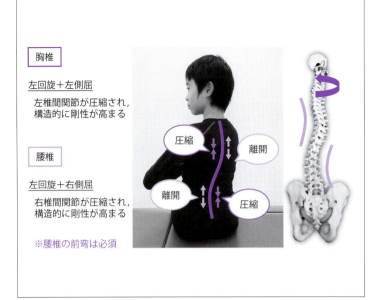

図4 脊柱カップリングモーション（左回旋の場合）

胸椎
左回旋＋左側屈
左椎間関節が圧縮され，構造的に剛性が高まる

腰椎
左回旋＋右側屈
右椎間関節が圧縮され，構造的に剛性が高まる

※腰椎の前弯は必須

▶ 4 スパインツイスト

目 的
- 胸椎・胸郭の可動性向上，腰椎の安定性向上，下後鋸筋（メモ参照）の促通．

キーポイント
- 両坐骨に均等に体重を乗せ，鳩尾中心に上体を動かし，上体が横にシフトしないように注意する．
- 回旋側の肋骨は後方回旋，対側は前方回旋し，回旋側の下後鋸筋は促通される．
- 左右3～5回，1～3セット繰り返す．

◆関連するスポーツ外傷・障害とパフォーマンスエラー
- 腰椎分離症
- 椎間関節炎
- 筋・筋膜性腰痛
- スパイク動作のバックスイング時，下位胸郭の横径拡張制限により，腰椎部への回旋・伸展ストレス増強に繋がりやすい．

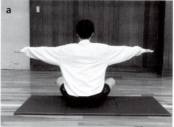
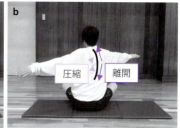
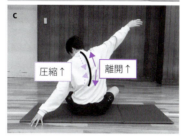

スタートポジション a：長座位もしくは胡坐で両坐骨に均等に体重をの乗せ座る（両腸骨稜の高さを揃える）．頭頂を上に伸ばし，鳩尾を引き上げ，脊柱の自然なS字カーブを保持する（マーメイドのメモ①参照）．両手は肩甲骨面上で遠くに伸ばす．

動作手順 a→b→(c→b→)a

b：息を吸って準備し，息を吐きながら，上体を捻っていく．息を吐ききったところで，息を吸いながらスタートポジションに戻る（a）．反対も同様に行う．

◆修正
・適切な座位アライメントがとれなければ，椅座位で行う．

◆応用
c：上体を捻ったところで，回旋側の手を下に，反対側を上に動かし，胸椎の側屈を加える（胸椎における脊柱カップリングモーションの強調）．

メモ
- 下後鋸筋
→胸腰筋膜を介しTh10-L2の棘突起から第9-12肋骨の外側部下縁に付着する筋で，この筋は下位胸郭拡張・下制の主動作筋である．また，胸椎伸展には下位胸郭拡張を伴う肋骨の後方回旋が必要であるため，この筋を機能させることで，胸椎の伸展可動域向上に繋がる．

PART Ⅲ 実践プロトコル編−ピラティスの応用

▶ 5 サイストレッチ

🎯 目 的
- 体幹の安定性向上
- 腹筋群，腸腰筋，大腿四頭筋などの前面筋の遠心性収縮を促す．

🔑 キーポイント
- 常に頭頂を上に伸ばし，鳩尾を引き上げる意識を持ち，脊柱のS字カーブを崩さない．腰や首が反ってきやすいので注意する．
- 3〜5回，1〜3セット繰り返す．

◆ 関連するスポーツ外傷・障害とパフォーマンスエラー
- 椎間板ヘルニア
- 椎間板性腰痛
- 腰椎分離症
- 椎間関節炎
- 筋・筋膜性腰痛
- ジャンパー膝などの膝伸展機構への障害．
- スパイク動作のバックスイング時，腹部を遠心性にコントロールできず，腰椎部への回旋・伸展ストレス増強に繋がりやすい．

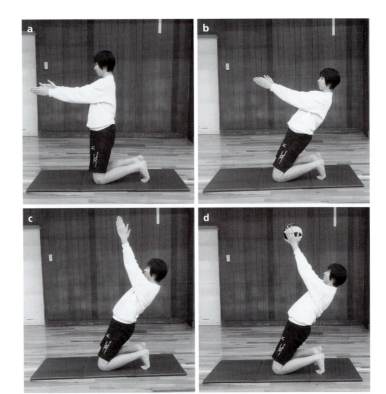

スタートポジション a：骨盤幅で膝立ちになり，両手を前へ伸ばす．頭頂を上に伸ばし，鳩尾を引き上げ，脊柱の自然なS字カーブを保持する．

動作手順 a→b→c→b→a（b↔cを繰り返す）
b：膝を支点として，身体を後方へ傾ける．
c：後方へ傾けた状態で，両手を挙上する．数回繰り返した後，スタートポジションに戻る（a）．

◆ 修正
- 傾ける角度を調整し，過負荷にならないように注意する．
- a→bのみ行う．

◆ 応用
d：重りを持った状態で行う．
- 手を上げた状態で，視線は前方のまま，片手を前，もう片方の手を後ろへ引くことで，胸椎に回旋を加え，よりスパイク動作に類似した動きを行ってもよい．

▶ 6 レッグプルフロント

🎯 目 的
- 体幹の安定性向上，肩甲骨の安定性向上，バランス能力の向上.

🔑 キーポイント
- 肩の真下に両手を置き，肩甲骨が内転したり，浮いてこないよう，外転・下制方向に意識を置き，前鋸筋を使う.
- 片足を上げた際も，常に脊柱の自然なS字カーブを維持し，骨盤のシフトや回旋が起こらないように注意する.
- 肘が過伸展しないように注意する.
- 左右3～5回，1～3セット繰り返す．足を上げた所で，3～5秒保持する.

◆関連するスポーツ外傷・障害とパフォーマンスエラー
- 椎間板ヘルニア
- 椎間板性腰痛
- 腰椎分離症
- 椎間関節炎
- 筋・筋膜性腰痛
- 肩峰下インピンジメント
- 空中動作やスパイク動作のボールコンタクト時における体幹の安定性低下に繋がりやすい.

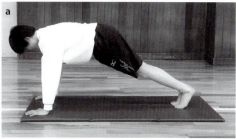
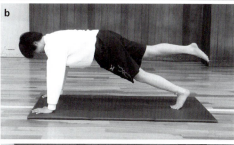
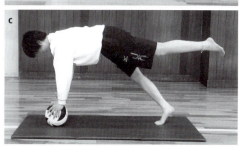

スタートポジション a：肩の真下に手を置き，両膝を伸ばし，体幹が床と平行になるように両手で身体を支える．頭頂を上に伸ばし，脊柱の自然なS字カーブを保持する．足はつま先立ちにする．

動作手順 a→b→a（足を交互に繰り返す）
b：片足を床と平行になるくらいまで上げ，伸ばす．反対も同様に行う．

◆修正
・手関節に問題のある人は，肘で身体を支える．

◆応用
c：バレーボール上に両手を置き，より不安定な状態で行う．

文　献

1) 板倉尚子：バレーボール．競技種目特性からみたリハビリテーションとリコンディショニング—リスクマネジメントに基づいたアプローチ，山本利春編，文光堂，東京，81-90, 2014
2) Karlsson J, et al（対馬栄輝ほか訳）：足関節損傷の予防．スポーツ外傷・障害ハンドブック，Bahr R, et al eds, 陶山哲夫ほか監訳，医学書院，東京，31-49, 2015
3) Verhagen E, et al：A one season prospective cohort study of volleyball injuries. Br J Sports Med 38：477-481, 2004
4) Hertel J：Functional anatomy, pathomechanics, and pathophysiology of lateral ankle instability. J Athl Train 37：364-375, 2002
5) Stasinopoulos D：Comparison of three preventive methods in order to reduce the incidence of ankle inversion sprains among female volleyball players. Br J Sports Med 38：182-185, 2004
6) Self BP, et al：Ankle biomechanics during four landing techniques. Med Sci Sports Exerc 33：1338-1344, 2001
7) Koga H, et al：Mechanisms for noncontact anterior cruciate ligament injuries：knee joint kinematics in 10 injury situations from female team handball and basketball. Am J Sports Med 38：2218-2225, 2010
8) 佐藤正裕ほか：発育期分離症—競技復帰に向けたエクササイズ．臨スポーツ医 33：1000-1008, 2016
9) 酒巻忠範：学校スポーツにおける腰椎分離症の装具療法．臨スポーツ医 30：765-771, 2013
10) 上池浩一ほか：腰椎分離症例における競技別での身体特性．理学療法学 40（Suppl 2）：O-A 運動-266, 第48回 日本理学療法学術大会，2013
11) 杉野信治ほか：バレーボールによる頚部・体幹の障害の理学療法における臨床推論．理学療法 33：889-895, 2016

> 写真協力

島田高志郎選手（フィギュアスケート）
就実中学校バレーボール部
　松本彩海選手，平田美菜選手，周田夏紀選手，岡田彩那選手，吉田奈都美選手

PART III　実践プロトコル編−ピラティスの応用

7　テニス

▶ 竹岡広二　Koji Takeoka　　▶ 小野瀬　晶　Akira Onose

POINT
> ▶ テニスに多いテニス肘の障害とテニス動作特性を理解する.
> ▶ テニスに多いテニス肘の患部外や障害予防の運動療法としてのピラティスエクササイズの指導ができるようになる.

テニスにおける障害の特徴

　近年,日本人のプロテニス選手の海外やリオオリンピックでの活躍により,テニス競技の人気が高まっている.老若男女を問わずテニス競技は行えるが,それゆえに多くの障害が発生する.テニス競技はストローク動作を行うため,手関節,肘関節,肩関節,体幹に多くのメカニカルストレスを受ける.また,コート内でカッティング動作を伴うため,足関節,膝関節,股関節にも多くのメカニカルストレスを受ける[1].テニス競技の代表的障害であるテニス肘は医学的には上腕骨外側上顆炎と呼ばれる[2].テニス肘に対する保存療法における報告では患部の安静,薬物療法,局所注射,装具療法,短橈側手根伸筋(ECRB)のストレッチングやマッサージ,筋力強化訓練による理学療法の効果が数多く報告されている[3〜11].また,テニス肘に限らず,スポーツ障害は全身の運動連鎖が破綻し患部の過度なメカニカルストレスが増加するため[12,13],患部だけでなく患部外の評価や運動療法を行う必要性がある[14,15].効率の良い運動連鎖や運動学習が行え,姿勢制御能力が向上するといわれているピラティスを近年,医師や理学療法士,アスレティックトレーナーらがアスリートに対する治療の一環として用いている[16].ピラティスは姿勢制御能力を修正・改善し動作の質を向上・最適化することにより,患部の過度なメカニカルストレスが軽減し,スポーツ障害の早期回復や予防,パフォーマンス向上に繋がると考える.本項では,テニス肘に対する患部外や障害予防の運動療法としてスポーツ現場で可能なピラティスエクササイズを紹介する.

テニスにおける運動療法としてのピラティスの活用

　本項ではテニス競技の代表的疾患であるテニス肘に着目し展開していく.本疾患の特徴やテニス動作特性,テニス肘に対する患部外および障害予防の運動療法としてのピラティスエクササイズを4つ紹介する.

テニス肘の病態

テニス肘の主な病態はECRB腱付着部の変性や微小断裂による腱付着部症（Nirschlらの提唱するenthesopathy[11]）とする考え方が，最近では有力である[2, 11, 17, 18]．上腕骨外側上顆から起始する筋の中でもECRBの起始は上腕骨外側上顆の前深部から走行する．他の筋と比較し起始の範囲が狭いため強い力が一点にかかり，力学的な局所の牽引力が集中するためであると考える（図1）[2]．テニス肘の原因の外的要因として，オーバーユース，反復動作，誤った筋力トレーニングなどがあげられる．内的要因として，筋力低下，可動域制限，老化，血流障害，アライメント不良，筋のアンバランスなどがあげられ，心理的要素も指摘される．

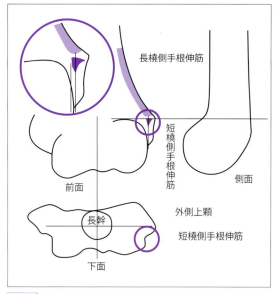

図1　上腕骨外側上顆の解剖
（文献2より引用）

テニス肘の治療

テニス肘に対する治療として保存療法と手術療法があるが，本項では保存療法に着目し，手術療法は割愛する．約90％の症例は半年程度で保存療法により改善するため，保存療法が第一選択である[9]．テニス肘の保存療法における報告では患部の安静，非ステロイド性抗炎症薬（NSAIDs）による薬物療法，ステロイドによる局所注射，エルボーバンドによる装具療法，ECRBのストレッチングやマッサージ，筋力強化訓練による理学療法の効果が報告されている[3〜11]．

テニス動作のバイオメカニクス

テニス動作はサーブ，フォアハンドストローク，バックハンドストローク，ボレー，スマッシュなど多彩な動作がある[1, 19]．本項ではバックハンドストローク動作に着目し，述べる．

バックハンドストローク動作の相は準備期，加速期，フォロースルー期の3期に分類される[1]．あるいはフォロースルー期を早期と後期に分け，4期に分類される（図2）[19]．準備期はバックスイングの動きはじめからラケット前進の始まりまで，加速期はラケットの前進から始まりボールコンタクトまで，フォロースルーはボールコンタクトからストローク完成までである．フォロースルー早期はフォロースルー最初の25％で，フォロースルー後期は残りの75％とされている．

バックハンドストローク動作中の筋活動

バックハンドストローク動作中の特徴として，加速期からフォロースルーにかけて手関節伸筋群の筋活動が高いことがあげられる[19]．特にECRBの筋活動に関しては，サーブやフォアハンドストローク動作中の筋活動よりも高い値を示している．

図2 バックハンドストローク
バックハンドストロークのプレパレーション（準備期），アクセレレーション（加速期），フォロースルー期（前期・後期）の各相．
（文献19より引用）

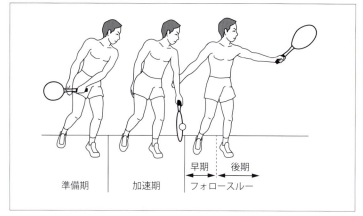

テニス肘患者のバックハンドストローク動作

バックハンドストローク動作によりテニス肘は発生することが報告されている[3, 4, 11, 20]．発生要因として，技術レベルが低い選手では動作中のインパクト位置が通常より後方になる傾向がみられる（図3）[20]．そのため，インパクトで手関節屈曲・尺屈位となり，ECRBの張力が増加し過度なメカニカルストレスが発生する．

バックハンドの理想的なフォームとしては，テイクバックで軸足が安定し，打球方向に両肩のラインが平行になる．インパクトでは骨盤が支持基底面の中心かやや踏み込み脚側にあり，フォロースルーで打球方向に体幹が正面を向くほどの回旋が行われるのが理想である（図4a）[20]．

バックハンドストローク動作でインパクト位置が通常より後方になるフォーム不良例は，大きく2つに分類される[20]．1つ目は全体の回旋量の減少により上肢に頼ったフォームになる場合である（図4b）[20]．2つ目は両下肢安定性低下による骨盤の前方偏位による場合である（図4c）[20]．

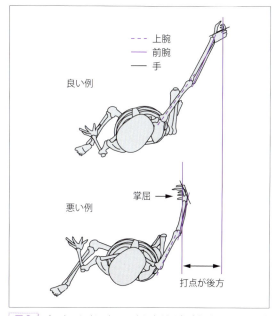

図3 バックハンドストロークにおける危険なインパクトの肢位
（文献20より引用）

運動連鎖とピラティスのメリット
―局所と全体―

テニス肘に限らず，スポーツ障害は全身の運動連鎖が破綻し患部の過度なメカニカルストレスが増加するため[12, 13]，患部だけでなく患部外の評価や運動療法を行う必要がある[14, 15]．一般に

PART III 実践プロトコル編-ピラティスの応用

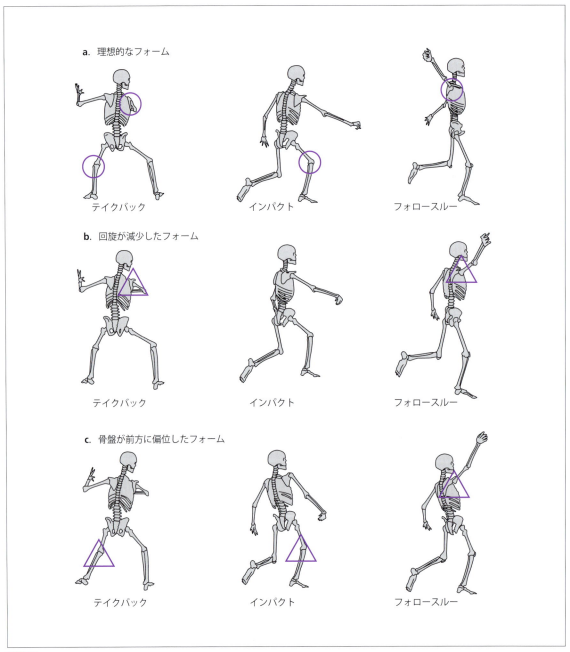

図4 バックハンドストロークの動作異常
○：評価するポイント，△：動作の不良
（文献20より引用）

運動エネルギー伝達は，身体各部の運動を重ね合わせることにより末端部位のエネルギーを大きくする[12,13]．運動力学上，ある部位の速度が最大限になる直前に次の運動が開始されると最大エネルギーが伝達され，高い運動パフォーマンスとなる（図5a）[12]．しかし，運動連鎖が破綻すると，運動エネルギー伝達の低下が起こり，運動パフォーマンスは低下する（図5b）[12]．または，あ

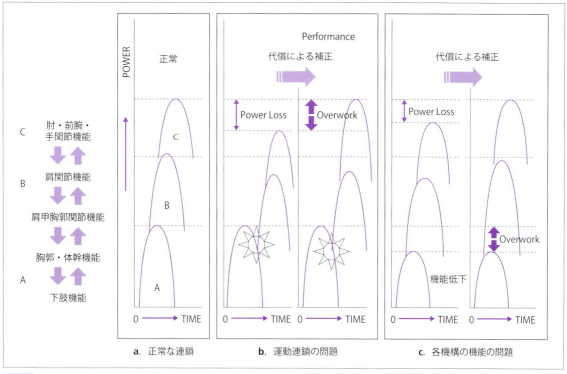

図5 運動連鎖と運動伝達エネルギー
(文献12より引用)

る部位の機能異常により運動エネルギーの低下が起これば，運動パフォーマンスは低下する（図5c）[12]．運動エネルギー伝達の低下が起こると，パフォーマンスの低下を補正するために，代償を促された関節への過度なメカニカルストレスが発生し，障害を引き起こす．

ピラティスは身体運動に対する効率の良い運動連鎖を構築することに非常に役立つツールであり，運動学習や姿勢制御能力が向上するといわれている．近年，医師や理学療法士，アスレティックトレーナーらがアスリートに対する治療の一環としてピラティスを用いている[16]．Pilates Method Alliance®では，ピラティスを"身体のストレッチ，筋力強化，そしてバランス強化を目的としてデザインされたエクササイズと身体の動作法である[21]"と定義されている．ピラティスの効果として，身体感覚の強化，体幹の強化，姿勢改善，身体動作の質の向上・改善があり，効率の良い運動連鎖や運動学習，姿勢制御能力を向上させることが可能である．

以上から，ピラティスは姿勢制御能力を修正・改善し動作の質を向上・最適化することにより，テニス肘患者のECRBに対する過度なメカニカルストレスが軽減し，治療の早期回復や障害予防，パフォーマンス向上に繋がると考える．

テニス肘に対する患部外や障害予防としての4つのピラティスエクササイズの関連と実際

ここではテニス肘患者が有する肩甲胸郭機構の機能不全とバックハンドストローク動作による障害がどのようにピラティスエクササイズに関連するかを紹介し，その実際を述べる．

テニス肘の患者の多くは肩甲胸郭機構の機能不全がある．具体的には利き手側の肩甲骨が外転・前傾し，胸郭が下制したマルアライメントがみられる[20]．さらに，菱形筋の機能不全，大胸筋・小胸筋・上腕二頭筋短頭・烏口腕筋などの筋タイトネスなどがみられる．肩甲骨が前傾すると上腕骨頭は前方に偏位し，結節間溝での上腕二頭筋の緊張を増大させ，橈骨頭の異常運動を誘発し，ECRBへの過度なメカニカルストレスが生じる．そこで，肩甲骨のマルアライメントや上記の筋タイトネス改善を目的にピラティスエクササイズのリバースプランク修正[22]を行う．

テニス動作において，肩甲骨の固定は非常に重要な機能である[20]．反復動作による肩甲骨機能の低下は，インパクト時の上肢遠位部での固定が強いられ，上腕や前腕筋の過活動を引き起こし，ECRBへの過度なメカニカルストレスが生じる．そこで，肩甲骨周囲筋および体幹筋の強化を目的にピラティスエクササイズのスワンダイブ修正[22]を行う．

テニス肘が発生する異常なバイオメカニクスとして，バックハンドストローク動作でインパクト位置が通常より後方になることがあげられる．フォーム不良例として，全体の回旋量の減少により上肢に頼ったフォームになる場合と，両下肢の安定性低下により骨盤前方偏位を起こす場合がある[20]（図4b, c）．そこで，前者は体幹回旋筋の強化を目的にピラティスエクササイズのシーテッドツイスト[22]を行う．後者は，下部体幹筋や股関節屈筋強化を目的にピラティスエクササイズのロッキング[23]を行う．

7．テニス

▶ 1 リバースプランク修正

🎯 目 的
- 背筋群，腹筋群，殿筋群，ハムストリングス，肩甲骨周囲筋，肘伸筋群の強化．
- 肘屈筋群，手関節屈曲筋群，胸筋群，股関節屈筋のストレッチ．

🔑 キーポイント
- 回数は3〜5回行う．
- 代償動作は肩甲骨挙上や肘関節過伸展がみられやすいため，注意する．

◆ 関連するスポーツ外傷・障害とパフォーマンスエラー
- テニス肘（上腕骨外側上顆炎）
- 利き手側の肩甲骨や胸郭マルアライメントと上肢筋タイトネスが発生する．

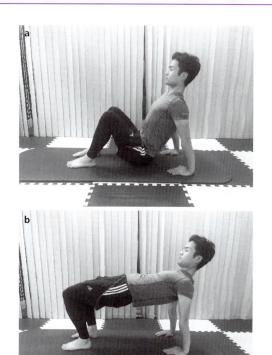

スタートポジション a：体育座りから，手を骨盤から手のひら1枚分後方の所に置き，指先は足の方向に向ける．

動作手順 b：息を吸って背筋を伸ばし，吐きながら，膝から肩一直線まで殿部を上げる．その後，元の位置に戻す．

◆ 修正
手首がきつい場合は，手の下にマットやタオルを重ねるか，上肢を外旋させた状態で行う．または，スタートポジションで呼吸を繰り返す．

▶ 2 スワンダイブ修正

目的
- 背筋群，殿筋群，上肢の強化
- 脊柱，股関節屈筋の可動性向上
- 肩甲骨下制・外転

キーポイント
- 回数は3回から5回行う．
- 腰椎過伸展に注意し，恥骨をマットにつける．
- 肩甲骨挙上に注意し，肩がすくまないように，首を長く保つ．
- 顎が上がらないように目線はマットに向ける．

関連するスポーツ外傷・障害とパフォーマンスエラー
- テニス肘（上腕骨外側上顆炎）
- バックハンドストローク動作のインパクト時，上腕や前腕筋の過活動を引き起こす．

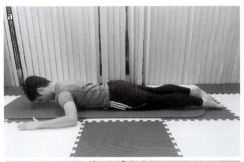
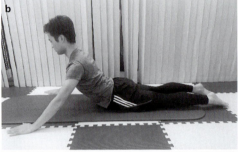
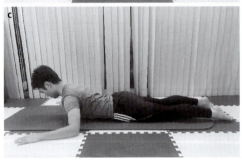

スタートポジション a：手を耳の横に置き，腹臥位をとる．恥骨をマットにつける．骨盤の後方トライアングル（メモ参照）を床と平行にする．

動作手順 b：腰椎が過伸展しない範囲で，脳天を引き伸ばしながら，脊椎を分節的に起こしていく．その後，上体を元の位置に戻す．

◆ 修正
c：脊椎の起こす高さを下げ，胸椎の伸展を特に意識して行う．

> **メモ**

①骨盤の後方トライアングル→骨盤の位置(ニュートラルポジション)を示す目安として用いる．左右のPSIS(上後腸骨棘)と尾骨を結んだ三角形[22]．

②肩甲骨周囲筋の中に，大・小菱形筋と前鋸筋がある．大・小菱形筋は肩甲骨の内転作用を有しており，前鋸筋は外転作用を有している．これらの筋は，肩甲骨内側縁を介して，全く逆方向のベクトルを有しているものの，両筋が働くと肩甲骨内側縁を胸郭に引き付ける．もし，菱形筋の張力が低下した場合，肩甲骨が外転し，内側縁が持ち上がってしまう．また，超音波解剖から前鋸筋の上部筋束は，胸椎伸展運動時に第1肋骨を肩甲骨に引き付けるように収縮し，胸椎の進展を補助している．前鋸筋の上部筋束と下部筋束が協調的な収縮をすることで，肩甲骨内側縁全体を胸郭に引き寄せることが可能になる[24]．テニス動作において，これらの筋機能を高めることは肩甲骨の固定をする上で非常に重要である．

▶ 3 シーテッドツイスト

🎯 目 的
- 体幹の回旋動作のコントロール.
- 腹斜筋の強化.

💡 キーポイント
- 回数は左右方向に3回から5回行う.
- dのように体幹の側屈と屈曲の動作が起こりやすい. そのため, 片方のASIS（上前腸骨棘）と下部肋骨の距離が短くなりやすいので, 同じ長さを保ち, 回旋動作を行う.
- 腰椎の剪断にも注意する.
- 骨盤の回旋が起こらないように, 両坐骨に体重を均等に乗せる. 他に, 頚椎の回旋や肩甲骨の内外転などで代償することもある.

◆ 関連するスポーツ外傷・障害パフォーマンスエラー
- テニス肘（上腕骨外側上顆炎）
- バックハンドストローク動作のインパクト時に上肢に頼った手打ちのフォームとなり, インパクトの位置が通常より後方にくる.

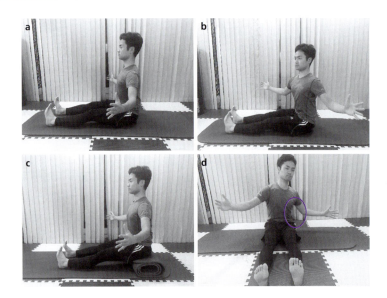

スタートポジション a：骨盤の前方トライアングル（メモ参照）と床が垂直になるようにし, 長座位をとる.

動作手順 b：両坐骨に体重を均等に乗せ, 背筋を伸ばし, 胸椎を中心に体幹を回旋させる.

◆ 修正
c：ハムストリングが硬く, 骨盤のニュートラルポジションがとれない場合は, マットやクッションに座るか膝を曲げ, あぐらを組んで座る.

📝 メモ
①骨盤の前方トライアングル→骨盤の位置（ニュートラルポジション）を示す目安として用いる. 左右のASISと恥骨結合を結んだ三角形[22].

②超音波解剖から, 座位姿勢における腹直筋の筋活動は骨盤後傾位で高くなる[25]. 腹直筋の過活動抑制のために骨盤の前方トライアングルと床が垂直になるようにしながらエクササイズを行う.

7．テニス

▶ 4 ロッキング

目的
- 股関節と腰椎の分離動作能力の向上
- 股関節屈曲筋の強化
- 腹筋群，脊柱起立筋群の強化

キーポイント
- 回数は3回から5回行う．
- 代償動作として，股関節屈曲中に腰椎の過伸展および骨盤前傾，または腰椎の屈曲および骨盤後傾がみられる場合がある．前者の場合は下部肋骨が突出していることが多いため，呼気時に下部肋骨を引き上げるように行う．後者の場合はバーバールキュー（メモ参照）として『お腹を地面に近づけるように．あるいは股関節の付け根をボールペンで挟み込むように』と伝える．
- 女性はエクササイズ中に肘関節を過伸展しやすい傾向がある．そのため，上肢筋に過剰な筋収縮を生むことや体幹に入りづらいことが多い．肘関節伸展0°位をとることで上肢筋の過剰な収縮防止や体幹に入りやすいように行う．

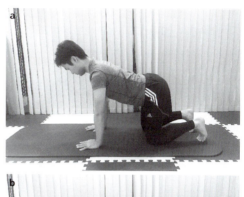

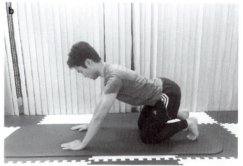

スタートポジション a：両肩関節の真下に両手，両股関節の真下に両膝関節があるように四つ這い位になる．両足関節は背屈位にする．脊柱は自然なS字カーブを保ち，肩は開いて顎を軽く引く．

動作手順 b：脊柱が自然なS字カーブを保てる範囲まで，両手で地面を押し両股関節を屈曲していく．

メモ
バーバールキューとは口頭指示の訳．正確にエクササイズを行うように導くためのキューイングの1つ．

PART III 実践プロトコル編-ピラティスの応用

◆ 関連するスポーツ外傷・障害パフォーマンスエラー

▶ テニス肘（上腕骨外側上顆炎）
▶ バックハンドストローク動作のインパクト時に骨盤前方偏位を引き起こし，インパクトの位置が通常より後方にくる．

文献

1) 赤坂清和：テニス．スポーツ理学療法学 競技動作と治療アプローチ，陶山哲夫監，赤坂清和ほか編，メジカルビュー社，東京，183-204，2014
2) 堀 泰輔：テニス肘の疫学・病態・診断・評価．Sports Physical Therapy Seminar Series ⑤スポーツにおける肘疾患のメカニズムとリハビリテーション，福林 徹ほか監，鈴川仁人ほか編，NAP，東京，74-82，2011
3) 坂井宏成：テニス肘の診断・治療とその予防．骨・関節・靱帯 19：221-228，2006
4) 堀居 昭：テニス肘における筋力強化による予防について．スポーツメディスン 17(8)：37-41，2005
5) 齋藤育雄ほか：肘関節・前腕疾患．関節外科 29(suppl-1)：67-72，2010
6) 正富 隆：肘周辺の疾患の治療．Modern Physician 30：274-276，2010
7) 佐々木浩一ほか：上腕骨外側上顆炎に対する治療．臨スポーツ医 28：559-564，2011
8) 西浦康正ほか：上腕骨外側上顆炎の治療．関節外科 25：60-64，2006
9) 田中雅尋ほか：上腕骨外側上顆炎．関節外科 31(suppl-2)：66-67，2012
10) 二戸俊郎ほか：上腕骨外側上顆炎の病態．関節外科 25：55-59，2006
11) 新井 猛：上腕骨外側上顆炎の病態と治療法．関節外科 30：366-371，2011
12) 松久孝行ほか：投球動作のバイオメカニクスからみた肩関節障害のリハビリテーションと予防．臨スポーツ医 18：165-171，2001
13) 三原研一：野球肘の診断と治療 バイオメカニクスと投球フォーム．関節外科 27(8)：32-42，2008
14) 松木圭介：上肢のスポーツ障害とリハビリテーション 2 中高年のテニスによる上肢障害．J Clin Rehabil 15：252-256，2006
15) 地神裕史：上肢の機能解剖学．上肢の理学療法，地神裕史ほか編，三輪書店，東京，37-44，2016
16) 近 良明ほか編：アスリートに対するピラティスメソッドの可能性．臨スポーツ医 33：2016
17) 河原一仁ほか：肘のスポーツ障害治療の新知見 肘外側部痛の鑑別診断と治療．骨・関節・靱帯 15：1019-1023，2002
18) 青木光広：スポーツによる手関節・肘関節障害の診断 診断に必要な解剖 肘関節の解剖．関節外科 30：282-291，2011
19) 貞清正史：テニス動作のバイオメカニクス．Sports Physical Therapy Seminar Series ⑤スポーツにおける肘疾患のメカニズムとリハビリテーション，福林 徹ほか監，鈴川仁人ほか編，NAP，東京，65-73，2011
20) 坂田 淳：テニス肘に対する私の治療．Sports Physical Therapy Seminar Series ⑤スポーツにおける肘疾患のメカニズムとリハビリテーション，福林 徹ほか監，鈴川仁人ほか編，NAP，東京，128-141，2011
21) PMA®：https://www.pilatesmethodalliance.org/i4a/pages/index.cfm?pageid=3277（2017年9月25日閲覧）
22) Clark M, et al：Mat Pilates Exercises. Pilates Mat Work：A Manual For Fitness and Rehabilitation Professionals, PowerHouse Pilates, Word Association, Tarentum, 15, 66-67, 81-82, 108-109, 2004
23) Paterson J：コアスタビライゼーションと効果的な運動のためのエクササイズ．ティーチングピラティス，新田 収ほか監訳，NAP，東京，89-168，2010
24) 工藤慎太郎：なぜ，肩甲帯の筋力強化で，頸部痛が消失したのか？．運動療法の「なぜ？」がわかる超音波解剖，工藤慎太郎編，医学書院，東京，17-23，2015
25) 川村和之：なぜ，体幹機能の向上を目的としたのか？．運動療法の「なぜ？」がわかる超音波解剖，工藤慎太郎編，医学書院，東京，99-103，2015

PART III 実践プロトコル編−ピラティスの応用

8 バドミントン

▶ 空　敬太　Keita Sora

POINT
- バドミントンに多い外傷・障害の特徴と，その運動学的特徴を理解する．
- バドミントンに多い外傷・障害の予防と競技特異的動作に繋がる運動療法としてのピラティスエクササイズの指導ができるようになる．

バドミントンとピラティスエクササイズ

　数々の世界大会にて，近年，日本人アスリートの活躍が目立つバドミントン競技は，身体接触が外傷の要因となることは稀である．しかしながら，利き手でラケットを保持し，さまざまなストロークを繰り返しながら，コート内での特異なフットワークを要する競技特性から，身体のマルアライメントや運動制御の不良がスポーツ傷害やパフォーマンスの低下に繋がるケースが少なくない．ピラティスエクササイズはリハビリテーションとして活用されていた起源があり，昨今では医師や理学療法士，アスレティックトレーナーらにより機能解剖学や運動学に基づいた効果的な運動療法としての位置を確立しつつある[1,2]．本項では，バドミントンへのトレーニング指導において，ピラティスエクササイズをどのように導入し，競技者のコンディショニングを行うことができるかを述べる．

バドミントンにおける外傷・障害の特徴

　バドミントン競技者を対象とした外傷・障害についての調査・研究はいくつか行われている．マレーシアにあるクリニックにおいてバドミントン競技者を対象とした調査では，外傷・障害全体の86.6％は練習やトレーニング中に生じたものであり，また部位としては下肢の外傷・障害が63.1％を占め，次いで上肢が18.1％，腰背部が16.6％，頚部1.7％，腹部0.4％とされていた．また，それら下肢の外傷・障害のうち37.2％が膝関節に集中していた（図1，2）[3]．他にもさまざまな競技レベルを対象とした先行研究においても下肢に多くの外傷・障害が発生していることが報告されており[4,5]，前十字靱帯（anterior cruciate ligament：ACL）の断裂のような競技復帰に長期のリハビリテーションを要する例も見受けられ，その予防はバドミントンにおいて重要な課題である．

179

PART III　実践プロトコル編-ピラティスの応用

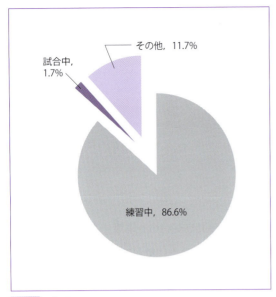

図1　受傷原因
（文献3より作図，筆者訳）

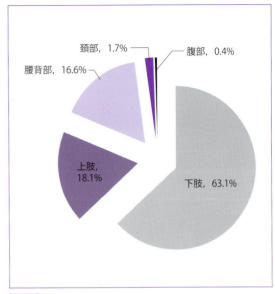

図2　傷害部位
（文献3より作図，筆者訳）

バドミントンにおける運動療法としてのピラティスの活用

　バドミントン競技者への運動指導において，選手の運動制御能力を高め，スポーツ外傷・障害の予防とパフォーマンスの向上を目的に，さまざまなピラティスエクササイズを活用することができる．本項では，外傷・障害の予防を目的として行っているピラティスエクササイズと，バドミントンのパフォーマンス向上に繋がる基礎運動（ファンダメンタルムーブメント）としてのピラティスエクササイズについて，その機能解剖学・運動学的背景を踏まえ解説する．

◉ ACL損傷予防とパフォーマンスの向上に向けたピラティスエクササイズの活用

　ACL損傷予防として，膝関節における脛骨の前方への剪断力を減少させるために，後方へ引き込む力を生じさせることのできるハムストリングスの強化は重要となる．そこで，ハムストリングスの強化に加え，股関節運動や上半身の動きとの協調性も獲得する目的で行っているアーティキュレーティングショルダー（articulating shoulder：AS）ブリッジ[1]とその応用エクササイズがある．さまざまなエクササイズバリエーションを用いることでエクササイズの負荷と筋への刺激を変化させる．ASブリッジはハムストリングスよりも股関節の伸展の主働筋としての殿筋の収縮を意識することが多い．ハムストリングスの強化を目的とする際は，膝関節の屈曲角度を浅くすることで，ハムストリングスにかかる負荷を高める．また，先刻研究においても，股関節の外転角度を増やすことでハムストリングスの活動の低下が確認されていることから，足幅に変化をつけることで股関節の固有受容器系に豊富な刺激を与えることが期待できる[6]．

　続いて，競技中にACLの損傷が多く発生している場面として，ラウンド（非ラケット側）への飛びつき動作の着地場面が挙げられる（図3）．ACL損傷の受傷機転として着地時の膝関節外反

が損傷リスク因子として報告されており[7]，バドミントンについての先行研究においても，図3のようなラウンドへのオーバーヘッドストローク動作時に膝関節の外反角度と最大膝外反モーメントがフォア（ラケット側）への飛びつき動作に比して高い値が認められている[8]．その際，頭部・腕・胴体部分（Head, arm, trunk：HAT）の質量重心がラウンドへ流れてしまうため，地面反力ベクトルが脛骨軸よりも外側へそれてしまい膝関節中心の外側を通ることにより膝外反モーメントを増大させる．片脚着地時の中殿筋の活動と膝関節外反角度は有意に負の相関関係があることが報告されており[9]，エクササイズによる中殿筋トレーニングの重要性が窺える．特に，女性アスリートをサポートする上では，男性に比して骨盤幅が大きいことから，モーメントアームが大きくなるため，中殿筋の重要性はより高くなると考えている．そこで，着地時の膝外反モーメントの増大を予防することを目的とした中殿筋の強化のエクササイズとして，ニーリングサイドキックス[1]というピラティスエクササイズがあり，効果的に股関節外転筋群を鍛えることが可能である．

次に，ラウンドへのオーバーヘッドストローク動作時にHATの側方移動をコントロールするためには，非ラケット側の股関節内転筋力およびラケット側の体幹筋力の重要性が示唆される．先行研究において，体幹深部安定化筋群と内転筋群，外腹斜筋の筋収縮を促通することによって，重心動揺の総軌跡長が有意に減少し，荷重伝達機能の改善に繋がることが報告されている[10]．しかしながら，バドミントン競技アスリートを対象とした先行研究において非ラケット側の股関節内転筋力がラケット側よりも有意に低いことが報告されている[11]．

また，外傷・障害の予防だけでなく，バドミントン競技パフォーマンスに重要な能力として，短時間でコート内を素早く動くことができるフット

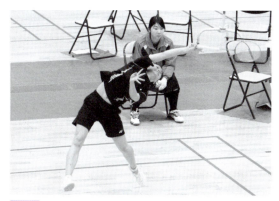

図3 オーバーヘッドストローク

ワーク能力が重要であるとされており[12]，その俊敏なフットワークの獲得という意味でも，ヒッティング後に素早く次の動作に移るために上記の重心コントロールが競技パフォーマンスに与える影響は大きいと考えられる．以上のことから，効果的に外腹斜筋〜内転筋群を強化するエクササイズとしてサイドプランクの応用エクササイズを用いている．このエクササイズにより，肩甲胸郭関節の安定性と前鋸筋〜外腹斜筋〜前腹部筋膜〜内転筋〜後脛骨筋の筋促通が期待できる．前斜走スリング（anterior oblique sling）は外腹斜筋〜前腹部筋膜〜対側内転筋群を連結するとされており[13〜15]，これらの筋のフォースカップル（メモ参照）により，HAT質量重心の側方移動による膝外反モーメントの抑制および俊敏なフットワークの獲得によるパフォーマンスの向上が期待できる．しかしながら，Lib Flareなどのマルアライメントがあるとゾーン of appositionの減少，横隔膜の過緊張，腹横筋の抑制などが誘発されてしまう[16]ことにより，前斜走スリングにおける筋促通が不均衡となることが考えられる．それらのマルアライメントが評価される場合は，より呼吸に焦点を当てたピラティスエクササイズなどを導入する必要がある．

> **メモ** フォースカップル
> → 2つ以上の筋肉の収縮による力が異なる方向に働くこと．

　例えば，ハムストリングスなどの股関節伸展筋群と前腹部の筋群が一緒に働くことで骨盤の後傾が起こる．この時の2つの筋群の関係性がフォースカップルとなる．

◉ 競技特異的な道具を用いたピラティスエクササイズの活用

　ピラティスエクササイズは，PART ⅡやⅢで用いられているような専用のピラティスイクイップメントと呼ばれる機械やピラティスプロップと呼ばれる小道具を用いることで，それらから動作のフィードバックを受け，機能的な動作を獲得できるようにエクササイズが組み立てられている[17, 18]．しかしながら，バドミントンに限らず競技スポーツの現場においては，特別な器具を揃えることは難しく，遠征先などにおいては尚更である．そこで，バドミントンの現場においては遠征先でも練習場でも必ずあるバドミントンのシャトルを収納する筒（シャトルケース）を代用して，専用のピラティスリングを用いて行う肩関節の傷害予防を目的としたピラティスエクササイズとパフォーマンスの向上に繋がる機能的な股関節の使い方の学習が可能なピラティスエクササイズを紹介する．

　まず，シェイブザヘッド[17]という肩甲骨の機能的な上方回旋運動を導くエクササイズは，肩関節のマルアライメントの改善が期待できる．日常生活においてはデスクワークなどにより，大胸筋や小胸筋が短縮位となりやすい．エクササイズによって肩甲上腕関節の求心性を高め，ストロークにおける障害予防が期待できる．しかしながら，バドミントンの現場においては，投球動作などと同様にオーバーヘッドストロークの繰り返しによる，肩甲上腕関節の後方の関節包の拘縮が見受けられることが多く，オブリークトランスレーションによる上腕骨頭のマルアライメントを呈しやすい選手も少なくない．そのため，シェイブザヘッドなど種々の肩関節のエクササイズに先行して，肩甲上腕関節の後方の関節包のストレッチを行うことも，よりエクササイズ効果を高めるうえで重要となる．

　さらに，機能的な股関節の使い方を学習させるエクササイズとしてクラムと呼ばれるピラティスエクササイズがある．基本のエクササイズの動きはPART Ⅲバスケットボールの項（149頁参照）のエクササイズを参考にして頂きたい．そして，その応用として，シャトルケースを活用することができる．この応用のエクササイズにより，床側の股関節を軸とした遠位固定での骨盤の回旋運動を学習させる．筋のリバースアクションはクローズドキネティックチェーン（Closed kinetic chain：CKC）のスポーツの動きにおいて重要であり，股関節のセントレーション能力を高めることでよりパワフルで安定した骨盤の回旋運動（フットワークやストローク）の獲得が期待できる．

8. バドミントン

▶ 1 アーティキュレーティングショルダーブリッジ

目的

- 脊柱の可動性とコントロール力の向上.
- 殿筋群, 腹筋群, 背筋群, ハムストリングスの強化.
- 股関節屈曲筋群のストレッチ.

キーポイント

- バリエーションにおいて5〜8回を1〜3セット行う.
- トップポジションに骨盤を持ち上げる際, 脊柱は椎体一つ一つが順にマットから離れるよう分節的な動きをイメージさせる.
- 骨盤を持ち上げる際, またトップポジションを保つ間は, 骨盤が前傾位となり腰椎の負担が増えないように注意.
- 頸椎の伸展や下部肋骨の挙上などの代償動作が出ていないか確認する.
- トップポジションで片脚のバリエーション(c〜e)において, 非ラケット側を支持脚とする場合は, 特に支持脚の股関節の外転・外旋を意識させたままで, 骨盤の回旋と股関節の外転・内転運動を行わせることで, 支持脚の固定性を高めてエキセントリックな筋収縮を感じさせることができる. さらに, 股関節の内転運動に先行して, 骨盤の回旋運動を意識させることで, スマッシュなどのオーバー

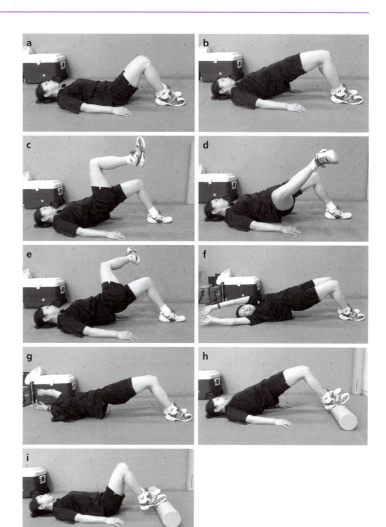

スタートポジション 膝を曲げた状態で仰向けになり, 左右の上前腸骨棘(Anterior superior iliac spine：ASIS)と恥骨結合を結んだ三角形(以後, 骨盤の前方トライアングル[1])の面を天井と平行にする. 脊柱は自然なS字のカーブを保ち, 肩は開いて顎を引く(a).

動作手順 息を吸って準備をし, 息を吐きながら骨盤を後傾させて, 腰椎から順に持ち上げ, 膝関節中心と大転子, 肩峰が一直線となるところ(トップポジション)まで持ち上げる(b). その後, 逆の手順で元のスタートポジションに戻る.

ヘッドストロークのポイントとなる体幹部からの上手な運動連鎖に繋げることが期待できる．

◆**関連するスポーツ外傷・障害とパフォーマンスエラー**
- PF障害
- 大腿直筋の肉離れ
- ジャンパー膝
- フットワークのスピードが上がらない（フロントコートからの戻りが遅い）

◆応用

　強度を高めると共に，股関節運動や上半身の動きとの協調性の獲得を目的に，一方の股関節を屈曲させて片脚でバランスを保持し（c），遊脚側への骨盤の回旋と股関節の外転（d），支持脚への骨盤の回旋と股関節の内転（e），脊柱の回旋（f, g），さらにはフォームローラーを活用して，エクササイズ動作で持ち上げた骨盤を降ろす局面で，股関節の屈曲を行いながら膝関節の屈曲を意識することで，ハムストリングスの伸張性負荷の感覚を学習させる（h, i）など，さまざまなバリエーションが活用できる．

▶ 2 ニーリングサイドキックス

目的
- 殿筋群，体側部，肩甲骨周囲の筋群の強化．
- 肩甲帯および体側部の安定性の向上．
- 股関節の柔軟性の向上．

キーポイント
- 左右共に5〜8回を1〜3セット行う．
- 代償動作として，持ち上げた脚の股関節が屈曲位にならない．
- 支持脚の股関節が屈曲位にならず，最大外転位を保持できているか．
- 脊柱の軸の伸長を意識させるように，脳天に向けて身体を伸ばすようにイメージさせる．

◆関連するスポーツ外傷・障害とパフォーマンスエラー
- MCL損傷
- 足関節捻挫
- 腰痛
- サイドジャンプ後など，片脚立位となるタイミングでのストロークの安定性の低下

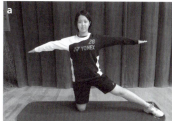
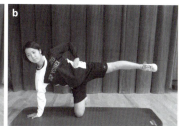
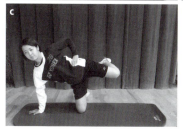

スタートポジション a：両膝が両股関節の真下にくるようにニーリングポジションで構える．一方の脚（写真では左脚）の股関節を外転させて伸ばし，骨盤の前方のトライアングルの面が床と垂直かつ前の壁と平行となるように保つ．肩は開いて顎は引き，脊柱は自然なS字カーブを保つ．

動作手順 b：上半身を外転していない股関節の方へ倒し，床に手を着く．続けて外転していた脚を股関節の高さまで持ち上げる．

c：天井側の手を腰に置き，持ち上げた脚の膝関節の屈曲伸展運動を行う．その後，逆の手順で，元のスタートポジションに戻る．

◆修正
bの動作ののち，スタートポジションに戻る．

▶ 3 サイドプランクの応用（インサイドブリッジ）

目的
- 内転筋群，体側部，肩甲骨周囲の筋群の強化．
- 肩甲帯および体側部の安定性の向上．

キーポイント
- 左右共に5〜8回を1〜3セット行う．
- 体幹の側屈や骨盤帯の回旋などの代償が出ないようにコントロールする．
- 肩甲帯の安定性が保てず，肩甲骨が挙上してしまわないように注意．
- 片膝立ちの姿勢でモーターコントロールが獲得でき，筋力強化が計れれば，次の段階にプログレッションさせたエクササイズとして，天井側の脚の膝関節を伸展位で行う（b）．

◆関連するスポーツ外傷・障害とパフォーマンスエラー
- 腰痛
- フットワークのスピードが上がらない（サイドジャンプ後の動きが遅い）

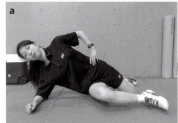 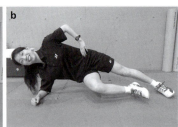

スタートポジション a：天井側の脚は，股関節中間位，膝関節90°屈曲足関節中間位，反対側の脚は股関節90°屈曲，膝関節90°屈曲足関節中間位に保つ．床側の腕は肘を90°屈曲し，肩甲上腕関節の真下に肘がくるように体幹を保持する．骨盤の前方トライアングルの面が床と垂直になるよう保持し脊柱は自然なS字カーブを保つ．

動作手順 b：よりプログレッションさせたエクササイズ．天井側の膝から下腿部と床側の肘から前腕部のみで身体を支持するように骨盤を床から持ち上げ，そのポジションを保つ．

▶ 4 シェイブザヘッド

目的
- 大胸筋，小胸筋，広背筋のストレッチ．
- 前鋸筋，僧帽筋下部の強化．

キーポイント
- 5〜8回を1〜3セット行う．
- 上腕をスキャピュラプレーン上に保つ．
- 肩甲骨が挙上しないように注意．

◆関連するスポーツ外傷・障害とパフォーマンスエラー
- 肩峰下インピンジメント
- 上腕二頭筋腱炎
- 肩関節の柔軟性が乏しくオーバーヘッドのラケットストロークが悪い

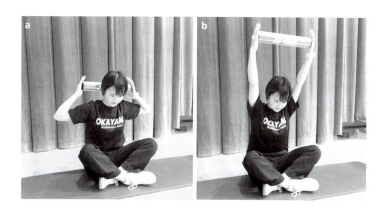

スタートポジション 両足の裏を合わせ，両膝を曲げて開いて両脚で円を作り座る．（写真は修正ポジション）

動作手順

a：背中を真っ直ぐにしたまま股関節から前屈し，両手で筒を頭の後ろで保持する．

b：頭の後ろから頭の上に向かって，上腕骨の外旋を保ったままで肘を伸展させ，その後，両腕を元の位置に戻す．

◆修正
- 股関節の柔軟性が乏しく，上体を前方に傾けることが困難な場合は，あぐらを組んで座る．
- 肩関節の可動域不足により，ポジションが取れない場合は，頭の上で筒を保持し，上下に動かす．

PART III 実践プロトコル編-ピラティスの応用

▶ 5 クラムの応用

目 的

- 遠位固定での股関節の機能的な運動学習.
- 内転筋群，股関節外転外旋筋群，体側部，肩甲骨周囲の筋群の強化.
- 肩甲帯および体側部の安定性の向上.

キーポイント

- 左右共に5～8回を1～3セット行う.
- 体幹の側屈などの代償が出ないようにコントロールする.
- 肩甲帯の安定性が保てず，肩甲骨が挙上してしまわないように注意.
- 床側の股関節を軸とした骨盤の動きを意識する.

◆ 関連するスポーツ外傷・障害とパフォーマンスエラー

- 鼠径部痛
- 腰痛
- 股関節が上手く機能せずトラベリング技術が低い

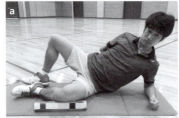
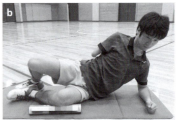
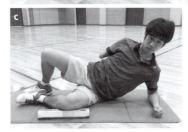

スタートポジション a：天井側の脚(右脚)は，股関節外旋位，膝関節90°屈曲位，床側の脚(左脚)は股関節45°屈曲位，膝関節90°屈曲位に保ち，膝の下にシャトルケースをはさみ，股関節を外旋させ，軽く潰すようにして固定する．床側の腕(左腕)は肘を90°屈曲し，肩甲上腕関節の真下に肘がくるように体幹を保持する．骨盤の前方トライアングルの面が床と垂直になるよう保持し脊柱は自然なS字カーブを保つ．

動作手順

b：シャトルケースを潰したまま，左脚の大腿骨に対して右のASISを遠ざけるように骨盤を右回旋させる．

c：さらに，シャトルケースを潰したまま，左脚の大腿骨に対して右のASISを近づけるように骨盤を左回旋させる．

bとcの動作を繰り返す．

文　献

1) Clark M, et al：Mat Exercises. Pilates Mat Work：A Manual For Fitness and Rehabilitation Professionals, PowerHouse Pilates, Word Association, Tarentum, 50-51, 90-91, 2004
2) 近　良明ほか編：アスリートに対するピラティスメソッドの可能性．臨スポーツ医 33(8)，2016
3) Shariff AH, et al：Musculoskeletal injuries among Malaysian badminton players. Singapore Med J 50：1095-1097, 2009
4) 内山英司ほか：バドミントン．ナショナルチームドクター・トレーナーが書いた種目別スポーツ障害の診療，改訂第2版，林光俊ほか編，南江堂，東京，180-191，2014
5) 荻内隆司ほか：バドミントンのオリンピック強化指定選手の外傷・障害特異性．日整外スポーツ医会誌 16：216，1996
6) 野田将司ほか：両脚ブリッジ運動における股関節外転角度の違いが下肢筋群筋活動に及ぼす影響．第39回日本臨床バイオメカニクス学会抄録，101，2012
7) Hewett TE, et al：Biomechanical measures of neuromuscular control and valgus loading of the knee predict anterior cruciate ligament injury risk in female athletes. Am J Sports Med 33：492-501, 2005
8) Kimura Y, et al：Increased knee valgus alignment and moment during single-leg landing after overhead stroke as a potential risk factor of anterior cruciate ligament injury in badminton. Br J Sports Med 46：207-213, 2013
9) 佐藤謙次ほか：片脚着地動作における膝外反角度と下肢筋群筋活動の関連性．日整外スポーツ医会誌 27：335-341, 2008
10) 赤川精彦ほか：仙腸関節における積極的安定化運動の効果―従来の安定化運動と比較して―．理学療法学 39：日本理学療法学術大会 2011：Ca0926-Ca0926, 2012
11) 兒島　昇ほか：バドミントン選手の股関節外転および内転筋の左右差．法政大学スポーツ健康学研究，6：9-14，2015
12) 飯野佳孝ほか：バドミントンにおけるトレーニング．バドミントン教本 基本編，日本バドミントン協会編，ベースボール・マガジン社，東京，152-165，2001
13) Lee D：機能的な腰椎骨盤股関節複合体．骨盤帯，原著第4版，石井美和子監訳，今井安秀監修，医歯薬出版，東京，43-86，2011
14) Romani-Ruby C：Optimizing Human Movement Course Ⅲ Building Better Relationships-Outer/Global Unit Muscular Subsystems, PHI Pilates, Pittsburgh, 2013
15) Vleeming, A, et al：The posterior layer of the thoracolumbar fascia. Its function in load transfer from spine to legs. Spine (Phila Pa 1976) 20：753-758, 1995
16) 石井健太郎：Postural Restoration Institute® 姿勢と運動学の観点から― Introduction to PRI．スポーツメディスン 27：25-28, 2015
17) Romani-Ruby C：Pilates Ring. Pilates：Using Small Props for Big Results, Healthy Learning, Monterey, 67-68, 81-82, 2009
18) Romani-Ruby C：Reforming Human Movement, CreateSpace Independent Publishing Platform, North Charleston, 2015

写真協力

・岡山ガスバドミントン部　井手柚月選手
・筑波大学バドミントン部　香山未帆選手
・元筑波大学バドミントン部　奥 幸那選手
・パラバドミントン日本代表　正垣 源選手

PART III　実践プロトコル編-ピラティスの応用

9　ラグビー

▶ 菅原順二　Junji Sugahara

POINT
- ラグビーの特徴を知り，外傷の発生リスクを理解する．
- ラグビーの外傷予防にピラティスを導入する方法を学ぶ．

ラグビーの特徴と課題

　ラグビーは，急激な加速・減速を伴うスピードの変化，他方向への切り返し・ステップなどさまざまな能力が高いレベルで求められる．そして，最も特徴的なのは選手同士のコンタクトプレー（メモ参照）がゲーム中に幾度となく繰り返される点である．そのためフィットネスやスピードだけでなく，フィジカルの強さパワーを必要とする競技である．また，外傷が発生するリスクが非常に高い競技であることはいうまでもない．特に近年では栄養学やトレーニング理論の発展に伴いコンタクトプレーの激しさが増し，外傷も多岐にわたる．ラグビーでは，戦術やスキルトレーニング，フィジカルトレーニングはもちろんであるが，怪我からの早期復帰（リコンディショニング），外傷予防，特別なコンタクトスキルは選手個人としてもチームとしても競技成績を上げるために重要な課題である．

メモ
　ラグビーではヒット，タックル，ラック，モール，スクラムなどさまざまなシチュエーションで相手選手との接触がある．

ラグビーにおける外傷の特徴

　ラグビーの外傷は足関節・膝関節・肩関節が全体の多くを占めていて，（練習に参加できる）軽度な外傷は指や手に多くみられる．ラグビーはコンタクトプレーがあることが大きな特徴であるため相手選手との接触，もしくは地面（グラウンド）との接触により発生する外傷のリスクがあることを頭に入れておきたい．タックルによる肩関節（肩甲上腕関節）（メモ参照）の脱臼が特に多く，頚部はバーナー症候群や外傷性頚部症候群（むちうち）などもよくみられる．また，ボールキャリア（ボールを持って走るプレイヤー）がタックルを受けて脳震盪を起こすケースや，手をついてしまい肘関節，肩鎖関節の脱臼を引き起こすこともある．一方，ノンコンタクトプレーでは相手を交わすステッ

プや切り返し，急激な加速や減速の局面での足関節捻挫，膝関節の靱帯損傷，ハムストリングの肉離れなどの下肢への外傷のリスクが高くなっている．ジュニア世代では筋力やスキル不足によりコンタクトの有無にかかわらず外傷のリスクは高まる傾向にある．

📝 メ　モ

▶肩関節の構造
→肩関節とは，①胸鎖関節，②肩鎖関節，③肩甲上腕関節，④第2肩関節，⑤肩甲胸郭関節の5つの複合関節である．その中でも，肩甲上腕関節だけがクローズアップされ，肩関節として表現される場合が多い（図1）．

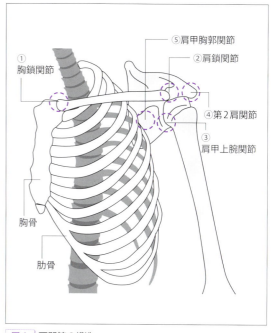

図1　肩関節の構造

ラグビーにおける運動療法としてのピラティスの活用

　ピラティスは負傷兵のリハビリテーションとして使われた歴史があり，自分の身体の感覚と向き合うメソッドである．近年は感覚だけでなく，解剖学をベースとした機能的な身体の使い方を学べるメソッドとしても確立されてきている．しかし，ラグビーではまだまだサイズを重視したウエイトトレーニングの比重は高く，怪我をしていても無理に競技を続け，間違った身体の使い方を身につけてしまっている選手は少なくない．そこでピラティスを取り入れることにより，身体の感覚に耳を傾け，自分のイメージ通りに身体をコントロールできるようなることで，機能的な身体の使い方を再教育していきたい．直接的なスキルトレーニングにはならないが，ピラティスを通じて人間本来のしなやかな動きを習得することによって怪我からの早期復帰，外傷予防に繋がる．ラグビーではコンタクトプレーは避けては通ることができないので，次の項では特に多い肩関節の傷害に注目して機能改善と外傷予防のためのピラティスアプローチついて述べることにする．

肩関節（胸郭を含む）へのピラティスアプローチ

　繰り返し述べてきたが，ラグビー競技での肩関節の外傷は，コンタクトプレーで多く起こる．相手に低く飛び込むタックルや間合いを間違ったタックルでは腕だけになってしまいやすく肩関節前方に大きな力学的ストレスがかる（メモ①参照）．最悪の場合は肩関節の脱臼に繋がることもある．これを回避するためには，胸郭（胸椎）の回旋の可動域をしっかり出すことで肩関節は力学的に強いポジションをキープすることが可能になる．ピラティスを通じて常に上腕骨，肩甲骨，胸郭が連動する感覚を身体に落とし込むことが重要である．また，タックルでは相手をしっかり抱えるパッキングが大事になる．パッキングには肩関節の外転・外旋の可動域や胸郭（胸椎の伸展）の可動性

がないと（メモ②参照），頭が下がりうまく腕が相手の身体を捕まえることができず肩関節への外傷のリスクは高まる．常に一つ一つの動きを分解し，そして上腕骨，肩関節，胸郭の連動をイメージしてピラティスのエクササイズを進めていきたい．ピラティスのラグビーにおける外傷予防やリコンディショニングへの有効性を述べてきたが，残念ながらピラティスは万能ではない．ラグビープレイヤーにとってはゆっくり意識的な身体のコントロールにも目を向けてもらいたいが，ゲーム中は無意識で爆発的な動きを要求されるので，筋力トレーニングやプライオメトリクスのようなメソッドとの併用が重要である．目的に合わせてピラティスを最大限活用してもらえることを期待している．それでは実際に処方している胸郭と肩関節へのピラティスアプローチをいくつか紹介する．

の安定性（胸郭・肩甲帯の構造上，肩関節は特に前方への力学的ストレスに弱い）は乏しいので脱臼などの外傷のリスクが高い．また忘れてはならないのは上腕の動きは胸鎖関節，肩鎖関節，肩甲上腕関節，肩甲胸郭関節などさまざまな関節の連動で作られているので少しのズレでもイレギュラーを起こしやすい関節である．肩鎖関節が唯一体幹との接点になるのでここからの動きを出すのもポイントである．また，胸郭はラウンドした構造のため，肩甲骨は平面の動きではなく三次元的に動く．電車（肩甲骨）とレール（胸郭）のような役割を果たし，胸郭が歪んでいると肩甲骨が上手く胸郭の上を動くことができなくなる．つまり肩部の外傷のリコンディショニングを考える際は，ベースにある胸郭へのアプローチから考える必要性がある．

メモ①
肩関節は可動性の高い関節で上腕は自由度が高く他方向に動かすことができるが，その反面に関節

メモ②
手術法によっては肩関節の可動域制限が顕著にみられる場合もある．

▶ 1 リラクゼーションブリージング（スターナム，リブケイジ）

🎯 目 的
- 腹部・胸郭の柔軟性の向上．
- ウォームミングアップ．
- パワーハウス（インナーユニット）の意識を高める．

🔑 キーポイント
- 各ムーブメントを10呼吸ずつ
- 吸う1に対して吐くを2にするイメージで行う
- 腰部（腰椎）が反ってマットから浮いてこないように
- 顎を軽く引いて脊柱を伸ばすイメージで行う

📝 メ モ
呼吸はすべての競技に重要で，特にピラティスは動きと呼吸の連動を意識する．
コアの安定や腹圧を高めるのにも関係しているので丁寧にやっておきたい．

◆関連するスポーツ外傷・障害とパフォーマンスエラー
- 腹圧の低下による腰痛
- コアの安定性の低下

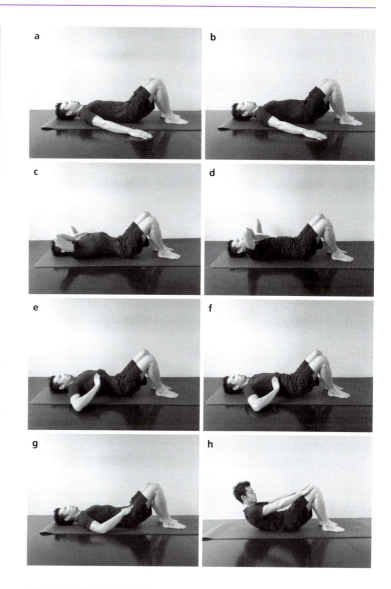

スタートポジション 足を腰幅程度に開き膝を曲げた状態で仰臥位になる．ASISと恥骨結合を結んだ三角形の面を天井と平行にする（a）．

動作手順 鼻から息を吸いながら腹部を広げていき，口から吐きながら腹部を薄くしていく（b）．

スターナムブリージング
・鼻から息を吸いながら上部胸郭（胸骨が天井へ持ち上がるイメージで）を広げていき（c），口から吐きながら上部胸郭を臍部の

方向へ下げていく（胸骨を柔らかく使うイメージ）(d).

リブケイジブリージング

- 鼻から息を吸いながら下部胸郭（肋骨が横に広がるイメージで）を前後左右に広げていき (e)（手で広がりを感じる），
- 口から吐きながら下部胸郭（腹部の方へ引き下げるイメージで）を閉じていく (f).

◆応用

- ヘッドロールアップ

コアと連動させて胸郭・胸椎の柔軟性を出していく．手を大腿の上に置き，鼻から息を吸って準備して (g)，口から吐きながら頸椎の1番から動かすように頭を浮かしてくる (h)．顎は軽く引いたままで肩甲骨が軽く浮くところまで上げてくる（指先は遠く，胸椎はしっかりまるまるように）．

▶ 2 フィールグッドアームズ（ボーアンドアロー）

目的
- 胸郭の可動性の向上．
- 胸郭・肩関節の連動性の向上．
- 頸椎・胸椎の回旋可動域の向上．

キーポイント
- 左右4回から8回．
- 頭上から先に回すのと足から回すパターンがある (a～e).
- 呼吸と動きを連動させる．呼吸を止めないようにする．
- 上腕骨の骨頭が前に出ないように (g, i).
- 指先を目線がフォローして動くように頸椎・胸椎が回旋する．
- 骨盤が開いて胸郭の動きを代償しないように (j).

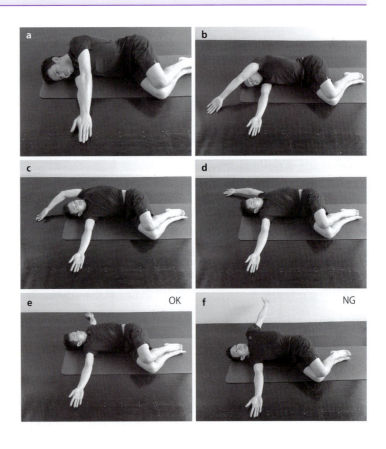

▶ 指先を遠くに大きな円を描く．肩甲骨の最大限の動きもイメージする．

◆ 関連するスポーツ外傷・障害とパフォーマンスエラー
▶ 代償性の腰痛，頚部痛．
▶ ボールのキャッチングとスローイングのエラー．

■ メモ
・上腕だけを回してしまうエラーパターンが多くみられるので，胸郭・胸椎との連動性を特に意識したい．骨盤で動きを代償しないように安定させておく．骨盤と胸郭の捻れを大きくする．捻られて両方の肩甲骨がマットに着いてくるイメージで．指先だけを着けにはいかないように．
・腕が上がってきた時，肩甲骨は上方回旋し，下角が脇の下あたりまで滑り込み，また鎖骨の動きを伴った肩甲骨挙上を意識する．

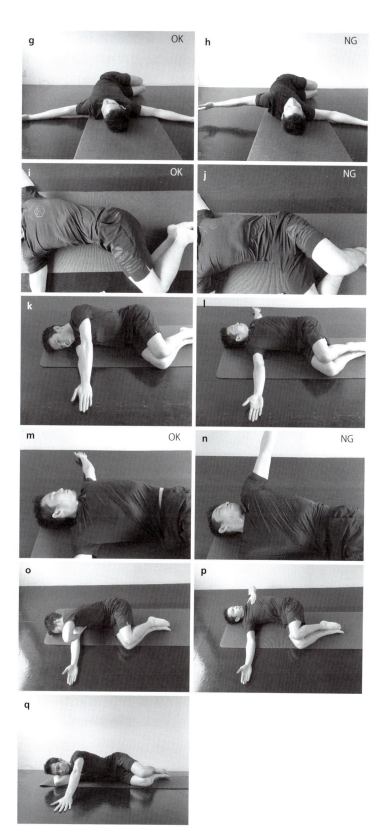

スタートポジション 膝を曲げて背骨から骨盤，足の裏までが一直線になるように，横臥位になる(a)（下側の手は枕を作るようにしてもよい）(q).

上の手は胸の前に伸ばして置く．

動作手順 鼻から息を吸いながら上の手の甲をマットに向けて頭の上へ回していく(b, c)．口から吐きながら元の位置まで腕で円を描くように戻してくる(d, e).

◆ **修正（簡単バージョン）**

ボーアンドアロー

・膝を曲げて背骨から骨盤，足の裏までが一直線になるように，横向きに寝る．下側の手を胸の前に伸ばし上の手を重ねて置く(k)（体勢がキツイ場合は枕を使ってもよい）．

そこから胸郭から開くように反対側へ身体を回旋させていく(l).

OKバージョン(e, g, i, m)

i：骨盤が開いていない．

e, g, m：上腕骨が前に出ない．

肘を曲げて行うとさらに胸郭・胸椎の動きにフォーカスしやすくなる(o, p).

エラーバージョン(f, h, j, n)

j：骨盤が開くエラー．

f, h, n：上腕骨頭が前に出て胸郭の回旋がでていない．

▶ 3 ハーフスワン

🎯 目 的
- 胸椎の可動性の向上.
- 胸郭・肩関節の連動性の向上.
- 肩甲骨の可動性の向上.
- 肩関節の外旋・外転の可動域向上.

🔑 キーポイント
- 8回から12回.
- 呼吸と動きを連動させる. 呼吸を止めないようにする.
- 恥骨がマットから離れないようにする.
- 腰椎の安定, 胸椎の伸展を意識する.
- 肩関節の外旋可動域を意識する.

📖 メ モ
胸椎の伸展可動域が上がると頸椎, 腰椎は過伸展を避けられ, 理想のポジションを取りやすくなり, 頭が下がった状態でのタックルを回避できる. さらに円背の状態であると肩関節の外旋可動域は減少する.

◆ 関連するスポーツ外傷・障害とパフォーマンスエラー
- 肩甲上腕関節の脱臼
- バーナー症候群
- 外傷性頸部症候群 (むちうち)
- タックル・スクラムポジションのエラー

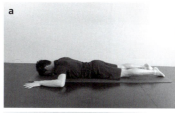 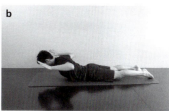
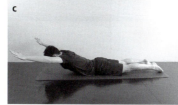 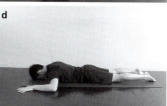
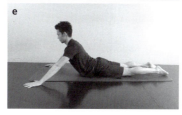

スタートポジション 伏臥位で顔の横に手のひらを着くようにする. 肩は下げて頸部を長くするように背骨を伸ばす (a).

動作手順 鼻から息を吸いながら胸を反らし肩甲骨を寄せる (b).
この時に肩関節は最大限の外旋位を意識する.
口から息を吐きながら腕を伸ばし肩甲骨の上方回旋・挙上・内転・後傾をイメージする (c).
鼻から息を吸いながら b に戻り, 口から吐きながらスターポジションへ.
常にマットに恥骨が着いていることを意識して, 腰椎の過伸展を避ける.

◆ 応用
スワン
- d から腕をプッシュして上半身を持ち上げていき, さらに胸椎の伸展を出していく (e).

▶ 4 スレッドザニードル

目的
- 胸郭の可動性の向上.
- 胸郭・肩関節の連動性の向上.
- 頸椎・胸椎の回旋可動域の向上.
- 軸の意識とバランス.

キーポイント
- 左右4回から8回.
- 呼吸と動きを連動させる. 呼吸を止めないようにする.
- 骨盤がサイドにブレないようにする (d, e).
- 指先を目線がフォローして動くように頸椎・胸椎が回旋する.
- 地面側の手はしっかりプッシュする. 上腕骨頭が前方に出ないように肩甲骨をしっかり引き下げておく.

メモ
クローズドキネティックチェーンで行うことで上腕や肩甲骨の動きを意識しやすくなる.

段階としてクローズドからオープンキネティックチェーンにして競技特異性に近づけていく.

◆関連するスポーツ外傷・障害とパフォーマンスエラー
- 代償性の腰痛, 頸部痛
- ボールのキャッチングとス

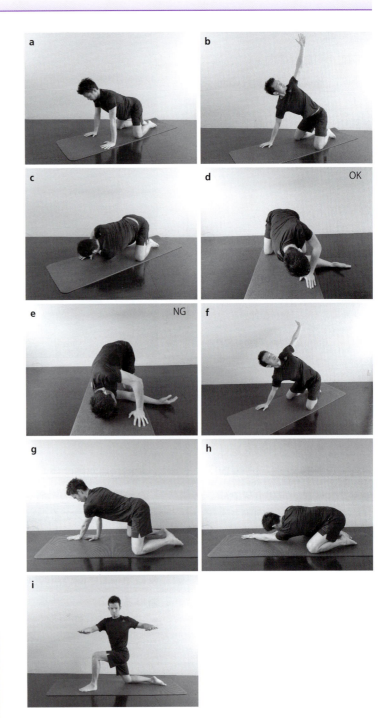

ローイングのエラー
▸代償性の股関節痛

スタートポジション 肩関節の真下に手を置き，股関節の真下に膝を置いた四つん這いのポジションをとる．後頭部から尾骨までが一直線になるようにする（a）．

動作手順 鼻から息を吸いながら胸郭・胸椎から回旋させながら手を開いていく（b）．そして口から息を吐きながら元の位置を通過してマットに着ている手と足の間を通して反対側に胸郭・胸椎を捻っていく（c）．

d：軸がとれて回旋している．
e：軸がなく骨盤がサイドにブレている．
f：しっかり地面を押せてなく，あげている手側の肩関節が前方に変位している．

◆応用

広背筋の柔軟性を高めておいた方が胸郭の動きが出やすい（g，h）．ニーリングのポジションで行っていく．競技動作に近くなるのでイメージしやすく，競技スキルに移行しやすくなる（i）．

参考文献

・近　良明ほか編：アスリートに対するピラティスメソッドの可能性．臨スポーツ医 33（8），2016
・Sahrmann SA：運動機能障害症候群のマネジメント，竹井仁ほか監訳，医歯薬出版，東京，2005
・Kendall FP, et al：筋：機能とテスト，栢森良二監訳，西村書店，東京，2006
・森本貴義ほか：勝者の呼吸法，ワニブックス，東京，2016
・Cook G：アスレティックボディ・イン・バランス，石塚利光ほか監修，ブックハウス・エイチディ，東京，2011

写真協力
Training Studio arancia

PART III 実践プロトコル編-ピラティスの応用

10 柔　道

▶ 小田島 政樹　Masaki Odajima

POINT
> 柔道にピラティスを導入する意義と目的を理解する．
> 柔道に多い障害の予防と，障害の再発防止，競技特性を踏まえたパフォーマンスアップのためのピラティス指導スキルをつける．

柔道とピラティスエクササイズ

　柔道は投げ技，固め技，関節技を主体とする格闘技である．競技の特性上，対人的技能が必要とされるが，併せて瞬発力と持久力そして身体の柔軟性といった，多用的な動作スキルが求められる種目といわれている．

　このような点から身体に及ぼす影響や負担は非常に大きく，他スポーツと比較しても，身体の接触，非接触型ともに外傷発生頻度が非常に高いと考えられる．

　本項では筆者自身が柔道選手に実際に導入しているピラティスのプログラムをいくつか紹介していく．ピラティスの導入は日々のウォーミングアップや補強運動の際に行っている．従来の柔軟性を上げることがウォーミングアップや補強運動の主な目的となっていたが，「筋肉の温度を上げる」「姿勢を整える」「身体の安定性を高める」「身体の連動性を上げる」「心拍数を上げる」「スポーツ動作につなげる」という6つの要素を高めることが，怪我の予防へとつながり，怪我をしないことが練習量と質を高めパフォーマンスの向上へと繋がっていくと考えている．

柔道における障害の特徴

　柔道競技者を対象としたアンケート調査によると，約2/3の選手が何らかの障害の既往があり，下肢の障害が全体の約半数を占めている．特に膝・足首の障害が多く，受傷内容は足関節捻挫が最も多かった（図1）[1]．受傷状況は乱取り（柔道では最も行われる試合形式の練習）と試合が90％を占めている（図2）．筆者自身が30年近く柔道に携わってきた経験からも，自身も含めほぼ周りの選手たちは何らかの既往歴をもち，また痛みを抱えた状態もしくは障害が完治していない状況での練習が行われていた．そのため，いかに練習前後にピラティスを組み込み，常に身体バランスの良い状態を作り上げていくかが重要となる．

柔道における運動療法としてのピラティスの活用

　ピラティス＝体幹トレーニングや腹筋群のト

レーニングというイメージが，この日本において一般的にもそしてアスリートの間でもまだまだ広く認識されている．しかし，それらは結果として得られる効果であって，重要となるのは体幹の強化や身体のストレングス・柔軟性の獲得というもののみに限ったものではなく，ピラティスを実践で導入する目的の根底は体幹や四肢のコントロール能力や適応力の獲得であり，その他の目的としては多岐にわたる．その最大の目的としてあがるのが近年ムーブメントセラピーという言葉が徐々に浸透するように「動きのトレーニング」または「動きを鍛える」という概念であり，［筋-関節-神経］それぞれが独立してとらえられるものではなく，それぞれがバランス良く連動して機能していくことが「質の良い動き」へと繋がっていく．

そのスキルを獲得するために求められるものは，まずは身体を自らの意識下において身体動作を行っていくことであり，自身がイメージする動作と実際に行われている動作とを近づけていくうえで「コントロロジー」としてのピラティスエクササイズは競技動作の関連性も高く必要不可欠な要素である．実際には仰臥位，伏臥位，横臥位，座位，四つ這い，プランク，ニーリングポジション，立位といったすべてのポジションにおいて体幹部を主とする身体の各部位の安定性が維持され，それと同時に体幹と四肢との連動がなされているか，動きの質を低下させている部位，いわゆる動作の力みにより主動筋-拮抗筋との関係性やフォースカップルの関係性を破綻させる要素はどこにあるかなど見るべき視点は多くある．その中でいかに効率的かつ無駄なく身体動作が行われ，さらに必要最小限のエネルギーで最大の運動を獲得することを目的とする．柔道においては「柔よく剛を制する」という言葉がよく使われるように，ピラティスを導入する意義としては大いにリンクしており，常日頃から継続的に実施していくことが障害予防，障害の再発防止，そして個々のパフォーマンス

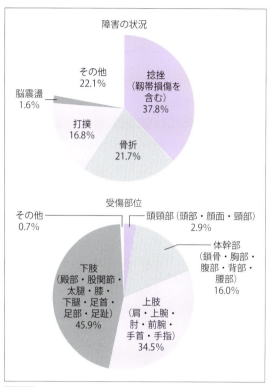

図1　柔道に多い障害と部位
（文献1より作図）

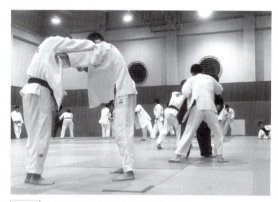

図2　乱取り（障害の発生頻度が最も高い）

アップへと繋がっていく．

柔道競技におけるピラティスの活用は，競技特性上また障害の発生傾向から体幹部や肩甲帯の安定性の獲得，下肢の安定性獲得とアライメント調整など，まずは身体の安定性を高めることに重きをおいて行っている．

PART III 実践プロトコル編–ピラティスの応用

▶ 1 ロールダウン

目的
- 脊柱の柔軟性向上.
- 体幹部の強化および安定性向上.

キーポイント
- 5～8回を1～3セット行う.
- 頭部は脊柱の延長線上に位置し,動作時に頭部が前に出ることに注意する.
- 脊柱が最も長い状態を保ちながら行う.初動時の過度な脊柱の屈曲は腹直筋や胸鎖乳突筋,大胸筋をはじめとする屈筋群の動作介入により,安定筋となるコアの筋群の出力を低下させる.
- 呼吸は息を吐きながら後方に下がり,吸いながら戻る.

メモ
エロンゲーションとは脊柱に対しての意識づけとして用いられることが多く,伸張・伸び・伸張反応などという意味があり,ピラティスでは軸の伸張(脊柱を伸張する意識で行う動作)として用いられる.

◆関連するスポーツ外傷・障害とパフォーマンスエラー
- 筋筋膜性腰痛
- 腰椎前弯症
- 技に入る際,防御する際の腰部の過剰な伸展
- ポジション・姿勢の維持低下

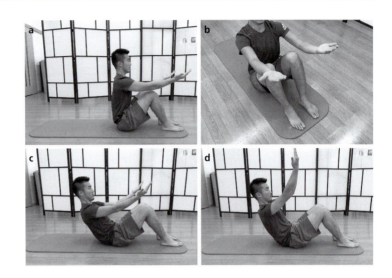

スタートポジション a:両膝を約90°曲げた状態で床に座る.
b:この際,膝と膝の間の幅,足と足の間の幅はともに握り拳1つ分あけ平行に保ち,上半身はできる限り直立を保つ.

動作手順 c:骨盤を徐々に後傾させていくことに合わせて脊柱を屈曲させ,エロンゲーション(メモ参照)しながら後方に下がっていく.両足の裏が床から離れない範囲で行う.

◆応用
d:後方に下がったポジションをキープし,上肢の挙上を行う.肋骨の前方への突出を制御することによる,腹筋群上部のコントロールおよび強化を目的とする.

▶ 2 リバースプランク

🎯 目的
- 股関節伸筋群の出力向上．
- 胸筋群および上腕二頭筋のストレッチ．
- 上肢のアライメント調整．

🔑 キーポイント
- 5〜8回を1〜3セット行う．
- 頭部の過度の前方への突出を防ぎ，顎の下にややスペースをあける．
- 動作時，肘の過伸展は靱帯への負担を高めるため，肘関節の突出部分は常に後方を向けた状態で行い，肩・肘・手首を結ぶラインは床に対して垂直で行う．
- 上肢伸筋群（上腕三頭筋，大円筋など），下肢伸筋群（大殿筋，ハムストリングスなど）の筋活動および収縮感を意識して行う．
- 上肢伸筋群の出力が低下するためできる限り肩甲骨内転の動作が介入しない状態で行う．
- 腕の長さなど個体差により若干のポジション移動を必要とする場合がある．
- → エンドポジションにおいて，上肢は肩・肘・手首が床に対して垂直，下肢は脛骨が床に対して垂直のポジションで合わせる．

◆ 関連するスポーツ外傷・障害とパフォーマンスエラー
- 肩関節インピンジメント症候群

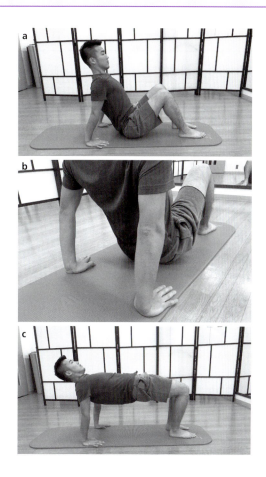

スタートポジション a：肩の真下からやや後方に手を置き，両膝を90°ほど曲げた状態で床に座る．b：この際，上肢は指先を前方に向け肘関節の突出部分（肘頭）は後方に向ける．
下肢は膝と膝の間，足と足の間の幅は握り拳1つ分あけ平行に保ち，体幹部分は斜め一直線に保つ．

動作手順 c：掌と足底で床を押し，骨盤の後傾からはじまり徐々に尻を床から離していき徐々に体幹を持ち上げていく（横から見た際に長方形になる状態が目安）．

◆ 修正
肩関節，肘関節，手関節などに痛みや違和感が生じる場合は，尻を持ち上げる動作を行わずに，掌で床を押す動作のみ行う．

- 上位交差症候群
- ポジション・姿勢の維持低下

▶ ③ スレッドザニードル

目的
- 体幹の回旋可動域の向上．
- 肩甲骨周辺の安定性および柔軟性獲得．
- 上肢のストレッチ．
- 胸郭周辺の呼吸筋のストレッチ．
- 身体の軸回旋の運動学習，代償動作の改善．

キーポイント
- 左右5〜8回を1〜3セット行う．
- 脊柱の回旋は胸椎の回旋を促したいため，回旋時の骨盤，臍は床に対して真下を向けた状態で行う．
- 指導時には鳩尾（みぞおち）から捻ることをイメージさせて行うと，より効果的な脊柱回旋を促すことができる．

◆関連するスポーツ外傷・障害とパフォーマンスエラー
- 肩関節インピンジメント症候群
- 肩甲上腕関節の脱臼防止
- 回旋動作時の軸ブレ

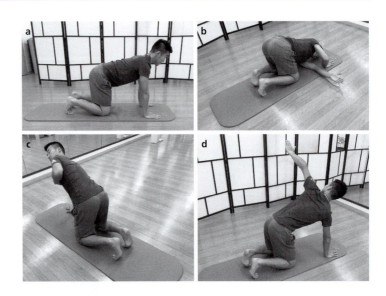

スタートポジション a：四つ這いのポジションをとる．この時，手は肩の真下に，肘のシワを内側に向かい合わせにした状態で置き，膝の位置は股関節の真下に前腿のラインが床に対して垂直となる場所に置く．

動作手順 b：脊柱を回旋し，掌を離しもう一方の手の下に通していく．この際，動作側の肩は床につき肘は伸ばした状態で，肩甲骨，肩，腕をできる限り遠くへ伸ばしていく意識で行う．

c：戻る際は動作側の手を胸につけ反対方向へ脊柱を回旋する．支持側の手で床を押しながら回旋していく．

d：さらに回旋した状態から天井方向へ腕を伸ばしていく．

10. 柔 道

▶ 4 イージープッシュアップ

目的
- 肩甲骨周辺の安定性獲得.
- 肩甲上腕リズムの運動学習.
- 前鋸筋および上肢伸筋群の強化.

キーポイント
- 5〜8回を1〜3セット行う.
- 胸郭の拡張や,腰椎の過度の前弯がある場合は,三角筋前部や上腕二頭筋の緊張を招いてしまうため,ややコアの出力を意識させ高めた状態で行う.
- 肘屈曲時には,肩甲骨の内転での代償動作が介入されやすいため,前鋸筋周辺への意識づけが必要となる.

メモ
g:過去に何らかの上肢の傷害の既往歴がある場合や,上肢の不安定性がある場合は,肩甲上腕リズムの運動連鎖がうまくいかず,肩甲上腕関節外転での代償動作が起きる場合が多い.この場合は上腕の外旋を意識させ,前鋸筋の出力を促通させた状態で行う必要がある.動作時に肩甲骨下部から腋窩にかけてタッピング(マニュアルコンタクト)をしながら行うと効果的である.

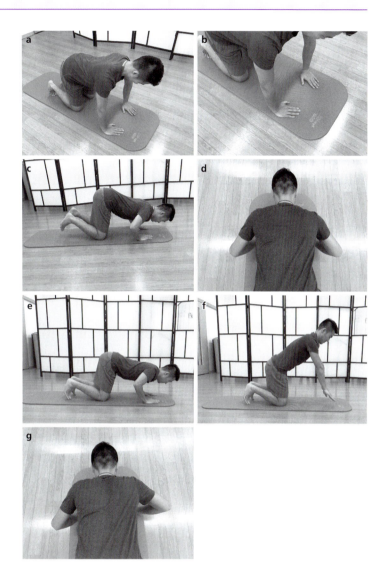

スタートポジション a:四つ這いのポジションをとり,手の指先はやや内側を向け,b:「ハ」の字をつくる.肘は中指の延長線上に肘頭があり(外転約30°),体幹は仙骨後面,肩甲骨中央,後頭隆起の3点を一直線上に合わせる.

動作手順 c:上記位置関係は崩さずに肘を屈曲し,顔を床に近づけていく.この際,目線は左右の中指を結んだラインよりもやや上方をめがけ,それと同時に重心もやや上方へとシフトしていく.

PART Ⅲ　実践プロトコル編-ピラティスの応用

◆関連するスポーツ外傷・障害とパフォーマンスエラー
- 上位交差症候群
- 翼状肩甲骨
- 肩関節インピンジメント症候群
- 上肢の不安定性，技に入る際の肩・肘への負担増．

◆応用
d：上方から見た時は中指のラインと肘のラインを直線上に合わせる．
e，f：同様の動作手順を，スピードを上げた状態で行う．

▶ 5 スパイダー

目的
- 股関節の柔軟性向上および強化．
- 股関節周辺のストレッチ．
- 脊柱起立筋群の強化．

キーポイント
- 片側10〜20回上下動させた後，脚を入れ替え同数行う．これを左右交互に1〜3セット行う．
- 下腿の外旋が過剰に出る場合があるため，正確に股関節からの外旋を促す．
  ※体幹の側屈に合わせ，肩で膝を外方に押し膝を開くと股関節の外旋が促される．
- 上肢は丸まらず，胸椎をやや伸展させる．

メモ
腰部に負担を感じる場合は，腰椎の伸展や骨盤の前傾が過剰に出ており，下腹部の出力を高めさせる必要がある．

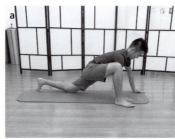
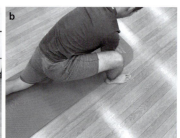
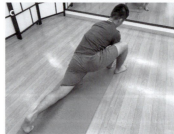

スタートポジション a：手の外側に足を置きつま先はやや外方を向け股関節は外旋させる．b：この時つま先，膝は同じ方向を向ける．もう一方はやや外方に股関節，膝関節を伸展させた状態で置く．股関節を伸展させた側の手は前方に置き，体幹部は伸展させ屈曲側の足の方へやや側屈させる．

動作手順 c：小さく上体を上下動させる．この時，足底全体を床に接地させ踵全体でリズムをとり上下動させていく．

◆応用
上下動をさせずに，左右のポジションの入れ替えを行う．

10. 柔　道

◆関連するスポーツ外傷・障害とパフォーマンスエラー
- 股関節痛
- 下腿外旋症候群
- ACL 損傷・MCL 損傷
- 足を踏み込んだ時の下肢のブレ.

▶ 6 サイドプランク（アブダクション）

目的
- 体幹強化.
- 上肢および肩甲骨周辺筋の安定性獲得.
- 股関節外転筋の強化.

キーポイント
- 股関節の外転運動を 10〜15 回．左右ともに 1〜3 セット行う．
- 股関節の屈曲や内旋での代償運動が多くあるため，動作の垂直方向への意識づけが必要となる．
- 上肢前方に筋緊張が出る場合は，肩甲上腕関節をやや外旋させて行う．

メモ
股関節の外転運動を行うことが基本となるが，大腿筋膜張筋や中殿筋前部線維の過緊張が助長される場合がある．これは股関節内旋筋が日常的に優位に働いており，ときに股関節インピンジメント症候群の人にみられる傾向である．

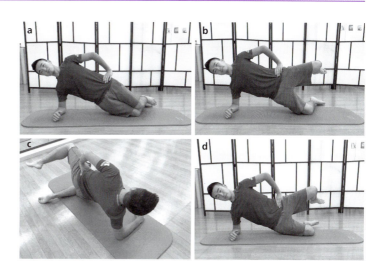

スタートポジション a：後頭部，肩甲骨中央，仙骨後面が一直線になるように横向きになり，肩の真下に屈曲させた状態で肘を置く．下肢は股関節・膝関節をともに屈曲させた状態で揃えて置く．床に接地している側の肘と膝で床を押し，身体全体を持ち上げる．この際，身体は斜め一直線となり体幹部が肋骨下部（第 10 肋骨）と上前腸骨棘の距離が左右同等の長さになる状態に保つ．

動作手順 b，c：a の状態を保ちながら上方にある足を外転させる．同じように状態を保ちながら上げられる範囲で股関節の外転，内転を繰り返す．

◆応用

d：上方にある脚の外転を保ったまま，下方の脚の股関節内転，外転を行う．

PART Ⅲ　実践プロトコル編-ピラティスの応用

◆関連するスポーツ外傷・障害とパフォーマンスエラー

- ACL 損傷
- MCL 損傷
- 足関節捻挫
- 股関節インピンジメント症候群
- 側方移動の遅れや片脚時の膝のねじれ

▶ 7 ハーフニーリング（ヒップツイスト）

目的

- 股関節周囲筋の強化.
- 股関節外旋筋群のストレッチ.
- 下肢のアライメント調整.

キーポイント

- 5〜8回を1〜3セット行う．左右行う．
- スタートポジションでの左右の脚への加重は前方が7割，後方が3割程度とする．
- 動き出しは前方側の股関節の内旋からであり，徐々に脊柱の回旋へと連動させていく．

メモ

梨状筋などの深層外旋6筋の筋緊張は，股関節屈曲時の股関節のつまりの原因となっている場合がしばしある．ただしその場合は，骨盤の側屈や側方移動の代償動作が先行し

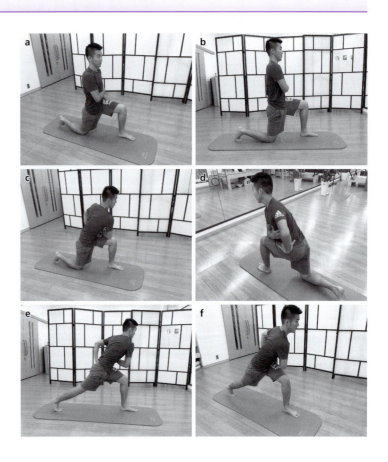

スタートポジション　a, b：前後方向に足を開き，前方は股関節90°・膝関節90°に屈曲し足を床につけ，もう一方は膝関節90°屈曲して膝を床につける．前方側は脛が，後方側は前腿

て起きていることが多くあるため，動作チェックが必要となる．

◆ 関連するスポーツ外傷・障害とパフォーマンスエラー
▶ ACL 損傷
▶ MCL 損傷
▶ 足関節捻挫
▶ 股関節インピンジメント症候群
▶ 技に入る際の不安定性と膝のブレ

がそれぞれ床に対して垂直とし，後方側の足は足趾を屈曲した状態とする．上肢は屈曲側の手を腰に当て，もう一方を反対側の肋骨に添える．

動作手順 c, d：前方側の股関節を内旋し，対側の肘を膝へと近づけていく．前方の足底全体に体重を乗せ，殿筋群および内転筋群の収縮を感じる．

◆ 応用

e, f：肘を膝につけた状態から，立ち上がり動作を行う．この際，前方の脛骨は床とほぼ垂直として，踵全体で床に対して垂直方向へ圧を与えて立ち上がる．

文献

1) 井汲 彰ほか：平成 27 年度全国中学校柔道大会における外傷アンケート調査結果．柔道科学研究 20：13-20, 2015
・井上康生監修：心・技・体を強くする！柔道 基本と練習メニュー．池田書店，東京，2013
・Romani-Ruby C, et al：Pilates Mat Work, Powerhouse Pilates, Word Association, Tarentum, 2004

写真協力
ピラティス＆トレーニングスタジオ DTS
竹口了広

PART III 実践プロトコル編−ピラティスの応用

11 ゴルフ

▶田沢 優 Yutaka Tazawa

POINT
- 反復動作が多いゴルフは，脊柱の障害が多い．
- スイング時の捻転力の増大が腰痛のリスクを高めた．
- ピラティスは運動制御の能力を向上させるメリットを有している．

ゴルフにおける障害の特徴

ゴルフは，幅広い年齢層や技術レベルに差があっても同時にプレイを楽しめる数少ないスポーツである．そのため，ゴルファーにおける熟練度，身体的特徴，スイングの特徴，練習量などにより，さまざまな障害が起きる可能性がある．例えば，プロゴルファーはオーバーユースによる障害が多いのに比べて，アマチュアゴルファーは，ダフリによって肘または手首の損傷のように不適切なスイングによる外傷が起きるケースが多い[1]．ゴルフスイングでは，そのフェーズによって異なる部位に障害が起きる可能性がある（図1）[2]．その中でも特に障害が起きやすいフェーズは，インパクト前後（17.8％）とフォロースルー後期である（41.6％）[2]．日本のプロゴルフプレーヤーを調査した研究によると，脊柱にかかわる部位における障害が最も多く，腰部は2人に一人，首は3人に一人が痛みを抱えている（表1）[3]．

ゴルフにおける運動療法としてのピラティスの活用

ゴルフはスイング動作の繰り返しの競技であり，守備動作がある野球やサッカー，バスケットボールなどの他の球技と比べて反復動作が多い．結果として，筋バランスが悪化し，断続的に特定の関節に負荷が集中しやすい．したがって，バイオメカニクス的に効率的なスイングができているプロゴルファーであっても，オーバーユースによる障害が発生しやすい．アマチュアゴルファーは，スキル不足による代償動作が障害の可能性を高める．

ピラティスでは，インストラクターが身体動作における関節の可動性や安定性，運動制御などについて評価しながらセッションを実施する．関節に過度な負荷のかかる代償動作を発見し，その動きの修正をすることで，実際の競技における障害のリスクを下げたり，障害の再発を防いだりすることが可能な運動療法である．例えば，ゴルファーが腰痛を訴えている場合，患部のみに注目するのではなく，肩関節や股関節の可動域制限，

11. ゴルフ

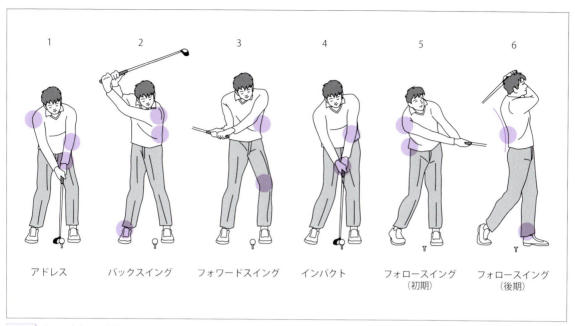

図1 ゴルフ障害の可能性がある部位
紫丸がリスク部位.
(文献2より引用. 筆者訳)

表1 ツアーゴルフプロにおける障害部位の大規模調査

障害部位		人数（合計：281人）		PGA（合計：113人）		シニアPGA（合計：55人）		LPGA（合計113人）	
脊柱	腰椎	154	55%	63	56%	28	51%	63	56%
	頚椎/胸椎	93	33%	37	33%	17	31%	39	35%
上肢	肩	44	16%	26	23%	13	24%	5	4%
	肘	45	16%	21	19%	17	31%	7	6%
	手首	42	15%	20	18%	9	16%	13	12%
	手指	7	2%	4	4%	2	4%	1	1%
下肢	膝	26	9%	9	8%	8	15%	9	8%
	足首	20	7%	10	9%	3	5%	7	6%
	足部	6	2%	3	3%	0	0%	3	3%
	足趾	7	2%	1	1%	1	2%	5	4%
その他		14	5%	9	8%	4	7%	1	1%

PGA：男子プロ（平均35歳），シニアPGA：シニアプロ（平均53歳），LPGA：女子プロ（平均31歳）
障害部位は複数回答可能.

(文献3より引用改変)

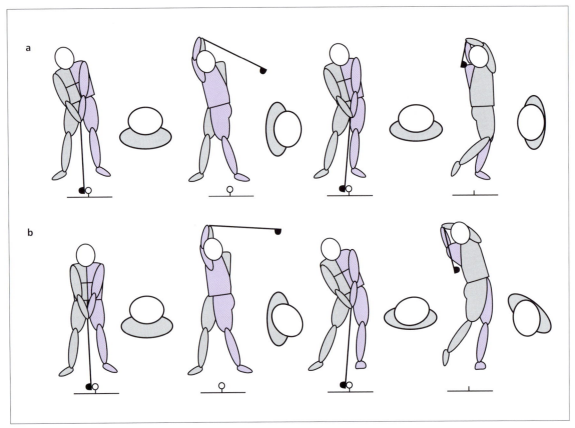

図2
a：クラシックゴルフスイングとb：モダンゴルフスイング
（文献4より引用）

骨盤の後傾，広背筋の短縮，腹筋群の弱化など，ピラティスにおける「動きの癖」を見抜くことで，スイング動作の癖と障害の原因を推測することが可能である．

XファクターとクランチファクターX

1960年代以降，ジャック・ニクラウスがモダンゴルフスイングを導入した．モダンスタイルは，それまで主流であったクラシックスタイルに比べて，ボールに力が伝わりやすくなり，飛距離を伸ばすことが可能になった．加えて，高いアプローチショットも打ちやすくなり，グリーンオン時にボールの転がりを止めやすいというメリットもあ

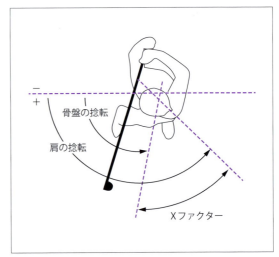

図3 Xファクターの定義
頭上からスイング終わりを描写した図．
（文献5より引用，筆者訳）

る．クラシックスタイルは，バックスイング時に骨盤と肩の大きな回旋があるのに対して，モダンスタイルは，バックスイング時に骨盤の動きを抑えることで，捻転力を生成する（図2）[4]．

アメリカのティーチングプロであるマクリーンは，肩と骨盤の捻転差をXファクターと名付け，ドライバーによる飛距離を伸ばすためにはXファクターを増加させることが重要であると指摘した（図3）[5]．この理論は，飛距離を伸ばすためには正しい一方で，スイング中に無理に動作の可動域を広げると，脊柱に剪断的な負荷がかかり，腰痛リスクが高まる．菅谷ら（1997）は，ゴルフスイング時の脊柱の側屈および回旋の繰り返しをクランチファクターと名付け，腰痛を引き起こす可能性を指摘した[6]．右利きゴルファーの場合，ダウンスイングからフォロースイングにかけて脊柱の右側屈と回旋角速度が最大となる．この角速度が剪断力を生み出し，腰椎椎間板の損傷や腰椎椎間関節の変性リスクを高めることを示唆している[7]．

回旋運動と腰痛

腰椎の椎間関節面の水平面や前額面に対する角度は，胸椎よりも大きい．そのため，腰椎の片側への回旋可動域は5°，各椎体レベルで1°と片側で37°，各椎体レベルで3～4°の胸椎よりも可動域が小さい[8]．

ゴルフのような回旋運動は，地面の支持脚から足部→下腿→大腿→骨盤→体幹→肩甲帯→上肢→クラブと力学的に連鎖をしている．しかし，この動作の連動が上肢主導となると，上肢動作の反作用で骨盤が逆回転し，腰椎部での回旋が大きくなる．また，猫背の姿勢でゴルフスイングをする場合，胸椎の後弯により肩甲骨の内外転可動域が狭くなり，肩甲胸郭関節での肩甲骨の可動域が制限される．その結果，上肢運動に必要な体幹回旋が胸椎でなされず，腰椎の回旋で代償されることになる．同様に股関節の内外旋に可動域制限がある場合も，構造的に不利である腰椎回旋の要求度が高まり，椎間関節や椎弓に負荷がかかる[8]．このように，腰椎以外の脊柱や関節の可動性の低下や，運動連鎖の問題によって，腰痛のリスクが高まる．

腰痛を経験した後に，再発予防のためにピラティスを開始するアスリートは数多い．ピラティスの実践により，「自らの身体動作を，素早く理想の型に近づける能力」が高まる．体幹を含めた身体のコントロール力に加えて，「安定させたい部位は安定させ，動かしたい部位は動かす」という全身の操作能力が獲得される[9]．次頁以降「脊柱の正しいアライメントと回旋パターンの獲得」「脊柱や股関節の回旋可動域の向上」を主眼としたピラティスエクササイズを中心に紹介する．

PART Ⅲ　実践プロトコル編-ピラティスの応用

▶ 1 マーメイド，マーメイドツイスト（フォームローラー）

目的

- 脊柱と股関節の可動性とコントロール力の向上．
- 脊柱と骨盤の分離動作．
- 脊柱起立筋群，腹斜筋，腰方形筋の強化．
- 肩甲帯と肩関節の可動性と安定性の向上．

キーポイント

- マーメイド，マーメイドツイストともに片側につき5回〜8回を1セットずつ行う．
- 脊柱を動かす際は，背骨が一つ一つ動く分節的な動きをイメージし，余裕があれば椎間と椎間の隙間を広げるようなエロンゲーションの意識を付け加える．
- フォームローラーに体重が乗りすぎないように，体幹部に重心を残しながらフォームローラーをコントロールすることで，体幹と上肢の協調性を向上させる．
- 上腕骨は軽度外旋位，前腕は軽度回内位を保持する．
- スタートポジションの際には，両方の坐骨結節が床についているが，マーメイドツイストの際には，動きと反対側の坐骨は離れて良い．
- 初心者への指導時には，動き始める前に息を吸い，側屈をする際に息を吐いた方がわかりやすい．ただし，側屈をする際に息を吸うバ

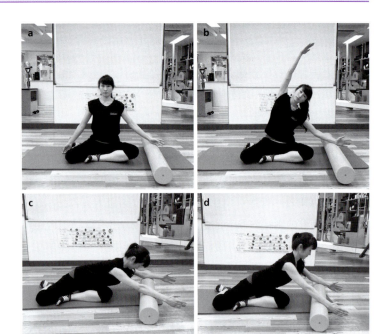

スタートポジション　片側の股関節を内旋，もう片側の股関節を外旋させたマーメイド座位をとり，骨盤と胸郭，頭部が前面の壁と平行になるように保つ．フォームローラーを股関節を外旋させている側に，体より少し前に置く．肩はリラックスした状態で，手をフォームローラーの上に添える．

動作手順

1. a，b：マーメイド
   体から離れる方向にフォームローラーを転がしつつ，脊柱はCの字のカーブを描くように側屈させる．体幹部に重心を残し，肩を安定させたまま，フォームローラーをコントロールする．きれいなCの字のカーブが保てる範囲まで転がしたら，フォームローラーをスタートポジションに戻す．

2. c，d：マーメイドツイスト
   フォームローラーに向かって体を側屈させながら，脊柱を回旋しもう一方の手をフォームローラーに乗せる．脊柱を回旋したまま，背中がまっすぐになるまで体からさらに離れるようにフォームローラーを転がしながら脊柱を伸展させる．その後，手前側にフォームローラーを引き寄せながらも，脊柱の伸展を

リエーションを行うことで，肋間筋や腰方形筋などのストレッチが促進される．

◆関連するスポーツ外傷・障害とパフォーマンスエラー

- 筋筋膜性腰痛
- 腰椎椎間板ヘルニア
- 仙腸関節障害
- スイング時に側屈が強い．
- スイング時に体重移動が上手くいかない．
- スイング時に肘が曲がってしまう．
- Xファクターが確保できない．

キープする．

📓 メ モ

- マーメイドスタイルで座ることで，骨盤の動きがロックされる．そのため，体幹と骨盤の分離動作の学習をするために効果の高いエクササイズである．
- 腰椎の側屈可動域は年齢・性別・個人によって顕著な差がある．13歳未満のジュニアは，腰痛の側屈可動域が片側60°あるが，35〜49歳では31°となり，65〜77歳では22°に減少する．そのため，クライアントの可動域を確認しながら，安全に脊柱をコントロールする能力を向上させることが求められる．
- スイング時に肘が曲がってしまう一つの理由に，広背筋と上腕二頭筋の短縮が推察される．マーメイドツイストを肘の伸展をキープしたまま行うことで，広背筋と上腕二頭筋の柔軟性が向上し，肩関節の屈曲角度が増加することが期待できる．

▶ 2 スパイダー（ピラティスリング）

🎯 目 的
- 脊柱の可動性とコントロール力の向上.
- 立位におけるバランス能力の向上.
- 肩甲帯と肩関節の可動性と安定性の向上.
- ハムストリングスのストレッチ.

🔑 キーポイント
- 3〜5回の往復を行う.
- リングからの反力を受けながらも，なるべく体幹はスタートポジションと同じ高さを維持させる.
- スタートポジション時に肋骨が前に出過ぎないように注意をする.
- 脊柱の回旋と肩関節の水平外転のバランスをコントロールする．手だけ上にあげようとしない.

◆関連するスポーツ外傷・障害とパフォーマンスエラー
- 腰椎椎間板ヘルニア
- 筋筋膜性腰痛
- 仙腸関節障害
- スイング時に体がぶれる.
- スイング時に側屈が強い.
- スイング時に体重移動が上手くいかない.
- Xファクターが確保できない.

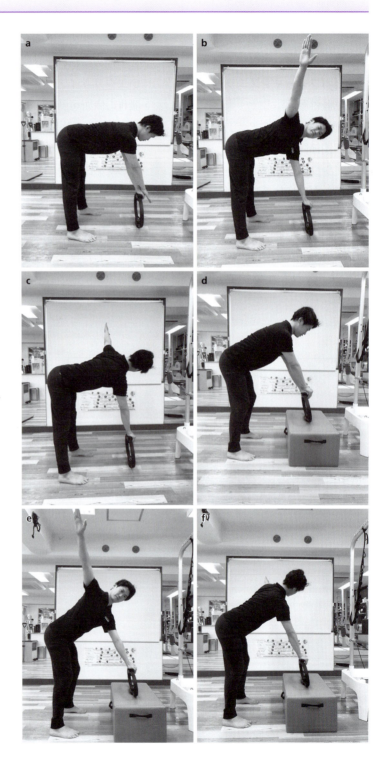

11. ゴルフ

スタートポジション a：ゴルフのアドレス時に足幅を合わせる．体幹部を床と平行の状態を維持したまま，股関節の下に足部，肩の下にリングを置く．肘を伸ばしリングを潰した状態をキープする．

動作手順

b：体幹が床と平行である状態をキープしたまま，片手を離して脊柱を回旋させ，手を横に広げる．この時，骨盤は正面を向いたままにする．

c：骨盤のニュートラルが保てる範囲で脊柱の回旋が終了したら，スタートポジションまで戻り，その後反対側に回旋をする．

d〜f：ハムストリングスが短く，スタートポジションがとれないクライアントには，ボックスなどで高さをつけて，股関節屈曲角度を緩めて行う．

メモ

- マーメイドに比べて骨盤の動作の自由度が高いため，体幹と骨盤の分離動作の難易度が高くなる．一方で，実際のゴルフスイングに求められる能力に近くなる．
- まずは，左右の足への重心の割合を50：50で本エクササイズを実施する．動作に慣れて，代償動作が少なくなった段階で，脊柱の回旋と同時に重心移動の動作を追加する．
- 回数を重ねていくと，脊柱の側屈の代償動作が出てくることがあるので，インストラクターは，さまざまな角度からクライアントの動きを観察する必要がある．

PART Ⅲ　実践プロトコル編-ピラティスの応用

▶ 3 レッグサークルズ（ミニッツバンド）

目的
- 骨盤と股関節の分離動作．
- 股関節の可動域の向上．
- 体幹部を安定させた状態での下肢のコントロール力向上．

キーポイント
- それぞれの方向に3～5周ずつ行う．回数が多くなり過ぎると股関節周囲に強い疲労感が残る場合があるため，注意が必要．
- 目的を骨盤と股関節の分離動作として，このエクササイズを実施する場合，骨盤からの動かしではなく，股関節を動かすことに意識を集中する．そのため，動かす範囲は最初はかなり小さくて良い．
- 股関節外転位の位置で脚を回す人が多いため，内転方向にも脚を回すことを意識すると，効果が得られやすい．

関連するスポーツ外傷・障害とパフォーマンスエラー
- 慢性腰痛
- 脊柱狭窄症，脊柱分離症
- 変形性股関節症
- バックスイング中に骨盤が過度にスウェイする．
- フォワードスイング時に，体重が後ろに残ったままになる．

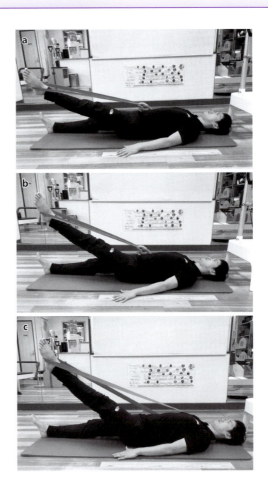

スタートポジション　片方の脚にミニッツバンドをかけてから，仰臥位に寝る．ASISと恥骨結合を結んだ三角形（骨盤の前方トライアングル）の面を天井に平行にし，脊柱は自然なS字カーブを保ったまま，ミニッツバンドを手でおさえるか，脚と反対側の肩にかける．反対側は体の横に添えるが，肩はリラックスさせる．バンドがかかっている脚の股関節は軽度外旋位にする（a）．

動作手順　骨盤を安定させたまま，円を描くように脚を回す．最初は小さな円を描くように脚を回す（b）．その後，逆方向に脚を回す．バンドを手で保持している場合は，手の位置を変えないようにする（c）．

> **メモ**
> - 股関節の屈曲・内旋肢位は，寛骨臼の関節唇圧を高め，関節唇損傷を招くリスクを高める．関節唇損傷は，関節の安定性の低下を引き起こし，変形性股関節症のリスクを高める．したがって，股関節が内旋しないように注意する必要がある．
> - パラアスリートなどで人工股関節術後の場合，股関節の屈曲・内転・内旋の肢位は後方脱臼のリスクを高めるので注意が必要である．

文 献

1) McHardy A, et al：Golf injuries：a review of the literature. Sports Med 36：171-187, 2006
2) Cabri J, et al：Golf-related injuries：A systematic review. Eur J Sport Sci 9：353-366, 2009
3) Sugaya H, et al：Low back injury in elite and professional golfers：an epidemiologic and radiographic study. Science and Golf Ⅲ：Proceedings of the World Scientific Congress of Golf, Farrally MR et al eds, Human Kinetics, Champaign, IL, 83-91, 1998
4) Cole MH, et al：The biomechanics of the modern golf swing：Implications for lower back injuries. Sports Med 46：339-351, 2016
5) Chu Y, et al：The relationship between biomechanical variables and driving performance during the golf swing. J Sports Sci 28：1251-1259, 2010
6) Sugaya H, et al eds：Golf and low back injury：defining the crunch factor. 22nd Annual Meeting of the American Orthopaedic Society for Sports Medicine, Rosemont, IL, American Academy of Orthopaedic Surgeons, 1997
7) 畠中拓哉ほか：ゴルファーのリハビリテーションテクニック―ゴルファーの腰痛に対する関節運動学的アプローチの治療効果―．臨スポーツ医 17：1439-1448, 2000
8) 松田直樹：腰痛に対するアスレティックリハビリテーション．スポーツと腰痛, 山下敏彦編, 金原出版, 東京, 100-120, 2011
9) 田沢 優：神経科学から見たピラティスメソッドの有用性．臨スポーツ医 33：746-751, 2016

写真協力

ピラティススタジオ B&B
佐藤由香
濱田英明

PART III 実践プロトコル編−ピラティスの応用

12 ダンス

▶ 吉川智子　Satoko Yoshikawa　▶ 建部弥恵　Yae Tatebe

POINT
> ▶ ダンスに多い障害の特徴と要因となる特異的動作を理解する．
> ▶ ダンスに多い障害の予防と運動療法としてピラティスを活用する際のポイントを理解する．

ダンスにおける障害の特徴

　古くから世界中でさまざまな形で引き継がれ，また進化してきたダンス．文化や宗教を表したり，感情を表現したりする手段として，また娯楽として親しまれてきた．各国・地域の歴史を象徴するひとつの形ともいえるであろう．一言にダンス，と言っても多種多様存在するため，本項ではクラシック・バレエを例に考えていく．

　「ダンス」と聞くと煌びやかな衣装やメイク，優雅かつ繊細で華やかな印象があるのではないか．スポーツではない，と言われることも多いであろう．しかし他競技と同様に，特にそれをプロフェッションとする場合には外傷・障害のリスクがつきものである．

　膝や股関節の変形性関節症や腱，靱帯の損傷，脊椎分離・すべり症，疲労骨折などが例にあげられるが，統計によるとダンサーの障害は下肢に起こるものが80％を占めている[1]．また，8歳から16歳の569名のダンサーを対象にした別の研究では，うち42.4％のダンサーが過去にも怪我をしており，その40.4％が膝に関連する障害であった[2]．

　足首の捻挫や膝の半月板損傷などは他スポーツでも多くみられる症例であるが，ポワント（爪先立ち）で立ち続けることや基本ポジションであるターンアウト（股関節外旋位），また脚を前後左右へ大きく挙げること，繰り返しのジャンピング動作などはダンス特有の動きであり，それ故に起こる障害も多い．

　不安定なポワントで立ち続けることや，女性であればエレベーション（空中に持ち上げられる）のために脊柱の生理的弯曲を減少させるような体幹部の保持の仕方，全身で表現をするための脊柱や肩関節，股関節の多方向への柔軟性が要求されるのもダンス特有であるといえるであろう．

ダンサーに起こる障害の要因

　怪我の起こる要因をダンサー個人の内的要因，そして外部の環境や条件による外的要因に分けて考えてみる．

内的要因としては，ダンサー個人の柔軟性不足や柔軟性過多，筋力不足，関節弛緩性，持久力不足，身体的特徴（骨格配列や疲労度），緊張やストレスの度合いなどがあげられる．ダンスパフォーマンスには，身体強度，柔軟性，コーディネーション，バランス，音楽性，リスニング，自尊心，身体意識などあらゆるスキルの習得と上達が要求され，これには長期で継続的なトレーニングが欠かせない．そのため，幼少期から訓練を始める場合が多いが，成長過程の身体変化に無理な負担や，不均衡な発達を齎してしまう可能性も多い．内的要因からくる損傷を減らすためにも，身体知識の教育をすることと，成長期における柔軟性と筋力のバランスを保つトレーニングを含むことが重要であると考える．

外的要因としては，間違ったテクニックの指導，練習に使用しているダンススタジオの床の状態，部屋の温度，衣装やシューズ，振り付け，（パートナーがいる場合には）相手との接触などがある．衣装はダンスのテーマによって束縛の強いものや装飾が邪魔をする場合がある．振り付けもテーマによって，同じ足での繰り返しの着地や，急速な方向転換，関節に負担のかかるポーズでの長時間の静止などがあげられる．

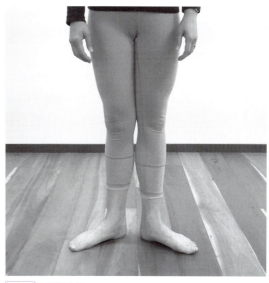

図1　反張膝の例

誤ったテクニック

誤ったテクニックによくある例として，股関節の外旋以上に足を外に向けることがある．体の構造的な限界を無視して股関節が外旋できないのに180°足を外へ向けるよう要求することなどである[3]．この場合には，関節可動域の不足といった構造的な要因，そして自身の体の構造やテクニックの知識不足，誤った指導という外的要因の複合となる．

反張膝もまたそのひとつである（図1）．中間位（大腿と下腿の角度が180°）以上に膝が過伸展することを指すが，これもまた障害の原因となりうる．膝の過伸展は関節がゆるい場合には自然に起こることであるが，誤った使い方をすることで悪化する．動作脚のラインが美しいとされ，過伸展する可動域を持つダンサーが好まれる傾向にあるが，軸脚の膝を後ろに押すように使い続けると，前弯の姿勢になりやすく，内転筋，内側広筋，ハムストリング，殿筋やふくらはぎ深部などが弱くなり，障害を引き起こす要因になると考えられる[3]．

他スポーツのように競い合うためではなく，例にあげたようにその美しさや見た目に重きが置かれることも多い．写真や映像，憧れのダンサーの動きなどを見て，理想とされる形に近づけようと目標志向型になりやすいことも怪我の要因のひとつではないか．

ダンスにおける運動療法としてのピラティスの活用

前述のような怪我を予防するために必要なのは，

バランス良く筋力と関節の可動域を発達させること，そして正しい動きを理解し，習得することであると考える．

ピラティスメソッドのエクササイズはJoseph Pilatesによって人間の身体の本来の機能を取り戻し，体と心の調和―完璧なバランス―を目指すことを目的に作られた．彼の言う体と心のバランスとは「体の筋肉の動き全てを意識的にコントロールすること，体の骨格を構成する骨によって働く梃子の原理を正しく活用すること，体のメカニズムについて完全に理解すること，そして活動中や休息中，あるいは睡眠中の体の動きに均衡の法則と重力の法則がどのように働いているかを理解することだ」とされる[4]．

本項では反張膝を例に，
・正しい動きを感じ，理解し，習得すること
・バランス良く筋力と可動域を発達させること
を7つのエクササイズを通して紹介していく．

[反張膝により起こりやすいこと]
・膝を過伸展した状態では体重が後ろにかかる．
・足の内在筋は十分に働かず，体幹部は前弯過多になりやすい状態[3]．

股関節，膝関節に関与する筋をバランス良く働かせることはもちろん，体幹部を保持する筋力の強化，そして足の内在筋の強化にも目を向けるべきであると考える．

また前弯の姿勢では呼吸が浅くなりがちである．肺全体を使った呼吸の訓練をすることもバランスの良い姿勢を得る助けとなるであろう．

反張膝と全身への影響

先に述べたように，膝の過伸展が習慣化すると前弯姿勢になりやすい傾向にある．本項記述のために協力いただいたクライアント2名もこのような姿勢であった（図2，3）．

ダンスでは腰椎の伸展が必要な動作も多くある．

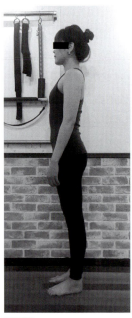
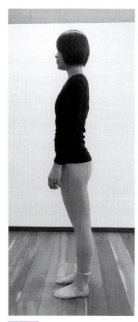

図2 反張膝をもつダンサーの立位姿勢(1)　図3 反張膝をもつダンサーの立位姿勢(2)

例えばバレエでの"グランデ アラベスク"は後方に片脚を大きく上げる動作であるが，その際には股関節の伸展と外旋，骨盤の前傾と回旋が伴う[5]．腰椎の前弯を増加させることで高く脚を上げることをしてしまいがちであるが，股関節での伸展と腰部の伸展の差を知ること，体幹の保持を学ぶことで損傷を防ぐことができると考える．

一般的に腰椎前弯姿勢では腹筋群は長く，脊柱起立筋が短く，股関節屈筋群は短く，股関節伸筋群は長くなりやすい．筋は常に収縮し続けると過緊張となり，大きく，硬く，強くなるだけでなく，伸びづらくなってくる．よってその筋がまたぐ関節可動域が制限されることとなる．すべての関節にできる限りの可動域を持ちたいダンサーにとってこのような筋の"強さ"は致命的となる[6]．膝関節，股関節周りの筋のコントロールに加えて，脊柱の可動性，安定性を高めていくエクササイズを以下に紹介する．

脳神経系の働きによる動きの決定

エクササイズを行う際は，実際の動きと同じく，もしくはそれ以上に，その動作を始める前の意識や筋の動員，その意図が重要になってくる．解剖学者のIrene Dowdとこの分野について学んできたが，著書「Taking Root to Fly」の中で彼女は以下のように述べている．"All postural alignment patterns, all muscle use and development, all human body movement is directed and coordinated by the activity of our nervous system, in other words, our thinking. Therefore, in order to change our body shape or our movement patterns we must change our neurological activity."[6]（すべての姿勢アライメントパターン，筋の活動および発達，人間の体の動きすべては神経系の活動により，言い換えれば私たちの思考により指示，調整される．したがって，体の形や運動パターンを変えるには神経系の活動を変えなければならない．）

新しい運動パターンを身につけていくには，どのような動作を，どこからどこに向かって，どのタイミングで動いていくのか，など細かく意識を向ける必要がある．また，全身の状態を把握したうえで，細かく部分にも注意を向けていき，その部分が全身の動作の中でどのような役割を持っているか，といった全体的な理解をすることが重要であると考える．したがってエクササイズのティーチングはまずは全体像がわかるように，次に細かい部分への集中を促し，またそれを全体の中で意識していく，といったように進めていく．

下肢の障害による全身への影響

ダンスでは片脚を軸にして繰り返しのターンをする，などといった動作がある．また，ひとつのテクニックを身につけるために何度も反復練習が

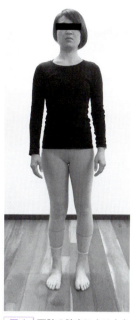
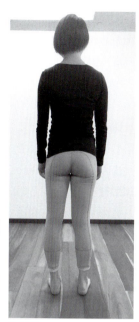

図4　下肢の障害による全身への影響（正面）　　図5　下肢の障害による全身への影響（背面）

行われる．下肢はもちろん，体幹部にも左右差が生まれやすい．図4，5のクライアントは右の半月板を損傷，2度の手術の経験がある．すでに現役を引退しているが，下肢の左右のアンバランスを持ちながら立って生活をし，さまざまな活動をする中で適応するために骨盤から上半身が右側へと側方変位．左右の腹斜筋はじめ体幹部の筋の長さに差が出てくる．脊柱の回旋動作や側屈動作時には左右をできる限りバランス良く使えるよう特に注意を向けることが必要であると考える．

マインド-ボディの統合

広い可動域で，多様な動きが要求されるダンス．バランス良く，正確に動くことを身につけることはもちろん，その動きを意識的に行い，瞬間瞬間の自分の状態を感じ取ること，マインド-ボディの統合を身につけていくことこそが怪我の予防そ

してリハビリテーションの助けになると考える．Joseph Pilates の弟子でダンサーでもあった Ron Fletcher は以下のように述べている．「ボディ・アウェアネス（身体意識）を養うこと，つまり，体の各部についての知識を深め，それらの本当の位置を理解することで，自分の身体をどのようにでも改善することができる」[7]．

また，Joseph Pilates 自身も「筋肉は自分の意思に従うのが望ましい．…脳細胞が発達すれば私たちのマインドも発達する．指導する時には感覚器官から始める．コントロロジーはマインドで筋肉をコントロールすることから始まるのだ」[8]としている．

マインドフルネス―これは今，この瞬間，この場所に自分を存在させ，そこに集中すること．セッションの前に誰かと会ってした会話やあとにどこへ寄って帰るとか，過去に起きたことや未来にまだ起きていないことに意識がとらわれず，いまここに自分の心，思考を集中させることである．視覚，聴覚，触覚で今やっている動きに気づき，修正することがピラティスの訓練である．ダンスパフォーマンスは感情の表現，美としての動き，相手の存在，音楽にマインドが占領され，正確な動きに対してはマインドレスになりかねない．呼吸，アライメントの修正，動きに適切な筋肉の動員をさせ，必要のない部分は弛緩をさせること，これらを可能にするためにはその瞬間に存在していなければならない．心を落ち着かせ，マインドフルになること，これをピラティスのセッションで心身に教育し，訓練することで，自然と起きる状態を目指していく．

Joseph Pilates がニューヨークでスタジオをひらいたときからこのメソッドは多くのダンサーのリハビリテーション，障害予防のために使用されてきた．ピラティスを継承してきたエルダーティーチャーたちの多くもダンス経験者である．ピラティスメソッドで提唱されているマインド-ボディを統合するホールボディコンセプトこそが彼らに支持されてきた理由なのではないか．

▶ ① フットワークパラレルヒールズ（リフォーマー）

🎯 目 的

- 股関節伸筋群の強化，コントロール．
- 膝関節伸筋群の強化，コントロール．
- 呼吸の促進．

🔑 キーポイント

- 骨盤のニュートラルポジションが保てているか注意する．ダンスパフォーマンスで，上肢と下肢の動きだけに集中してしまうと，それらを繋ぐ骨盤や背骨の位置状態が軽視され，骨盤の後傾，前傾が現れる．この動きの中では足の動きを考えながら，同時に骨盤と背骨の位置を意識させ，全身の正常位を感じ取れるように訓練する．
- イニシエーション：キャリッジはまだ動かないが，股関節伸展動作を始めるようにスプリングに圧をかける．腿裏でセラバンドを押すようにすることでわかりやすくなる．
- キャリッジを一番遠くまで押し出したときには腿の前面，後面，内側，外側の筋肉がバランス良く働いている状態（セラバンドに圧がかけられているか，が目安となる）．過伸展に慣れているダンサーにとって，「まだ膝が曲がっている」と感じるかもしれない（c：悪い例）．
- キャリッジが戻る際には同

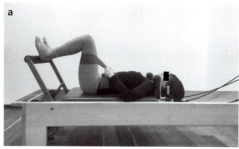

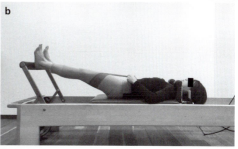

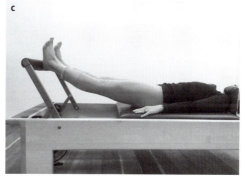

スタートポジション ‖ リフォーマーのキャリッジに仰臥位になり，脊柱は自然なS字カーブを保ち，骨盤はニュートラルポジション（ASISとPSを結んだ三角形が床と平行な状態）に置く（a）．
※フットワークのどのバリエーションにおいてもこの体幹，骨盤の状態は保つ．
踵をフットバーに座骨幅関節幅に置いておく．レジスタンス（抵抗）はミディアムからヘビー．
オプション：セラバンドを腿の裏にかけておく．

動作手順 ‖ 息を吸って準備し，吐きながら股関節，膝関節を伸展．吸いながら元の位置へ戻ってくる．動作中，骨盤および脊柱はニュートラルポジションを保つ（b）．

様に，腿周りの筋をエキセントリックに働かせながらコントロールする．
▶足底は床に立っているように同じ角度に保持する．そうすることで足関節も股関節，膝関節と連動して動く．

◆関連するスポーツ外傷・障害とパフォーマンスエラー
▶足関節捻挫．
▶半月板損傷．
▶膝蓋軟骨軟化症．

▶ 2 フットワークパラレルトーズ（リフォーマー）

キーポイント
▶母趾球，小趾球がバーにつくように置き，足底のアーチを保持する．動作中，踵の位置は変わらず，股関節，膝関節に加えて，足関節にも連動した動作が起きる．足部のアーチを保ち続けることで足の内在筋の働きを促す．

◆関連するスポーツ外傷・障害とパフォーマンスエラー
▶足関節捻挫．
▶半月板損傷．
▶膝蓋軟骨軟化症．

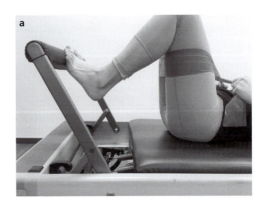

スタートポジション つま先をフットバーに座骨結節幅に置いておく（a）．

動作手順 息を吸って準備し，吐きながら股関節，膝関節を伸展．吸いながら元の位置へ戻ってくる．動作中，骨盤および脊柱はニュートラルポジションを保つ．

▶ 3 シングルレッグヒールズ／トーズ（リフォーマー）

🎯 目　的
- 両脚で行うときと同様に体幹の動的安定，股関節伸筋群からの動き出し，伸展位では大腿の周囲筋すべてを使って脚を伸ばす．

🔑 キーポイント
- ダンスでは片脚で立ち，もう片方の脚を動かす，という動作が多く行われる．片脚立ちの体勢が長く続くことも多く，その際の体幹部の安定を学ぶことが重要であると考える．
- 体幹の左右の長さを均等に保つことを意識させる．軸脚側の中殿筋での支え，そして浮いている脚は股関節屈筋群で支えることが必要になってくる．

◆ 関連するスポーツ外傷・障害とパフォーマンスエラー
- 足関節捻挫．
- 半月板損傷．
- 膝蓋軟骨軟化症．

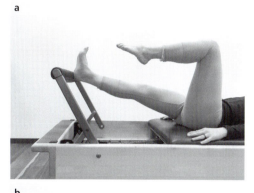

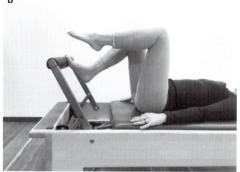

スタートポジション　片脚はフットバーに残し，反対脚をテーブルトップ（股関節90°，膝関節90°）ポジションに保持する（a, b）．

動作手順　息を吸って準備し，吐きながら股関節，膝関節を伸展．吸いながら元の位置へ戻ってくる．動作中，骨盤および脊柱はニュートラルポジションを保つ．

PART Ⅲ　実践プロトコル編-ピラティスの応用

▶ 4 ニーリングキャットストレッチ（チェアー）

目 的
- 腹筋群，背伸筋群のコントロール．
- 脊柱の可動性および安定性．
- 股関節伸筋群のコントロール．

キーポイント
- イニシエーション：動き始める前に脛でチェアーを軽く押し，反対に骨盤を後傾方向へ意識することで股関節伸筋群の動員を感じる．ハムストリングをコントロールしながら動作を行う．動作中，股関節は膝の上に保つ．
- 腹筋群，背伸筋群のコントロール：動作中，体の前面と背面がバランスをとり続ける．ダンサーは股関節の柔軟性と腰椎の伸展の深さが混合し，腹部と背部のバランスの良い同時収縮が難しい傾向にあるので，一定の速度で動き続けるようにし，脊柱のアーティキュレーションのコントロールを促す．
- 肩甲帯の安定：下がる時は肩甲骨の挙上でペダルを押すことなく，首を長く保つ．上がるときにはペダルを下に押し，抵抗をすることでさらに脊柱の屈曲が深まる．頭は脊柱の延長上にくるように置く．

関連するスポーツ外傷・障害とパフォーマンスエラー
- 筋筋膜性腰痛．
- 腰椎椎間板ヘルニア．

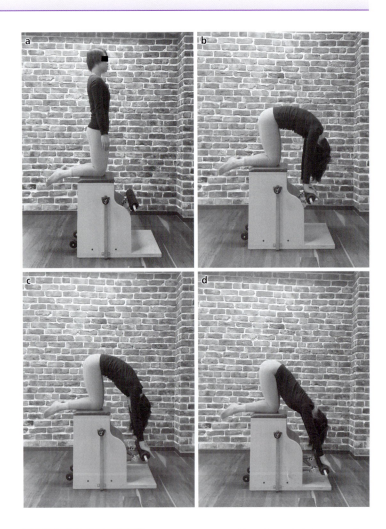

スタートポジション　チェアーの上，前の方に膝立ち，ペダルの方を向く．脚は平行に保ち，ロールダウンして手をペダルへ置く（a，b）．

レジスタンス：ライトからミディアム

動作手順　息を吸いながら脊柱を伸展，ペダルを下へ押し，吐きながら脊柱を屈曲，スタートポジションへ戻る．5～6回程度行い，最後の吐きでは膝立ちまでロールアップし続ける（c，d）．

12. ダンス

▶ 5 ダウンストレッチ（リフォーマー）

🎯 目 的
- 体幹部の安定.
- 骨盤帯，股関節の安定.
- 肩関節伸筋群のコントロール.

🔑 キーポイント
- スタートポジションでは足裏はキャリッジを後ろへ，胸骨は斜め前上方向へ引き合う．脊柱伸筋群，肩関節伸筋群，股関節伸筋群が働き，キャリッジをストッパーへ止めておく努力をするところから始める．
- 前弯姿勢のダンサーは，腰部に寄りかかるような体勢をとりやすい．また股関節屈筋群，脊柱起立筋が過緊張していることも考えられる．腰部を長く伸ばし，腹筋群，股関節伸筋群の働きを保ちながらとる姿勢を確認してから動作を行う．
- イニシエーション：肩関節伸筋群の伸張性収縮によりキャリッジが動き始める．腰椎の前弯が始動と共に深まることがないように注意が必要である．
- キャリッジを戻す時には足裏で後ろにキャリッジを押し続け，抵抗しながら戻る．

🔷 関連するスポーツ外傷・障害とパフォーマンスエラー
- 脊椎分離症・すべり症.
- 腰椎椎間板ヘルニア.

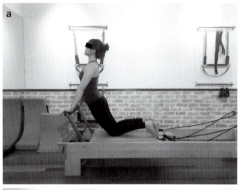

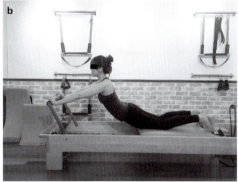

スタートポジション ｜｜ 手をフットバーに肩幅に置き，腕は伸ばす．膝はキャリッジに乗せ，足裏をショルダーレストへつける．頭頂から膝までがゆるやかなアーチ状になる (a).

動作手順 ｜｜ 息を吐きながら肩関節を屈曲，キャリッジを押し出す．このとき胴体のポジションを保つ．

息を吸いながら肩関節を伸展，キャリッジをストッパーまで戻す．このときフットバーを下へ押し，体を高く，スタートポジションまで戻るようにする (b).

レジスタンス：ライト

PART Ⅲ 実践プロトコル編-ピラティスの応用

▶ 6 サイドオーバーオンボックス（リフォーマー）

目的
- 体幹の安定（腹筋群，背伸筋群の共同収縮）．
- 腹筋群，特に腹斜筋の強化．

キーポイント
- 下肢に怪我の経験があるダンサーは非常に多い[1]．また，利き足や振り付けによって使いやすい脚とそうでない脚との差が生まれることが考えられる．さまざまな脚の動作に適応するための体幹の安定は非常に重要である．このエクササイズは足に体重負荷がかからないため，怪我から回復中のダンサーに用いることもできる．
- 前額面上で一直線になり，同じ面上で動き続ける（脊柱の屈曲，伸展を避ける）．
- 伸ばしている脚はフットストラップに圧をかけ，外転動作をし続ける．軸脚の支えとなる中殿筋の強化を促すことができる．
- 体幹の左右両側で支えながら動作を行う．側屈時にぶらさがらず，上側の体側が伸張性，下側が短縮性収縮をする．一直線へ戻る動作時にはその逆となる．

◆関連するスポーツ外傷・障害とパフォーマンスエラー
- 足関節捻挫．
- 半月板損傷．

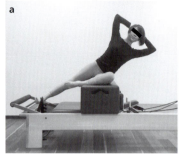
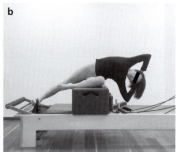
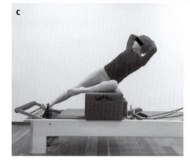

スタートポジション ショートボックスの上に横向きに座り，外側の足をフットストラップの下にかける．反対の足はボックスの上，もしくは膝の後ろにひっかける．手は頭の後ろ（応用：頭上に伸ばす），身体は斜め一直線になる（a）．

レジスタンス：キャリッジを止めるため，すべてのスプリングをつけておく

動作手順 吸いながら床方向へ側屈，息を吐きながらスタートポジションへ起こす．このとき骨盤は安定，上体の動きとする（a, b）．

◆応用
身体を起こしてきたポジションで回旋動作を加える．骨盤は正面に向けたまま，また斜め一直線に軸を保ちながら回旋するよう意識する（c）．

12. ダンス

▶ 7 フライングイーグル（キャデラック）

目的
- 脊柱の伸展.
- 肩甲帯の安定.

キーポイント
- すべての椎骨が動きにかかわるように伸展動作を行う. 前弯姿勢のダンサーにとって, 腰部の伸展で体を高く反り上げることは容易であろう. 一部分への負荷を減らすためにも動きの分配, 力の分配を行い, 脊柱全体に滑らかなアーチができるようにする. その際, 特に胸椎の伸展に意識を向けることが必要になると考える.
- 上半身の安定性は, 下半身の可動性の助けとなる. 反対に下半身の安定は上半身の可動性の助けとなる. このエクササイズでは下半身はキャデラックの上で安定させ, 上肢, 脊柱の自由な動きを促す.
- イニシエーション：スタートポジションの時点で肩関節は伸展方向へ力を加え, 脊柱は重力に負けて前弯姿勢に入らないように体幹の前後での共同収縮がされている. 腕のポジションを変えず, 脊柱上部からの伸展動作を始動させてから腕を同時に下ろしていく. 戻る際は, 体幹のポジションを保持し, 腕を上げる動作が先行する.
- 左右バラバラにスプリングを扱うことで体幹部を均等に使うことを学んでいく.

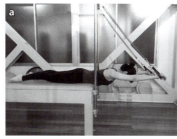
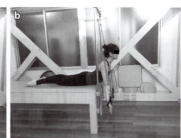
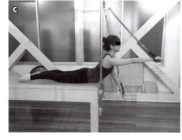

スタートポジション キャデラックのオープンエンド端に骨盤が乗るようにして腹臥位になる.

両手でハンドルを持ち, 骨盤, 肩, 腕が一直線になるようにスプリングにテンションをかける (a).

動作手順 吸いながら, 肩関節を伸展, 同時に脊柱を伸展, スワンの体勢に入る.

体幹を保持しながら肩関節を屈曲し始め, 脊柱をアーティキュレートさせながらスタートポジションへ戻る.

脊柱伸展位を保ちながら, 肩の屈曲-伸展, アームサークル, 片腕のみの動きを繰り返すことも可能である (b).

応用
脊柱伸展位を保ち, 片腕のみ前方へ上げる, 元に戻す.

片側の背伸筋群にかかる負荷が高くなるが, それを支えながら上肢を動かす訓練とする (c).

◆関連するスポーツ外傷・障害とパフォーマンスエラー

▶ 脊椎分離症・すべり症．
▶ 腰椎椎間板ヘルニア．

文献

1) Quirk R：Ballet injuries：the Australian experience. Clin Sports Med 2：507-514, 1983
2) Steinberg N, et al：Injuries in female dancers aged 8 to 16 years. J Athl Train 48：118-123, 2013
3) Howse J, et al（白石佳子訳）：第5章 テクニックの間違い，体の構造の個人差―原因，影響，治療．ダンステクニックとケガ，小川正三監訳，大修館書店，東京，81-83, 217-218, 1999
4) Pilates JH：恐るべき状況．コントロロジーCONTROLOGY ピラティス・メソッドの原点，川名昌代訳，万来舎，東京，28-33, 2009
5) Calais-Germain B：股関節の動き．動きの解剖学Ⅰ，仲井光二訳，科学新聞社，東京，186-191, 1995
6) Dowd I：Visualizing Movement Potential. Taking Root to Fly, 3rd ed, 1，G & H Soho, Inc., New York, 1995
7) Fletcher R, et al：第3章 ボディ・アウェアネス，Every Body is Beautiful，川名昌代訳，万来舎，東京，45-58, 2007
8) Pilates JH：コントロロジーは身体の健康を回復する．コントロロジーCONTROLOGY ピラティス・メソッドの原点，川名昌代訳，万来舎，東京，74-76, 2009

和文索引

あ

アウターユニット　13
アキレス腱炎　92
足関節　84
──と股関節の協調関係　92
──捻挫　12, 154, 185
──の衝撃緩衝能力　155
アスリートのコンディショニング　6
アスレティックトレーナー　6, 21
──の役割　21
アップダウン　121
アーティキュレーティングショルダー　180
──ブリッジ　183
アーティキュレーティングブリッジ　71
──, シングルレッグ　122
アブドミナルの応用　95

い

イージープッシュアップ　205
イブズランジ　70
──バリエーション　125
インサイドブリッジ　186
インナーユニット　13, 27, 29
インピンジメント症候群　12

う

ウィンドラス機構　91
ウォッシャーウーマン　51
ウォーミングアップ　200
運動エネルギー伝達　169
運動学習　13, 33, 167, 170, 171
運動連鎖　8, 11, 48, 167, 169, 170, 171

え

エアプレーン　150
──修正　142
エルボーバンド　168
エロンゲーション　29, 202

お

横足根関節　89
オーバーヘッドストローク　181
オーバーヘッド動作　48
オーバーユース　210
オブリークトランスレーション　182
オポジショナルレングス　31

か

外在的フィードバック　37
介在ニューロン　33
外側側副靱帯　76
外反母趾　92
過回内　117
下後鋸筋　163
下肢機能軸　76
過剰運動性　6
過伸展　222
加速期　168
下腿と足部の運動連鎖　90
肩関節　190
──インピンジメント症候群　204
──内旋欠損　129
滑液包炎　12
関節可動域　221
関節内圧　48
関節不安定症　48

き

機能的再教育　13, 18
機能的不安定症　48
強化学習　35
胸郭出口症候群　22
教師あり学習　35
教師なし学習　35
胸椎の可動域増加　51
胸腰筋膜　27
棘下筋　48
棘間靱帯　55
棘上筋　48
距骨下関節　89
──ニュートラルポジション　93
ギロチン　4
筋タイトネス　173
──改善　174

く

クラム　119, 149
クランチファクター　213
桑原匠司　6, 9

け

脛骨結節　18
脛骨大腿回旋症候群　117
脛骨大腿関節症候群　117
頸体角　64
血管・神経障害　12
結合組織のリリース　29
肩腱板筋腱炎　48
肩甲骨　47
肩甲上腕関節　190
肩甲上腕リズム　46
言語的フィードバック　39
腱板筋損傷　48
腱付着部症　168
肩峰　48

索　引

――下インピンジメント　187
――下インピンジメント症候群　48

こ

コアアウェイクニング　30
合計可動域　130
後十字靱帯　76
剛性　89
広背筋　46, 81
後方トライアングル　174, 175
後方振り子運動　145
股関節　85, 86, 87
――インピンジメント　66
――外転筋　83
――前方変位症候群　66
呼吸　25
骨形態　67
骨粗鬆症　8
骨端線離開　12
骨頭の求心性　48
骨・軟骨損傷　12
骨盤前方偏位　177, 178
骨盤底筋　28
骨盤の前方偏位　169
子供から高齢者への運動　6
コルクスクリュー　112
コンセントレーション　5
コントロール　5
――学　10
コントロロジー　2, 10, 33

さ

最終共通路　33
サイストレッチ　164
サイドオーバーオン ボックス　230
サイドキック　83, 111
サイドジャンプ　23, 185
サイドパッセ　120
サイドプランク　186, 207
サイドベンド　161
再発予防　11
サークルズ　69

坐骨結節幅　50
サスペンション・トレーニング　14
サーブ　168

し

視覚的フィードバック　39
シザース　139
支持基底面　151
姿勢制御能力　167, 170, 171
膝蓋下脂肪体　79
膝蓋靱帯　78
――炎　78
膝蓋大腿関節　75
シーテッドツイスト　176
斜角筋群　22
シャトルケース　182, 188
ジャンパー膝　184
ジャンプボード　22, 152
柔道　200
――整復師　6
柔軟性　89
――過多　221
――不足　221
主動筋 - 拮抗筋　201
準備期　168
上位交差症候群　46, 206
小胸筋　22, 47
上後腸骨棘　175
上前腸骨棘　57, 176
衝突性外骨腫　18
小脳回路　35
上腕骨外側上顆　168
――炎　167, 173, 174, 176, 178
上腕二頭筋腱炎　187
女性アスリート　181
ショルダーブリッジ　81
自律神経　31
シングルレッグ　85
――ストレッチ　146
――ヒールズ / トーズ　227
神経・筋系システム　13
人工関節術後　8
シンスプリント　92, 115

身体意識　224
身体感覚　20
――への気づき　15
身体機能改善　6
身体の柔軟性　200
伸張性負荷　184

す

水圧増幅メカニズム　27
スイミング　109
スキャプション　53
スクーター　99
スクリューホームムーブメント　74
スタティックストレッチング　105, 106
スターナムブリージング　193
スタンディングショルダーエクスターナルローテーション　135
スタンディングフットワーク　123
スタンディングフロッグ　159
スタンディングロールダウン /アップの応用　96, 160
ステップアップ　87
ステロイド　168
スパイク動作　157
スパイダー　206
スパイナルウェーブ　29
スパインコレクター　4
スパインツイスト　163
スプリット姿勢　138
スプリントパフォーマンス　107
スポーツ愛好家　6
スポーツコンディショニング　4
スポーツトレーナー　21
スマッシュ　168
スレッドザニードル　198, 204
スワン　15, 50, 197
――ダイブ修正　148, 174, 175

せ

整形外科医　6
脊柱カップリングモーション

索引

　　161
脊柱管狭窄症　55
脊柱のニュートラル　146
前鋸筋　47
前斜走スリング　181
前十字靱帯　75
センタリング　5
前方トライアングル　147, 176

そ

僧帽筋群　47
足圧中心　91
足底筋膜炎　115
足部アーチ　90
側弯症　8
鼠径部痛　188

た

体幹強化　17
大腿脛骨角　76
大腿脛骨関節　74
大腿直筋の肉離れ　184
大殿筋　81
ダイナミックストレッチング　105, 107
大脳基底核回路　35
大脳小脳連関　35
ダウンストレッチ　229
武田淳也　6
多裂筋　26
ダンサー　221
短橈側手根伸筋　167

ち

チェアー　4
恥骨結合　50
着地動作　155
肘頭窩周辺の障害　48
肘頭部疲労骨折　12
長期抑圧　37
腸脛靱帯　76, 81
　──炎　76, 115
腸腰筋の遠心性収縮　99

つ

椎間関節　55
椎間板　55
　──ヘルニア　55
椎体　55

て

ディープフロントライン　124
デスクワーク　182
テニス　48
　──肘　167, 173, 174, 176, 178
テーブルトップポジション　97

と

頭部前方変位　39
トップアスリートへのパフォーマンス向上　6
ドーパミン神経細胞　35
トラピーズテーブル　4
トラベリング技術　188

な

内在的フィードバック　37
内側広筋斜頭　122
内側側副靱帯　76
内転筋群　81
内部モデル　37

に

肉離れ　184
乳様突起　50
ニュートラル　52
尿失禁　28
ニーリングキャットストレッチ　228
ニーリングサイドキックス　140, 185

ね

捻転角　64

は

排泄機能のコントロール障害　28
パーソナルトレーニング施設　21
バックスイング　157
バックハンドストローク　168, 169, 174, 176, 177, 178
バドミントン　179
　──における外傷・障害　179
バーベルキュー　177, 178
ハーフスワン　197
ハーフニーリング　208
ハムストリングス　81, 180
バレーボール　154
半月切除術　15
半月損傷　15
半月板　75
反張膝　221, 222

ひ

膝外反モーメント　181
膝関節　74, 84, 85, 87
膝前十字靱帯損傷　12
非ステロイド性抗炎症薬　168
ヒップストレッチ　81
非特異的腰痛　58
病院・治療院での運動療法　6
ピラティスメソッド　2
ピラティス・メソッド・アライアンス　4
ピラティス・チェアー　3
ピラティスリング　122
ヒールレイズ　158
疲労骨折　12, 18

ふ

フィードバック制御　34
フィードフォワード制御　34
フィールグッドアームズ　194

索引

フォアハンドストローク 168
フォースカップ 201
フォロースルー期 168
フォワードヘッド 126
腹横筋 26, 30
腹腔内圧 26
プッシュスルーバー 52
フットコレクター 4
フットバー 53
フットワーク 84, 97, 181, 182, 184, 186
——パラレルトーズ 226
——パラレルヒールズ 225
フライングイーグル 231
プリシジョン 5
ブリージングインザウィズ 29
ブリージングインザレングス 29
ブリッジ 180
ブレス 5
フレックス 94
フロー 5
フロッグ 67
フロントランジ 99, 100

閉運動連鎖 48
ヘッドロールアップ 194
ペディポール 4
変形性膝関節症 15, 18

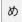

ボーアンドアロー 196
ポイント 94
歩行 90
保存療法 167, 168
ホールボディコンセプト 224
ボレー 168

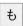

マインドフルネス 224
マニュアルセラピー 22
マーメイド 53, 134, 161
マルアライメント 173, 174
慢性足関節不安定症 155
慢性疼痛 8

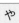

6つの原則 5
ムーブメントセラピー 22, 201

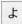

メカニカルストレス 167, 169, 170, 173, 175
メディアルコラプス 117

モーターコントロール 33
モディファイド スイミング オン ツー ローラーズ 133
モーメントアーム 181

や

野球 48
——肩 11
——肘 11

よ

腰椎分離症 18, 55, 156
腰痛 185, 186, 188
翼状肩甲 146
——骨 146, 206

ラウンド 180
ラダーバレル 4
ラテラルランジ＆プッシュ 141
ランニング障害 115
ランニングフェーズ 115

理学療法士 6
リバースアクション 182
リバースプランク 203
——修正 22, 173, 174
リハビリテーション 4
リフォーマー 4, 6, 22
リブケージアーム オン ツー ローラーズ 132
リブケージブリージング 194
リラクゼーションブリージング 193

れ

レッグパンプ 72
レッグパンプス 93
レッグプル 113
レッグプルフロント 165

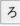

ローカル筋群 26
ロッキング 177
ロールアップシザーズ 110
ロールインロールアウト（プッシュスルーバー） 52
ロールダウン 202
ロングスライダー 86

欧文索引

A

ACL　23
　──損傷　155
　──損傷予防　180
altered reciprocal inhibition　146
anterior oblique sling　181
ASIS　50, 176
ATの社会的地位　24

B

Bodhi　14, 17, 20
body awareness　15
Bowen, M　3

C

center of mass (COM)　138
center of pressure (COP)　91
chronic ankle instability (CAI)　155
closed-kinetic-chain (CKC)　48
Contrology　3
CoreAlign　14, 20

D

DFL　124

E

ECRB　168, 169, 171, 173, 175
Endelman, K　4
enthesopathy　168

F

Fletcher, R　3
Functional Re-education　13, 18

G

Gallagher, S　3
Gentry, E　3
Grant, K　3

H

Health, Y　3

I

internal impingement　12

J

Janda, V　4

K

King, B　3
knee-in toe-out　117
Kryzanowska, R　3

M

MCL損傷　185
Miguel, LS　3
Mikulicz線　76
Motor Control Approach (MCA)　12
Motor Learning　13

N

NSAIDs　168

P

PF障害　184
PHIピラティス　6
Pilates, J　2
Pilates Method Alliance　171
PMA　4
powerhouse　58
pronation distortion　117
PSIS　175

R

Romani-Ruby, C　6

S

Sahrmann, S　4
Seed, B　3

T

TFR-Val　117
tibiofemoral rotation (TFR)　117
Trier, C　3

V

Vポジション　95, 96
VMO　122

W

Wingate anaerobic power test　106
with valgus　117

X

Xファクター　212

Z

Zeuner, C　2

検印省略

運動療法としてのピラティスメソッド
アスリートに対する実践的プログラミング

定価（本体 3,800 円 + 税）

2017年11月15日　第1版　第1刷発行
2025年2月14日　同　　　第8刷発行

監修者　近　良明（こん　よしあき）
編　者　桑原　匠司（くわばら　しょうじ）
発行者　浅井　麻紀
発行所　株式会社 文光堂
　　　　〒113-0033　東京都文京区本郷7-2-7
　　　　TEL（03）3813-5478（営業）
　　　　　　（03）3813-5411（編集）

Ⓒ 近　良明・桑原匠司, 2017　　　　印刷・製本：広研印刷

ISBN978-4-8306-5185-4　　　　　　　Printed in Japan

- 本書の複製権，翻訳権・翻案権，上映権，譲渡権，公衆送信権（送信可能化権を含む），二次的著作物の利用に関する原著作者の権利は，株式会社文光堂が保有します．
- 本書を無断で複製する行為（コピー，スキャン，デジタルデータ化など）は，私的使用のための複製など著作権法上の限られた例外を除き禁じられています．大学，病院，企業などにおいて，業務上使用する目的で上記の行為を行うことは，使用範囲が内部に限られるものであっても私的使用には該当せず，違法です．また私的使用に該当する場合であっても，代行業者等の第三者に依頼して上記の行為を行うことは違法となります．
- JCOPY〈出版者著作権管理機構　委託出版物〉
本書を複製される場合は，そのつど事前に出版者著作権管理機構（電話 03-5244-5088，FAX 03-5244-5089，e-mail：info@jcopy.or.jp）の許諾を得てください．